国家卫生和计划生育委员会"十三五"规划教材

全国高等学校教材

供康复治疗学专业用

康复心理学

REHABILITATION
PSYCHOL

U0207769

第2版

主　编　李　静　宋为群

编　委　（以姓氏笔画为序）

王晓红　山东大学第二医院

朱志先　武汉大学人民医院

李　丹　华北理工大学

李　静　四川大学华西临床医学院

李冰肖　暨南大学附属第一医院

何　竟　四川大学华西临床医学院

宋为群　首都医科大学宣武医院

宋振华　中南大学湘雅医学院附属海口医院

张　伟　佳木斯大学康复医学院

姚贵忠　北京大学第六医院

唐峥华　广西医科大学

温红梅　中山大学附属第三医院

谭立文　中南大学湘雅二医院

潘桂花　上海交通大学附属精神卫生中心

编写秘书　王婷婷　成都市第四人民医院

融合教材
秘　书　　王　卓　首都医科大学宣武医院

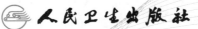

人民卫生出版社

图书在版编目（CIP）数据

康复心理学 / 李静，宋为群主编. -- 2版. -- 北京：
人民卫生出版社，2018
全国高等学校康复治疗专业第三轮规划教材
ISBN 978-7-117-26326-9

Ⅰ.①康⋯　Ⅱ.①李⋯　②宋⋯　Ⅲ.①康复医学 – 精
神疗法 – 高等学校 – 教材　Ⅳ.①R493

中国版本图书馆 CIP 数据核字（2018）第 083533 号

人卫智网　www.ipmph.com	医学教育、学术、考试、健康，
	购书智慧智能综合服务平台
人卫官网　www.pmph.com	人卫官方资讯发布平台

康复心理学
第 2 版

主　　编：李　静　宋为群
出版发行：人民卫生出版社（中继线 010-59780011）
地　　址：北京市朝阳区潘家园南里 19 号
邮　　编：100021
E - mail：pmph @ pmph.com
购书热线：010-59787592　010-59787584　010-65264830
印　　刷：三河市君旺印务有限公司
经　　销：新华书店
开　　本：850×1168　1/16　　印张：16　　插页：1
字　　数：451 千字
版　　次：2013 年 3 月第 1 版　2018 年 3 月第 2 版
　　　　　2024 年11月第 2 版第15次印刷（总第 24 次印刷）
标准书号：ISBN 978-7-117-26326-9
定　　价：45.00 元

打击盗版举报电话：010-59787491　E-mail：WQ @ pmph.com
（凡属印装质量问题请与本社市场营销中心联系退换）

全国高等学校康复治疗学专业第二轮规划教材于 2013 年出版，共 17 个品种，通过全国院校的广泛使用，在促进学科发展、规范专业教学及保证人才培养质量等方面，都起到了重要作用。

为深入贯彻教育部《国家中长期教育改革和发展规划纲要（2010—2020 年）》和国家卫生和计划生育委员会《国家医药卫生中长期人才发展规划（2011—2020 年）》文件精神，适应我国高等学校康复治疗学专业教育、教学改革与发展的需求，通过对康复治疗学专业第二轮规划教材使用情况和反馈意见的收集整理，经人民卫生出版社与全国高等学校康复治疗学专业第三届教材评审委员会研究决定，于 2017 年启动康复治疗学专业第三轮规划教材的修订工作。

经调研和论证，本轮教材新增《儿童康复学》和《老年康复学》。

康复治疗学专业第三轮规划教材的修订原则如下：

1. **坚持科学、统一的编写原则**　根据教育部培养目标、卫生计生部门行业要求、社会用人需求，在全国进行科学调研的基础上，充分论证本专业人才素质要求、学科体系构成、课程体系设计和教材体系规划后，制定科学、统一的编写原则。

2. **坚持必需、够用的原则**　根据专业培养目标，始终强调本科教材"三基""五性""三特定"的编写要求，进一步调整结构、精炼内容，满足培养康复治疗师的最基本需要。

3. **坚持紧密联系临床的原则**　强调康复理论体系和临床康复技能的培养，使学生毕业后能独立、正确处理与专业相关的康复常见实际问题。

4. **坚持教材创新发展的原则**　本轮教材采用了"融合教材"的编写模式，将纸质教材内容与数字资源内容相结合，教材使用者可以通过移动设备扫描纸质教材中的"二维码"获取更多的教材相关富媒体资源，包括教学课件、自测题、教学案例等。

5. **坚持教材立体化建设的原则**　从第二轮修订开始，尝试编写了服务于教学和考核的配套教材，本轮 19 种理论教材全部编写了配套《学习指导及习题集》，其中 13 种同时编写了配套《实训指导》，供教师授课、学生学习和复习参考。

第三轮康复治疗学专业规划教材适用于本科康复治疗学专业使用，理论教材共 19 种，计划于 2018 年秋季出版发行，全部数字资源内容也将同步上线。

希望全国广大院校在使用过程中提供宝贵意见，为完善教材体系、提高教材质量及第四轮规划教材的修订工作建言献策。

4

11. 临床疾病概要（第3版）
    主编 周 蕾　副主编 许军英　范慧敏　王 嵘

12. 肌肉骨骼康复学（第3版）
    主编 岳寿伟　副主编 周谋望　马 超

13. 神经康复学（第3版）
    主编 倪朝民　副主编 胡昔权　梁庆成

14. 内外科疾病康复学（第3版）
    主编 何成奇　吴 毅　副主编 吴建贤　刘忠良　张锦明

15. 社区康复学（第2版）
    主编 王 刚　副主编 陈文华　黄国志　巩尊科

16. 临床康复工程学（第2版）
    主编 舒 彬

17. 康复心理学（第2版）
    主编 李 静　宋为群

18. 儿童康复学
    主编 李晓捷　副主编 唐久来　杜 青

19. 老年康复学
    主编 郑洁皎　副主编 桑德春　孙强三

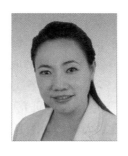

李静

    四川大学华西临床医学院精神病学教授,主任医师,博士生导师。现任中国药物滥用防治协会副会长、中国医师协会精神科医师分会成瘾工作委员会副组长、英国 *ADDICTION* 杂志编委、中国控制吸烟协会精神心理控烟专业委员会副主任委员、《中国药物滥用防治杂志》副主编、四川省卫生和计划生育委员会学术技术带头人、四川省灾后心理危机干预专家。

    从事精神病学、医学心理学的本科生、留学生、研究生教学工作 32 年。研究领域为物质依赖和心理危机干预的基础与临床治疗。先后负责国家科技部 863 计划、"十一五"国家科技支撑计划、"重大慢性非传染性疾病防控研究"重点专项、国家卫生计生委全球基金、牵头国家食品药品监督管理总局精神和戒毒药物临床研究课题 30 余项,总研究经费逾千万元。曾获得国家卫生计生委和四川省科技进步奖励。担任国家卫生计生委"十二五"规划教材《康复心理学》第 1 版主编、"十三五"规划教材《精神疾病临床案例解析》第 1 版副主编,在国内外发表研究论文 100 余篇。

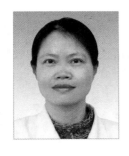

宋为群

    教授,博士生导师,首都医科大学康复医学系副主任、宣武医院康复医学科主任、中国医师协会康复医师分会副会长、北京康复医学会副会长、中国康复医学会常务理事、中国康复医学会脑血管康复专业委员会副主任委员、北京康复医学会神经病学分会会长、北京医师协会康复专科医师分会副会长、北京医师协会康复科专家委员会副主任委员等。

    主要从事神经康复的临床及科研工作,开展经颅磁刺激技术、经颅直流电刺激等技术在意识障碍、认知功能障碍、失语症、吞咽障碍及肌张力障碍等疾病方面的治疗。目前已经发表研究论文 130 余篇,其中 SCI、EI 收录 18 篇,主编、副主编学术著作近 10 部,获得北京市科技进步奖三等奖 2 项、华夏医学奖二等奖 1 项、承担国家自然科学基金 5 项、北京市自然科学基金 1 项、教育部高校博士点基金 1 项、首发基金 1 项、北京市卫生局"215"人才基金、北京市卫生系统"十百千"卫生人才"百"层次人选、北京市新世纪百千万人才工程等项目。作为博士、硕士生导师,培养毕业的博士有 6 名、硕士 15 名,在读博士研究生 4 名、在读硕士研究生 3 名。作为北京市康复医学专业住院医师规范化培训专科委员会副主任委员,组织参与北京市规范化培训细则制定、第一、第二阶段理论及操作技能考核命题及评审。所在基地获 2014 年住院医师培训基地动态评审北京市第一名、第一批国家级住院医师培训基地。

康复心理学是针对残疾和慢性疾病人群的心理治疗科学,也是最早应用于临床领域的专业心理学科之一。康复心理学涉及社会心理学、临床和咨询心理学、医学伦理学、健康政策和慢性病心理学等,这些复杂领域之间的交融促进了康复心理学这一综合性学科的成长。从康复医院住院部到门诊及社区服务,康复心理学如今已经被越来越多地应用于各类临床康复中。国际上对公立医疗机构大量的专业研究已证实,现有的医疗服务和科学研究中,康复心理学家对康复患者至关重要,在许多私立机构(如在美国伤残退伍军人机构)中,康复心理学家也扮演了类似的角色。我国康复心理学近年来从无到有,其研究与实践正在发展中,急需培养大量的专业人才以及在康复医学的各级各类实践中普及。

本教材为本科康复治疗学专业国家卫生和计划生育委员会"十三五"规划教材之一,是第2版。分为十四章,约45万字。本教材的编写根据国家卫生计生委高等学校康复治疗学专业本科规划教材的编写原则和基本要求,体现"三基""五性""三特定"的原则,力求科学严谨、简明扼要,强调该教材的实用性和指导性。内容包括康复心理学概述,康复心理干预理论和方法,临床实际操作及特殊人群心理康复四大方面,从普通心理学知识到康复心理学专业理论与技术,由临床常见康复患者到特殊人群的心理康复,每章均设个案讨论,帮助学生认识心理社会因素在康复转归中的作用,掌握康复心理治疗的基本理论和方法,并了解康复心理治疗新技术、新方法的发展趋势。

本教材的编写人员来自全国各知名大学及其附属医院的心理卫生、康复医学、临床心理专业,均为具有高级职称的专家教授,临床和教学经验丰富,在此,也感谢各位编委辛勤付出和出色的工作。本教材为第2版,根据要求进行了一定的调整,请使用本教材的教师和同学们继续提出宝贵意见,以利再版改进。

李 静

2017 年 12 月于成都

目录

08
第八章
肢体功能障碍的心理康复

09
第九章
感觉器官功能障碍的心理康复

第一章
康复心理学概述

第一节　康复心理学定义及基本内容

一、康复心理学定义

　　康复心理学（rehabilitation psychology）是康复医学的重要组成部分，是心理学的一个特殊领域，是针对康复患者和慢性躯体疾病人群，研究和应用心理学知识及技能以帮助其最大程度获得健康、福利、机遇、功能和能力、社会角色参与的学科。通过心理干预，使其克服消极心理因素，发挥心理活动中的积极因素，唤起他们的乐观积极情绪，调动起主观能动性，发挥机体的代偿能力，使其丧失的功能获得恢复或改善、心理创伤获得愈合、社会再适应获得恢复、最大限度地提高其生活质量。

　　随着社会发展，对康复心理学的需求日益增加，不同年龄阶段的慢性健康问题如儿童时期的发育障碍到老年人群的认知功能障碍、因病因伤致残如各种灾难的幸存者等均需要心理康复。康复人群的心理障碍不仅影响其本人康复，也影响着照料者，更影响其自身权利和责任的发挥。具有认知损害的病残者如脑卒中、脑外伤患者更加需要对其神经心理进行评估和干预，这是帮助其走向康复的关键点。所以，康复心理学是系统研究和提供情感、认知、家庭、社会、职业恢复治疗的学科。

二、康复心理学发展简史

（一）国外康复心理学的发展

　　康复心理学起源于美国，几乎与康复医学同时出现，并随着康复医学的发展而发展。第二次世界大战后，战争使成千上万的士兵不仅经受身体的摧残，也遭受了心理上的打击，一系列心理社会问题由此产生。为使他们尽早回归家庭和社会，在躯体上、心理上以及社会职业等方面得到全面康复，美国政府采取了一系列措施，成立了各种各样的康复机构，使得康复医学得到迅猛发展。经过美国 Howard A. Rusk 和英国 Ludwig Guttmann 等学者积极实践和大力倡导，康复医学成为一个独立学科。与此同时，由战争而引起的情感创伤和行为问题需要心理学家医治，出现了康复心理学的工作机构。20 世纪 50 年代初期，随着康复中心的增加，康复心理学得到公认和发展。同时产生了康复心理学的组织，美国心理学会成立了"失能的心理因素全国理事会"。在此基础上，1956 年美国心理学会成立了第 22 分部——康复心理分会。康复心理分会的目标有 8 项：①鼓励会员推广和交流与康复有关的心理学学术成果和资料；②召集与心理学问题有关的同道们更好地为康复患者服务；③发展康复患者与其组织的联系；④与其他有共同目标的组织合作；⑤向群众宣传康复患者的心理和社会因素；⑥向立法与管理机构解释康复工作中的心理和社会因素的重要性和康复心理学的价值;⑦促使康复心理学成为一个独立的职业专科;⑧努力为康复心理学家们创造合适的训练标准和方案。随着社会的发展,心理康复服务逐步从机构走向社区和家庭。心理康复工作者在工作中主要研究康复患者及其家属的行为、经历、态度,评定康复治疗的有效性,评估康复患者及其所处的环境,设计和实施康复方案,并控制整个实施过程。在临床康复心理实践中主要处理各种社会、心理和实际问题,诸如社会活动状态、情绪好坏、家庭关系、日常生活、就业和独立等。经过50余年的发展,康复医学从一个跨科性的学科变为一个学科群,康复心理学已成为康复医学学科群中的一个重要学科。

(二)我国康复心理学的发展史

1. **起步阶段** 20世纪40年代末50年代初,我国心理学家黄嘉音教授在精神科尝试运用心理学原理对患者的病因进行分析和解释,并进行了支持疗法的实践,使我国的康复心理治疗迈出了第一步。新中国成立后,老一代医学心理学工作者创立的对神经衰弱的"快速综合治疗方法"受到学术界和社会的重视。此阶段,苏联学术界的影响在我国心理学占据统治地位,西方发达国家的心理学理论和方法受到冷落。

2. **停顿阶段** 1966年至1977年,整个心理学基本处于停滞阶段。

3. **发展阶段** 1978年以后,我国改革开放的政策为康复医学、康复心理学提供了发展条件,政府的支持和社会的需求,使得高等医学院校普遍开设了康复医学、医学心理学等课程;全国各省部级医院、康复中心、高等医学院校附属医院建立了康复病房,许多医务工作者在心脑血管疾病、老年疾病和精神病等康复领域进行了大量实践和研究。随着国际、国内的学术交流增加,西方发达国家的心理治疗理论和技术,如系统脱敏法、合理情绪疗法、交互作用分析法、整合式心理疗法和人本主义理论等受到国内学者的青睐。由于心理咨询和心理治疗领域及内容等不断多样化,康复心理测验、治疗和咨询得到不断发展,1994年中国康复医学会成立康复心理学专业委员会,推动了我国的康复心理工作。2008年四川汶川大地震发生后,从政府、机构和志愿组织的各个层面开展了大量的心理救援和心理康复,对我国康复心理学的需求、研究、人才培养等方面起到了积极的推动作用。2012年,康复医学本科生教材《康复心理学》第1版正式出版,成为我国康复心理学发展的重要里程碑。

我国康复心理学虽然不断地发展,但在学术观念、机构设置、从业人员、教学科研等方面与国外发达国家相比差距还很大,其一是医患双方观念陈旧,医务工作者往往重视挽救生命而忽视康复,重视生物因素而忽视心理因素在其中所起的作用,大多数患者对心理问题没有相应的认识和重视,缺乏求医的意识;其二是专业人员和机构少,缺乏完善的专业教育标准和资格认证制度等,职业化程度差;其三在研究方法等方面,曾经一度盲从前苏联,然后一度盲从欧美,本土化研究在2008年后才逐步开始。

三、 康复心理学的研究对象、内容、方法

(一)康复心理学研究对象

康复心理学的研究对象主要包括各类康复患者及各种慢性疾病患者。康复患者即因各种原因导致视力、听力、言语、智力和精神等方面功能丧失或者不正常,从而影响其正常生活、工作能力。各类慢性疾病、心身疾病、重大应激等均导致患者心身能力失常,他们都是康复心理学研究和服务的对象。此外,一些特定人群如儿童康复患者、老年康复患者、女性康复患者由于其自身的社会心理和生理的特殊性,也需要重点关注。

我国 2006 年第二次全国康复人群抽样调查主要数据公报显示,0 ~ 14 岁的残疾儿童为 387 万人,占全国康复人口的 4.66%。儿童期个体的生理和心理尚处于快速发育阶段,由于大脑结构和相关功能的发展正在完善之中,大脑缺乏对自主神经和情绪活动的有效调节,极易受到体内外各种因素的影响而导致心身疾病。残疾儿童有着较健康儿童更敏感、更脆弱的心理世界,其生活经历也更坎坷、挫折,甚至不能像健康儿童那样正常地生活、学习,因此,残疾儿童是康复心理学的一个重要研究对象。

目前全球人口老龄化的问题越来越受到各界关注,按照联合国的传统标准是一个地区 60 岁以上老年人达到总人口的 10%,新标准是 65 岁老年人占总人口的 7%,即该地区视为进入老龄化社会。我国以 2010 年 11 月 1 日零时为标准时点进行了第六次全国人口普查,结果显示 65 岁及以上人口为 118 831 709 人,占 8.87%。同 2000 年第五次全国人口普查相比,65 岁及以上人口的比重上升 1.91 个百分点。我国"未富先老"的人口结构问题日益突出,老龄化成为当今社会的一个重要问题。老龄化带来老年疾病患者的增加,老年人及老年患者的心理康复已成为重要的课题,根据老年人生理心理特点对老年疾病患者进行心理康复具有特殊的意义。

据统计,80% 慢性患者有不同程度的抑郁情绪,还伴随着焦虑情绪,睡眠问题,个性改变、敏感、多疑等,在康复过程中表现出不同程度的心理依赖。而对于急性患者来说,由于患病时突发事件,以及对疾病的不认识、不理解,也会产生不同程度的焦虑抑郁情绪,甚至还会出现心理休克现象。这类患者的心理康复值得特别研究。

(二)康复心理学研究内容

康复心理学主要研究康复对象的心理问题的表现及其特点、对患者及照料者的影响、各种应激源(社会、生活、学习、工作、文化等社会心理因素)对机体的刺激作用及与康复的关系、康复全过程的心理学评估、康复心理治疗和行为的原理及方法、研究康复治疗方法对心理活动的影响等。其宗旨是解决康复对象的心理障碍及行为问题,帮助其逐渐接受现实,适应现实,逐步回归家庭和社会。

1. **研究心理行为与病残的关系**　心理与病残关系复杂,可互为因果,相互影响。心理行为与伤残以及慢性病的关系包括心理行为因素对病残的影响和病残对心理行为的影响。病残者的个性、应对方式及周围健康人群特别是家人或者朋友、同事的态度直接影响其心理变化,从而影响其康复。康复心理学家应用适应损失的概念解释心理康复过程,其基础形态是由否认,经过抑郁而达到解决和接受。Fink 和 Shonts 也曾经描述过类似情形。Grzesiak Rc 和 Zaretsky HH 在 1979 年提出了心理康复阶段学说,用于解释对残疾的反应,即否认－愤怒－谈判－抑郁－承认和接受。Kruegor 等在 1984 年提出心理休克期、否认期、抑郁反应期、依赖反应期及适应期。虽然每个康复患者并不一定要经过这些反应阶段或适应期,但对大多数患者来说,这是基本规律。认识这种规律,对帮助患者康复有实际指导意义。掌握康复对象在康复过程中的心理规律,为心理康复提供科学依据,充分调动患者的主观能动性,促进其身心功能的康复。

2. **开展临床咨询**　对康复患者开展综合性的临床咨询工作,给患者以支持。特别是帮助他们克服紧张、焦虑、抑郁等常见心理问题,改变患者的认知,协助其改善人际关系,适应工作和社会,减少因疾病和不幸造成的痛苦与不安,心理咨询的重点是危机干预,帮助某些患者渡过短期内出现的情绪危机。近年来,国外还重视研究性功能对康复心理的影响,并把性生活咨询作为康复心理学服务的一项重要内容。

3. **研究各种心理行为治疗技术的应用**　各种心理行为技术几乎都可以应用在康复医学中,其中行为技术的应用最为广泛。康复心理学的心理治疗主要解决因残疾而发生的心理行为问题和因心理行为因素而造成残疾改变的问题。涉及的心理问题包括两大类,即病残前的心理问题和病残后的心理问题。

虽然所有心理治疗都有共同点即情感发泄、解释、教育和学习,但可区分为以下4个种类:以理性情绪为主的治疗目标是协助康复患者了解情感和行为的原因;短期危机干预的目标在于解决特定条件下的特殊问题;认知重建则是设法改良康复患者的想法、理论和行为;行为技术则包括自我调整疗法、松弛训练、生物反馈技术、运动疗法、气功疗法、瑜伽疗法等。从心理治疗形式看,集体治疗比个别心理治疗有某些好处,特别是在康复工作中又具有特殊意义。许多具有类似问题的康复患者,定期集中进行心理治疗,患者在治疗过程中互相交流经验心得,将有利于提高疗效,由于每个成员都有机会得到其他成员心理上的支持和鼓励,使患者在治疗过程中保持稳定和坚定的信念。此外,对于慢性病患者和老年人的康复问题,集体治疗也具有同样的积极意义。

4. 康复心理评估　应用心理测验的手段测验和评定康复患者心理行为变化情况和心理特征,了解其心理障碍的性质和程度,掌握康复过程中的心理行为变化情况,研究其心理变化规律。康复心理测验种类多样,常用有智力测验、个性测验、情绪评定、心理评定、神经心理和神经影像评估、功能状态和生活质量评估、人格与病理心理评估、司法心理学评估等。智力测验主要用于评估康复前后智力水平,尤其检查与康复训练有关的智力,如学习智力、言语表达能力、感知运动能力等适应社会环境的能力。个别能力测验包括注意力、记忆力、思维能力单项测验。个性测验用于了解康复患者的需要、动机、兴趣、爱好、性格、情绪、气质、价值观念、人际关系等社会行为有关的各种个人特征。情绪的评定分别用于观察焦虑和抑郁症状。总之,康复心理测验可提供给康复心理学专业人员一个有规律的参考系统,以便估计达到最高程度康复的心理趋向。

(三)康复心理学研究方法

康复心理学与其他学科的研究方法基本相似,以下简要介绍其常用方法。

1. 观察法　指研究者直接观察和记录康复患者或团体的行为活动,从而分析研究两个或多个变量间存在何种关系的一种方法。此法是科学研究史上最原始、应用最广泛的一种方法,从事任何研究几乎都离不开观察法。根据是否预先设置情境,观察法还可分以下两种:①自然观察法,即在自然情境中对研究对象的行为直接观察、记录,而后分析解释,从而获得行为变化的规律。②控制观察法,即在预先设置的情境中进行观察。康复心理学研究较多采用的现场观察法,既可以是二者之一,也可以是二者的融合。观察法虽非严密的科学研究方法,但经观察所见问题,常常是采用其他方法进行深层研究的先导,故观察法有其重要的应用价值。观察法使用方便,可随时获得康复患者不愿或不能报告的行为结果,资料的可靠性较强,结果有较大现实意义,无须人为地对康复患者施加任何外部影响,即可掌握许多生动活泼的实际资料;观察法的缺点是观察的质量很大程度上依赖于观察者的能力。而且,观察活动本身也可能影响被观察者的行为表现,使观察结果失真。因此,使用观察法时必须考虑如何避免观察者主观因素所导致的误差。

2. 调查法　调查法指通过对康复患者晤谈、访问、座谈、问卷等方式获得资料并加以分析的研究。①晤谈法或访问法,通过与患者晤谈,了解其心理活动,同时观察其晤谈时的行为反应,以其非语言信息补充、验证所获得的语言信息,经记录、分析得到研究结果。晤谈法是开展康复心理评估、心理咨询、心理治疗及其相关研究中的最常用方法之一,通常采用一对一的访谈方式,其效果取决于研究者的晤谈技巧。②座谈则是以少数研究者同时面对多个康复患者的访谈形式。相对于晤谈,座谈范围较大,便于一次获得较多同类资料或信息,满足分析、研究的需要。③问卷法,指采用事先设计的调查问卷,当场或通过函件交由康复患者填写,然后对回收的问卷分门别类地分析研究。适用于短时间内书面收集大范围人群的相关资料,问卷法的研究质量取决于研究者的思路(研究的目的、内容、要求等)、问卷设计的技巧及康复患者的合作程度等,如问卷所设计的提问能否反映研究者的研究重心、指导语能否让康复患者一目了然、设问策略得当与否、结果是否便于统计分析等。又如开放式问卷的题量适中与否、能否引起他们的回答兴趣等;封闭式问卷有否一致的答卷标准、分级适当与否等。问卷法简便易行,信息容量大,但其结果的真实性、可靠性可受各种因素影响而程度不同。故必须以科学态度分析、报告问卷法所获得的研究结果,较好地体现问卷法对其他研究方法的辅佐及参考价值。

3. **测验法** 测验法也称心理测验法,指以心理测验作为康复患者心理反应、行为特征等变量的定量评估手段,据其测验结果揭示康复对象的心理活动规律。此法需采用标准化、有良好信度和效度的通用量表,如人格量表、智力量表、行为量表、症状量表等。心理测验和量表种类繁多,必须严格按照心理测试规范实施,才能得到正确的结论。心理测试作为一种有效的定量手段,在康复心理学工作中使用得很普遍。

4. **实验法** 实验法指在控制的情境下,研究者有系统地操纵自变量,使之系统地改变,观察因变量随自变量改变所受到的影响,以探究自变量与因变量的因果关系,掌握知果溯因、知因推果的科学规律。实验法被公认为科学方法中最严谨的方法,也唯有实验法能完整体现陈述、解释、预测、控制这4个层次的科学研究目的。但实验研究的质量很大程度上取决于实验设计,例如,由于实验组与对照组的不匹配,受到许多中间变量(特别是心理变量)的干扰,可影响实验结果的可靠性。实验法还常常将研究延伸至社会实际生活情境中的实地实验。实地实验具有更接近真实生活、研究范围更加广泛、结果易于推广等优点,在社会心理学等领域的研究中被广泛采用,也是康复心理学研究的常用方法。此外,人为地设计某种模拟真实社会情境的实验场所,间接地探求人们在特定情境下心理活动发生、变化规律的一种研究方法,称为模拟实验。

5. **运用系统理论建立心理康复系统** 系统制订医疗康复计划,对丧失能力的康复对象,除采用物理治疗、工娱治疗和体育疗法等使其尽量恢复功能外,同时给予心理治疗和心理护理,加速康复进程,使其心理的适应功能得到恢复,达到康复所需要的最佳心理状态的目的。

第二节 康复心理学与其他学科的关系

一、医学模式的转变

在整个医学发展史中,医学研究的对象如人类的健康和疾病问题、生命的本质问题等并没有发生变化,但是对于这些问题的认识,即医学模式,却随着不同历史时期生产力的发展水平、科学技术以及哲学思想的衍变,表现为不同的形式。所谓医学模式(medical model)是指一定时期内人们对疾病和健康总体的认识,并成为当时医学发展的指导思想,也可以说是某种哲学观在医学上的反映。医学模式不仅影响医学教学的总体设置、医学研究的思维方式、临床医疗的诊断和治疗行为,而且还涉及健康的维护、促进和发展。不管是否主动意识,医务工作者的职业思想和职业行为都会自觉或不自觉地受某些医学观点的影响。

(一)医学模式转变的三个时期

随着社会生产力的发展、生产关系的变化、科学技术水平的进步和提高,医学模式经历了以下三个阶段的转变。

1. 自然哲学医学模式 公元前 3000 年左右,出现以朴素唯物主义论、整体观和心身一元论为基础的自然哲学医学模式。东方以《黄帝内经》中的"天人合一""天人相应"和"内伤七情,外感六淫"的观点为代表,将人与宇宙联系在一起来探索疾病和健康的问题,并强调心身统一,人所处的自然环境与其所患的疾病密切相关。在西方以希波克拉底所提出的医学思想体系及体液说为代表,他认为"治病先治人""知道患病的人是什么样的人比知道某人患什么病更为重要"。这些观点对于今天的医学仍有启迪和指导作用。但是,不可否认这种模式由于受产生的背景及当时科学技术的发展水平所限,对于生命本质的认识及关于疾病和健康的观点仍有许多局限。

2. 生物医学模式 公元十四五世纪以来,西方工业革命和文艺复兴运动极大地推动了科学的发展和进步。西方医学逐渐摆脱了宗教的禁锢,开始对有生命的生物体进行实验研究,哈维(Harvey,1578—1657)创立了血液循说,并建立了实验生理学的基础,摩尔根尼(Morgani,1682—1771)关于疾病的器官定位研究,魏尔啸(Virchow,1821—1902)创立的细胞病理学等,这一系列研究成果奠定了现代医学的基石,也形成了生物医学模式(biomedical model)。

生物医学模式确实为医学发展作出了不可磨灭的贡献;从各种维生素和激素的研究,到近代细胞与分子水平上的研究、器官移植和人工脏器的应用以及人工受孕的成功等。这些辉煌的成就,无论在认识疾病,还是在治疗、预防疾病方面,都为现代和未来医学奠定了基础,无疑都是非常成功的。但是另一方面,随着人类学、社会学和心理学的发展,在医疗实践中,这一模式也逐渐披露出种种缺陷和消极影响,最重要的是它从根本上偏离了作为医学对象的"人"的完整性,把健康和疾病当作个体单一的内在因素来研究,从而大大阻碍了医疗保健事业的发展。建构在生物医学模式基础上的医学教育,使医学生、医务人员在医疗工作中形成了特有的一套思想和行为方式,表现为生物医学模式的医疗行为。其特点是:认为疾病只是发生在细胞或器官上,只要去除患病的组织或器官就万事大吉了;每一种疾病都有一种特殊的生物学原因和特异的治疗方法。

显然,医学并非纯粹的自然科学,而是自然科学与社会科学相结合的科学。随着经济的发展和进步,生物医学模式的弊端表现得愈加明显。进入 20 世纪以来,特别是第二次世界大战后,人们的生活与工作方式也发生了大变化,生活紧张,环境和心理社会因素在人类健康和疾病中的作用变得日益突出。无论是在西方发达国家还是在发展中国家(包括我国)所做的"疾病谱"及死亡调查表明:当今威胁人类健康、造成死亡的主要疾病已不是昔日的传染病、营养不良,而是心脑血管疾病、肿瘤、意外事故等所谓"文明病"。在这样的背景下,生物医学模式已不能概括和解释现代医学所面临的全部课题,对一些功能性障碍及行为问题更是束手无策,表现出这一模式的内在缺陷和消极影响。

3. 生物 - 心理 - 社会医学模式 1977 年,美国的精神病学和内科学教授恩格尔(G. L. Engel)在 *Science* 杂志上著文:"需要新的医学模式对生物医学模式的挑战",批评了生物医学模式"还原论"和"心身二元论"的局限,并提出:"医学模式必须也考虑到患者、患者生活的环境以及由社会设计来对抗疾病的破坏作用和补充的系统,即医生的作用和卫生保健制度。这就要求一种生物 - 心理 - 社会医学模式 'bio - psycho - social medical model'"。这种模式要求生物医学以系统论为概念框架、以心身一元论为基本指导思想,既要考虑到疾病的生物学因素,也要考虑到心理因素以及环境和社会因素对疾病的影响,将所有这些因素都看成是相互联系、相互影响的。因此对于疾病和健康问题来说,无论是致病、治病,还是预防及康复等方面,都应将人视为一个整体。也就是说,一个完整的个体不仅是一个生物人,而且也是一个社会人,它生活在特定的生活环境和不同层次的人际关系网中,从核心家庭关系到亲属、同事、邻居及集体的关系,对个体的心身健康均有着深切的影响,另外,周围自然环境也对个体心身健康有影响。因此,在研究个体的健康和疾病时,必须考虑到文化背景、教育修养、经济状况及社会职业地位等因素。

（二）新的医学模式在现代医学中的意义

1. **承认心理社会因素是致病的重要原因** 从 20 世纪三四十年代起,心理应激与疾病的关系开始受到重视。人是一个对社会和自然界开放的有机系统,自然或社会环境可以通过心、身两方面对机体产生影响,引起机体分子、细胞水平甚至器官、系统的变化。无数事实证明,心理社会因素对身体健康可以产生有利或有害的影响。所以,心理社会因素也像其他各种致病因素一样,可以成为致病的重要原因。

2. **关注与心理社会因素有关的疾病日益增多的趋势** 传统的烈性传染病,寄生虫病基本被消除,人群中最常见的病死原因已从过去的传染病转变为心、脑血管疾病和肿瘤等与心理社会因素有密切关系的疾病。同时,在现代化建设过程中,由于讲究速度与效益,人们的心理压力也可能随之加重,故心身疾病的发病率可能大幅度增加。医务工作者应该关注到这种趋势,并采取相应的对策。

3. **全面了解患者是诊断治疗的前提** 疾病不是一种抽象的概念,也不是病理室中的标本,而是发生在活生生的人身上的过程,所以,离开患者的抽象的疾病是不存在的。人不单单是各种内脏器官的总和,而是具有心、身两方面功能的有生命活力的完整系统,人是有思想感情的、从事创造性劳动并身处复杂社会生活之中的人,有着复杂的心理活动。因此,医学研究必须从生物、心理、社会三方面去了解患者,才能对他们作出合乎实际的诊断与处理。

4. **心理状态的改变常常为机体的功能改变提供早期信息** 在疾病早期,机体往往只有功能上的变化,有些患者的心理状态对此却颇为敏感,容易发生变化。现有的各种实验室检查方法,一般必须有器质性的改变才能显示出异常,例如近年发展起来的电子计算机体层摄影(CT)和磁共振成像(MRI)等先进技术,无疑是疾病检查方法上的重大突破,但是它们对早期功能性改变诊查作用不是很大。应用心理学的观察方法和测量技术,可以弥补这方面的不足,如新发展起来的神经心理检查,对脑功能早期变化的测定显示了很大的优越性,在早期就能正确地判断出病变部位。其他诸如性格测定和智能检查等技术也可以提供多方面的信息,有助于全面了解患者的情况,及早发现疾病。

5. **应用心理治疗和心理护理技术提高医疗质量** 由于多数疾病与心理因素都有密切的联系,因此在治疗和护理上应用心理学的方法就显得十分重要。只有获得了这方面的知识,才可以更好地按照科学的规律做好心理治疗和心理护理,根据患者的心理特点,因势利导地做好工作,改善患者的情绪,治疗疾病,促进健康。

6. **良好的医患关系可以提高治疗的效果** 医患关系是一种人际关系,而人际关系的好坏可以直接影响到人与人之间交流的结果。假如患者不提供准确的、全面的病史,或者不配合治疗,再高的医疗水平也难以发挥作用。虽然现代医学的进步提供了大量确实有效的治疗方法,但医生身份的作用仍然存在,应适当加以利用,以增加治疗成功的机会。现代医学研究证明,良好的医患关系本身有治疗作用,如对医生充满信心的糖尿病患者,常常可以减少胰岛素的用量。

（三）在现代医学模式下的康复心理学发展

促使康复心理学出现的条件是:医学模式的转变,根据生物 - 心理 - 社会医学模式,医学的服务对象不再仅是患者,还包括健康人和长久以来被遗忘、被忽视的非健康人群。医学服务的目的也不仅是治愈伤痛,而还应保证人类的健康与幸福,以提高人类的生存素质,服务的方式是要对患者全面负责。社会的进步和发展为康复心理创造了发展的条件,在物质文明提高的时候,人们更加重视精神文明,首先要重视人的价值,提倡人道主义,提高人的素质。在发达国家,卫生保健事业已走向与社会福利事业相结合的道路。这种世界趋势启示我们,应当去关怀那些不幸的非健康人群和病后伤残者的处境,尽力改变他们的不幸现状。为此目的，也促使了康复心理学的产生和发展。

二、 康复心理学与医学心理学

医学心理学既是心理学的分支，也是医学的分支。从医学的分支来看，医学心理学研究医学中的心理行为问题，包括各种患者的心理行为特点、各种疾病的心理行为变化等；从心理学分支来看，医学心理学研究如何把心理学的系统知识和技术应用于医学各方面，包括在疾病过程中如何应用有关心理科学知识和技术问题等。医学心理学的研究范围比较广，几乎所有医学领域都有医学心理学研究的内容。概括起来，主要有以下几方面：①研究心理行为的生物学和社会学基础及其在健康和疾病中的意义；②研究心身相互作用的规律和机制；③研究心理行为因素在疾病发生、发展、诊断、治疗、康复以及保健过程中的作用规律，研究各种疾病过程中的心理行为变化及干预方法；④研究如何将心理行为科学知识和技术应用于医学其他各方面。

康复心理学既是心理学的分支，也是康复医学的分支。从康复医学分支来看，康复心理学研究康复医学中的心理行为问题，是从心理社会角度帮助康复对象最大程度恢复健康，获得福利、机遇、功能和能力。从心理学分支来看，它是非常年轻的一门学科，关注的对象是康复患者和慢性病患者，这类人群的心理行为特点有别于一般患者，既有一般患者的心理问题，更有他们特殊的心理行为问题，面对长期的疾病和残疾问题，如何帮助他们最大程度地康复是康复心理学的最终研究目标。

医学心理学为康复心理学的发展提供了理论和实践的基础。随着人类对心理学知识的不断深入，基础医学和临床医学的各项成果很快被应用到康复医学中，极大地充实和丰富了康复医学的内容；与此同时，各种心理学理论如精神分析理论、行为理论、认知理论、心理生理理论及人本主义理论的发展对心理康复的发展产生了巨大影响，使得康复医学与心理学、社会学等其他学科不断交叉、渗透，最终形成和发展了康复心理学，其中智力测验、神经心理测验、人格测验、记忆力测验及一些社会心理方面的评估量表等心理测验技术的应用，使得心理、行为指标量化，为康复心理学提供了重要的评估手段。行为治疗、认知治疗等各种心理治疗手段在康复心理学中得到了广泛的应用。

三、 康复心理学与康复医学

康复原意是复原，恢复到原来应有的地位和状态。康复医学是应用医学方法为康复服务的专业性学科，属医学的应用学科范畴。其根本目的是加速人体伤、病、残后的康复进程，预防和（或）减轻其后遗功能障碍，提高局部与整体功能，达到最佳生活状态。现代康复医学已明确提出：康复的对象主要是包括各类失能患者及各种慢性疾病患者。康复内容包括医学康复、教育康复、职业康复、社会康复等方面。康复的目标是全面康复、重返社会。康复心理学在高层次的功能康复中有着重要的作用和影响。所以，康复心理学是现代康复医学的一个重要分支，是所有康复工作者必须掌握的基本理论。康复工作者必须具备心理康复这样的整体康复观念。

近20年来，社会的进步和发展为康复心理学的发展创造了条件，科学的发展也为康复心理学提供了多学科的理论和实践指导，康复心理学在功能康复中的作用也日益显现。功能康复需求的5个层次（图1-1）中，其最高层次是良好的生活质量，这只有通过良好的心理康复才能实现。在社会康复、教育康复、职业康复等方面，有关康复心理的咨询因其实用性而受到人们的重视。同时实践证明，在运动疗法、作业疗法、言语矫正及康复护理等方面，心理康复也起到了积极的作用。

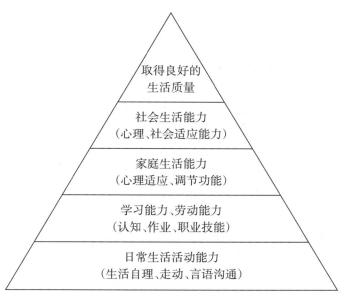

图 1-1 功能康复需求的五层次

康复对象均有不同程度的各种心理障碍。心理障碍和躯体功能障碍二者通过神经内分泌、免疫等多方面互相影响、互相制约,而康复的基本原则不仅要求对人体功能活动的保持和恢复,而且要求机体从心理上(精神上)、职业上、社会生活上进行全面的、整体的康复。这就要求康复不仅使有功能障碍的器官、脏器和肢体得到康复,更重要的是完整的"人"的康复。因此,在对其躯体功能障碍进行医学康复的同时必须进行心理康复,否则不能达到全面康复的目标。通过施行及时改变错误的认知体系、纠正适应不良性行为、控制负面情绪等心理康复的措施,可使得心身康复顺利进行。

四、 康复心理学与医学伦理学

医学伦理学是运用一般伦理学原则解决医疗卫生实践和医学发展过程中的医学道德问题与医学道德现象的学科,它是医学的一个重要组成部分,又是伦理学的一个分支。医学伦理学是运用伦理学的理论和方法研究医学领域中人与人、人与社会、人与自然关系的道德问题的一门学问。

医学伦理学来源于医疗工作中医患关系的特殊性质。患者求医时一般要依赖医务人员的专业知识和技能,并常常不能判断医疗的质量;患者常要把自己的一些隐私告诉医务人员,这意味着患者要信任医务人员。这就给医务人员带来一种特殊的道德义务:把患者的利益放在首位,采取相应的行动使自己值得和保持住患者的信任。所以,刻画医患关系基本性质的是信托模型:信托关系基于患者对医务人员的特殊信任,信任后者出于正义和良心会真诚地把前者利益放在首位。

公元前 4 世纪的《希波克拉底誓言》是医学伦理学的最早文献,其要旨是医生应根据自己的"能力和判断"采取有利于患者的措施,保守患者的秘密。世界医学联合会通过的两个伦理学法典,即 1948年的《日内瓦宣言》和 1949 年的《医学伦理学法典》,都发展了《希波克拉底誓言》的精神,明确指出患者的健康是医务人员要首先关心、具有头等重要地位的问题,医务人员应无例外地保守患者的秘密,对同事如兄弟,坚持医业的光荣而崇高的传统。

下面是有关医学伦理案例分析:患者李某某,男,47 岁,教师。因为胃痛 10 余年,反复发作,曾住院4 ~ 5 次。1996 年 8 月因疼痛难忍再次入院治疗。经检查,发现胃部肿块并广泛转移到肝、结肠、直肠等处。因已无手术价值,故转到肿瘤医院进行化疗。经过 2 个月的化疗,病情不仅没有得到控制,患者出现白细胞计数下降、不能进食、疼痛难忍、极度衰竭,只能靠输血输液维持生命。患者由于难以忍受疼痛折磨,曾多次向医生、家属提出如果治愈无望,要求放弃治疗,尽早结束生命。其家属看到患者极度痛苦,也有心放弃治疗,但想到社会舆论、个人情感、家庭的未来等诸多因素,使其陷入一种矛盾的困境之中。

医护人员面对这种情况意见也不统一。一些医务人员认为:医生的职责就是救死扶伤,患者尚未死亡就无权放弃治疗,医生应做到仁至义尽,这也符合医学人道主义精神。另一些医务人员认为:只要患者提出,家属同意放弃治疗,我们停止治疗也是合理的。这样既可以为患者解脱痛苦,也可以为家属节约开支,这也是理性的选择。经医务人员和家属共同协商,权衡利弊,在征得本人同意,签署有关沟通协议后,停止对患者的一切抢救,给患者注射一些止痛镇静药,使其安然离开人世。

医学为“人学”,医乃“仁术”,这一传统而现实的重要医学理论和实践,是医学教育和医疗服务的永恒主题。我国正处在“黄金发展期”和“矛盾凸显期”并存的特定历史阶段,在市场经济条件下,快速发展的现代医疗体系使医学科学人文性、人的完整性被淡化;生命原有的动态性、系统性、文化性更多地被静止性、局部性、生物性所掩盖;医学过程的情感性、意义性有时则明显表现为逻辑性和功利性。受上述因素的影响,医学本质的人与人的关系突出地表现为人(医务人员)与躯体(患者)、人与数据、人与设备等人与物的关系。疾病、健康在生物与心理、生物与伦理道德等社会文化层面上的相互转归、相互影响的内在关系,演变为生理上的器质性病变与病理的抽象关系。医学科学研究与医疗服务过程中的利益与价值、权利与责任、技术与道德、手段与目的等矛盾日益突出。

康复心理学的理论和实践将涉及大量的医学伦理问题,其中的基本原则包括:患者的健康和利益放在第一位,为患者保密。

五、 康复心理学与社会心理学

社会心理学是研究个体和群体的社会心理现象的心理学分支。个体社会心理现象指受他人和群体制约的个人的思想、感情和行为,如人际知觉、人际吸引、社会促进和社会抑制、顺从等。群体社会心理现象指群体本身特有的心理特征,如群体凝聚力、社会心理气氛、群体决策等。社会心理学是心理学和社会学之间的一门边缘学科,受到来自两个学科的影响。社会心理学则主要研究直接社会情境对个人的影响以及个人对这个情境的解释的作用。社会心理学的一个重要发现表明,直接社会情境的作用往往被低估了。社会心理学与个性心理学的关系更加密切、更加复杂。美国心理学会迄今仍把个性与社会心理学放在一个分支里。一般说来可作如下区分:个性心理学是研究个性特质形成和发展的规律,涉及自然和教化的关系、涉及较稳定的心理特质,而社会心理学则主要研究直接社会情境对个人的影响以及个人对这个情境的解释的作用。

心理康复在社会康复方面的作用显得尤为突出。社会康复涉及非常广泛,包括家庭生活(婚姻、生育及衣、食、住、行等)、升学就业、消遣娱乐、公共服务及政治生活等诸多方面。其中每一方面都有大量的心理问题存在,都需要进行心理康复。社会康复的目的是使康复对象通过功能和环境条件的改变回归社会,康复对象应受到同等对待,不受歧视,自立自主地参与社会,成为社会上的有用之人,履行社会职责,为社会的各项事业作出应有的贡献,实现自我完善和个体价值的体现,满足个体应有的需要。然而,在满足这些需求时,心理社会因素的作用往往大于躯体功能的作用,只有在心理康复良好的状态下,个体才能体验到幸福、快乐,体会到自身的价值和人生的意义,才能对社会有所回报。如果心理得不到康复,就不能较好地适应社会,更谈不上重返社会。

不良的社会刺激常会加重康复对象的身心功能障碍。要想改变这种状态,除了需要消除不良因素和营造良好的生活环境,还应加强心理康复工作,在尽可能减少负性社会刺激的同时,帮助康复对象增强适应能力。在政治生活方面,社会康复应使康复对象在国家政治生活中的法律地位得到保障,享有各项权利,使得康复对象真正得到法律保护。实现政治生活方面的社会康复离不开心理康复的工作。实现社会康复的基础是要使康复对象的高层次需要如自尊、社会地位等到满足。社会康复结果的好坏,很大程度上是由心理康复的状态反映出来的。

在为失能患者改善社会环境、推行无障碍设计技术和提供社会福利等社会保障中,不仅要满足康复患者的物质需要,还要保障他们的精神需求,通过这些保障,使他们真正感受到社会的关心和爱护,感受到生存的意义,感受到自己确实是社会的一员,并没有被社会所遗弃。

总之,心理康复在康复的全过程中占据着重要的地位,在全面康复的目标中,应当考虑到康复的对象是一个有物质基础和高度发达的人,这就要求在康复的全过程中去充分挖掘人及其所处环境的潜能,调动其主观能动性,最终实现全面康复,回归社会。

六、 康复心理学与社会工作

(一) 概述

社会工作是一种帮助人解决与社会环境发生问题的工作。它帮助社会上的贫困者、老弱者、身心残障者和其他弱势人群;预防和解决部分因不良互动方式而产生的各种社会问题;开展社区服务,完善社会功能,提高社会福利水平和社会生活素质,实现个人和社会的良好互动,促进社会的稳定与发展。社会工作人才是以助人为宗旨,运用专业知识和方法,进行困难救助、矛盾调处、权益维护、心理辅导、行为矫治等社会服务工作的专门人才,在协调社会关系、预防和解决社会问题、促进社会公正等方面发挥着独特作用,是现代社会管理与服务的重要力量。社会工作的指导思想是人本思想,助人自助;其道德准则是公正、爱心、守信、奉献。社会工作的服务对象:有困难的(贫的、弱的、病的、残的、惑的、心智失常的等)个人、家庭、社区、群体;社会工作的职责:提供专业社会服务,参与社会管理,推进社会政策,维护受助者的合法权益。社会工作的范围:社会救助、社会福利服务、就业服务、社区管理与服务、家庭婚姻服务、医疗康复服务、社会行为矫正、心理道德辅导、基本权益维护等。

社会工作的方法:通过个案工作、小组工作、社区工作、行政工作等方法,使受助群体和个人摆脱精神上和物质上的障碍与困境,提高社会活动能力,实现自我发展;社会工作的功能:解决社会问题,维护社会公平,促进社会和谐,推动社会进步。

由于康复人群的弱势来自身心障碍,其病残的发生时间、原因、残疾程度、家庭背景、经济水平等因素都将影响患者在康复过程中不同层次的需求。康复人群社会工作是对康复人群所做的社会工作。它不同于一般的康复人群服务,而是社会工作者运用社会工作方法帮助康复人群补偿自身缺陷,克服环境障碍,使他们平等地参与社会生活、分享社会发展成果的专业活动。康复人群工作的理念:平等、参与、共享。

对康复人群社会工作的主要内容包括:

(1)康复:即最大限度地恢复康复人群的生物机体的功能或进行功能补偿,以增强他们参与社会生活的能力。在康复过程中,社会工作发挥着医学不能替代的作用,例如社区康复就是动员社区资源促进康复人群康复的有效活动。

(2)康复人群教育:是康复人群享受权利和挖掘其潜能的重要措施,在康复人群教育方面,社会工作者可以通过学校社会工作使受教育者获得更显著的成效。

(3)劳动就业:是康复人群得以自立并展现其能力的最重要环节和措施。社会工作者帮助康复人群寻求更适宜的劳动岗位,帮助他们适应劳动生活、维护他们的合法权益。

(4)社会工作者可以通过咨询、介绍和指导,促进康复人群的婚姻与家庭生活。

(5)在改善康复人群生活的物质和社会环境方面,社会工作者可以发挥积极的促进作用。

总之,康复人群社会工作涉及康复人群生活的各方面,其范围相当广泛,涉及康复人群的康复、生存、生活、发展等各方面内容

(二)康复人群社会工作的发展

在世界范围内,康复人群福利或康复人群社会工作大致经历了如下一些发展阶段:

1. 文艺复兴之前的不被特别关注的"自然"状态。

2. 文艺复兴时期把康复人群应该得到特殊关怀视为尊重人权的表现。

3. 工业革命初期及以后关心康复人群的保障,也是康复人群社会工作的初创时期。

4. 20世纪初期以来,"保障康复人群生活,帮助他们回归社会"的理念被社会接受,成为康复人群社会工作的发展时期。

5. 第二次世界大战以后,国际社会和各国政府纷纷通过立法保护康复人群利益,可称为康复人群工作的立法时期。

6. 20世纪80年代以后,"平等、参与、共享"成为康复人群工作的新的理念,康复人群社会工作进入新的发展时期,可称为平等发展时期。

(三)康复人群社会工作的国际发展趋势

对康复人群的有效服务需要3种不同但却同等重要的品质:第一是知识,第二是有效的实务技能,第三为自我意识和对自己的个人情感、体验、刻板印象、偏见以及对康复患者的可能影响的深刻洞察力。

国际康复人群社会工作的发展正在经历从"医学模式"向"社会模式"的转变。近20多年来,联合国一直倡导这种模式的转型,其基本发展趋势有二:第一,康复人群社会工作理论层面的转型。曾有学者警告:"完全与理论知识无缘的实践经验尽管在维修汽车时管用,但在社会工作中却是十分危险的"。康复人群社会工作就是要把理论知识、实务技能和自我洞察力相结合,并且理论知识恰恰占据最重要的地位。①在致残原因的理论分析方面,从个人责任理论转向社会责任理论。个人责任理论的前提隐含了"正常人"和"康复人群"的对立,一个人患有残疾只能是个人和家庭的不幸或悲剧;社会责任理论则强调无论先天性残疾或后天性残疾主要是社会因素造成的,例如,近亲结婚而生出弱智儿,表面上是先天性的,实际上是父母优生优育知识的缺乏,也是社会性因素造成的。②在残疾现象的理论分析方面,从社会标签理论向社会照顾理论的转变。标签理论是由美国社会学家贝克提出的,强调弱势群体的偏差行为是强势群体"妄加"标签的结果,并直接导致弱势群体逐渐游离在主流社会之外;社会照顾理论则强调人际社会信任关系的建立,关键要寻找"不正常"群体或行为在"当下生活情境"中的合理性,防止出现价值观的"侵入"现象,注重服务对象自我潜能激发,其在文化价值层面坚持多元化。第二,康复人群社会工作方法层面的转型。主要体现在实务干预和服务的手段的转变,毫无疑问,必须以理论为奠基石。①康复人群社会工作在干预的目标分析上,正在实现由供养理论向回归社会理论的转变。供养理论的理论基础主要是从康复人群的生存"首位权"出发的,注重经济和物质层面的供养。国内对康复人群社会救助主要注重最低生活保障,即"供养理论"的实践样本。回归社会理论是"去机构化"运动的代表性理论,强调专业工作者和康复人群服务对象的互动,强调服务对象社会支持系统的重建,要增加服务对象的"能力"并赋予独立生活的能力,康复人群群体是富有"生产力",更多关注于残疾群体的

社会融入和社会责任等。回归社会理论和增能赋权理论在理论层面是相通的。②在直接介入模式分析上，由单一的个案模式向综合服务模式转变。个案模式比较注重个体和家庭关系的介入，在实务干预上比较注重"专家权威"；而综合服务模式则更多从社会系统角度来反思对康复人群合法权益的保护问题，更能坚持"整合资源提供有效差异性服务"的原则，这是社区康复理念得以流行的重要原因之一。

（四）中国康复人群社会工作的应对策略

面对康复人群社会工作国际性的发展趋势，中国康复人群事业要积极发展本土化的康复人群社会工作，把本土化和国际化有机结合起来。

第一，要确立康复人群社会工作的新理念，把康复人群社会工作纳入公共服务体系，建构多元中心治理机制下的新型的康复人群社会工作。首先要实现主体的多元化，政府、非政府组织（包括社会性企业等），还要有市场企业等；其次要实现资源的多元化，政府发挥主导作用，其他社会组织发挥辅助性作用，从各自的优势出发来拓展资源，更重要的是在"资源"的理解上不仅指人力、财力、物力，还要有"社会资本"。在康复人群社会工作发展中，要正确处理政府、非营利性组织、残疾的服务对象、康复人群社会工作等多元要素之间的关系。

第二，要进一步完善康复人群社会工作法律地位和法律框架。在不断健全康复人群社会保护政策体系过程中，还要在法律框架中赋予民间康复人群服务组织以合乎其社会身份的法律地位，特别是对民间"草根性"组织身份的法律确认。当然，这实际上还牵涉到法律和社会政策的配套，例如，国家税收政策对民间捐助的优惠的法律规定和民间组织的社会募捐的法律规定等。

第三，要实现康复人群社会工作服务机制的创新，构建网格化的服务模式。康复人群服务内容和形式的多样，网格化的服务模式构建就显得十分关键，建立"横向到边，纵向到底"的工作网络，形成"多级"的网络服务体系。当然，康复人群的社会服务机构和康复人群的社区服务是重点工作，要把康复人群社会工作纳入社区建设的总体规划，打造康复人群社会工作的基层服务平台，建立社会各界共同参与的社会化的康复人群工作的新局面。

第四，要加强对康复人群社会工作服务专业服务机构和专业人才队伍建设。康复人群社会工作作为公共产品之一，政府和市场都有"失灵"的现象，政府要给予专业社会工作服务机构相应的政策支持和发展空间，要从根本上改变我国当下"强势政府"的局面，社会组织的"发育"是必由之路。同时，社会组织要提升自身的专业化服务水平和质量，拓宽康复人群社会工作的服务领域，"人才高地"的竞争是不可避免的。对专业社会工作者要坚持"外引人才和内部培养相结合"的原则，提升职业化水平；对于志愿者要加强"奉献"和"激励"的统一性。当然，在专业服务机构和专业人才队伍的建设上，必须加大培训、认证制度的建设。我国从2008年开始了全国范围统一的社会工作职业水平资格考试，在社会工作人才建设上迈出一大步，但是对专业的康复人群社会工作者来说，还需要更专业的培训和认证制度。

第五，要把康复人群社会工作作为康复人群事业发展规划的重要组成部分，要制定专业化和职业化的康复人群社会工作的发展规划。要加速康复人群社会保障体系和社会服务体系的建设，推进康复人群社会工作的发展。康复人群社会工作的特点就是以康复人群的能力建设为手段，激发康复人群的社会参与度和融入度。要大力发展农村康复人群社会工作，坚持城乡统筹的发展战略；农村康复人群社会工作应该更加注重"社区资产"，构建康复人群的新的社会支持系统。

第六，要构建全社会"友善"的康复人群价值观。一方面，康复人群社会工作要推动全社会对康复人群服务的广泛参与，单纯政府的行动并不能真正提升康复人群总体性的社会地位，还需要全社会"友善"的残疾文化的营造，社会对康复人群具有不可逃避的"接纳"的义务和责任。另一方面，康复人群社会工作要推动康复人群群体本身积极提升自己参与社会的能力和实力,在实现自我价值的过程中积极融入社会,共建共享和谐社会。

第三节 康复心理学的实施与发展

一、康复心理学的实施

康复心理学是心理学和康复医学中的一门年轻的学科,随着我国现代化进程的发展,民众在关注身体健康的同时,对心理健康的要求也越来越高,对于失能和慢性病患者的康复水平也在提高,近年来政府加大投入,鼓励更多的机构开展康复治疗,同时,基本医疗保险逐年提高康复医疗的支付标准和保障水平,面对新的社会发展趋势和机遇,正是康复心理学发展的大好时机。在临床实践中,康复心理学的实施有如下方面。

(一)建立心理康复系统

1. 健全个体心理调节机制 心理康复的过程是让患者建立个体心理调节机制的过程,让康复人群通过接受系统的心理干预,逐渐适应生活、学习、家庭或者工作等方面发生的变化,主要面对出现的各种困难,并在此基础上形成一种积极的心理调节机制,以应付可能出现的各种心理问题,保持心理的健康。

2. 建立有关人员(同事或家属等)协助支持系统 康复人群生活在一定的群体之中,相关人员的态度对于其心理状态有着重要的影响,特别是家属、同事、病友等这样一些联系比较密切的人员态度对于其心理状态的调节是十分重要的。因此,心理康复不仅要重视患者本身的心理及其变化,也要注意这些人员的心理辅导工作,让他们理解残疾造成的心理问题,并且要解除由于家庭与小团体中出现康复人群患者而造成的心理压力,从而为他们的心理康复创造一种良好的心理氛围。

3. 建立专家协助支持机制 心理康复是一个长期的调节过程,康复人群在这个过程中要接受专家的指导与帮助,逐渐摆脱消极心理的影响,建立起积极的人生目标。康复心理医生是接受专门训练的人员,他们必须掌握心理咨询与治疗的理论和方法,拥有从事心理治疗的技能与临床经验,并且要有极为敏感的观察力及分析问题与解决问题的能力。康复心理治疗不同于其他临床医疗,有其特殊性的一面,只有经过专门训练的人员才能从事此项工作。

4. 建立社区辅助支持系统 残疾的康复过程常常是伴随其一生的过程,当病残人员回到家庭与社会后,社区辅助系统的支持就显得非常重要了。要发挥社区中有关专家与相关人员的作用,在康复人群出现心理问题的时候,随时给予必要的支持与帮助,从而能够更好地为康复患者的心理康复提供保障。

(二)研究运用各类康复心理治疗方法

康复心理治疗是康复心理医生运用心理学的原则与方法,治疗康复患者的各种心理困扰,包括情绪、认知与行为等问题,以解决其所面对的心理障碍,减少焦虑、抑郁、恐慌等精神心理症状,改善其非适应社会的行为,建立良好的人际关系,促进人格的正常成长,较好地面对有缺陷的人生,面对生活和更好地适应社会。

康复心理治疗有其特殊性,又具有所有心理治疗的共性,如何运用各种心理治疗的理论,特别是结合当时当地本土文化的适宜心理方法,是当前康复心理学非常需要关注的问题。

(三) 研究运用现代科技成果开展心理康复

现代多媒体技术指运用计算机图形图像及自动化控制技术,可以通过声、光、动、影、气、触还原一个能够给人以视觉、嗅觉、触觉、动觉、平衡觉、方位方向觉的真实情境。在完成上述工作的前提下,还具有还原真实性强、实施方便、版本升级空间大、经济等优点。这些技术有可能在心理测试、心理干预方面创新应用、灵活组合,为心理康复带来方便、有效的现代化工具。目前可以运用的多媒体技术如下:

1. **虚拟现实技术的应用** 虚拟现实是一门新兴的人机交互技术,可广泛应用于心理治疗和康复训练等实践领域。虚拟现实是由计算机硬件和软件合成人工环境,使沉浸其中的康复患者产生视、听、触等感觉,并在三维视觉空间中获得人机交互体验,力求给患者造成与现实世界的真实环境一样的印象。虚拟环境就是利用虚拟现实技术对现实世界的真实环境进行的模拟,具备自主性、交互性和存在感3个特征。虚拟现实技术已经被广泛应用于康复治疗的各方面:如在注意力缺陷、空间感知障碍、记忆障碍等认知康复,焦虑、抑郁、恐怖等情绪障碍和其他精神疾患的心理康复等领域都取得了很好的康复疗效。

2. **三维摄影技术** 具有低成本、高清晰效果的影像效果,通过佩戴三维眼镜,观者可以看到逼真的影像。

3. **图形图像合成技术** 将真实的或经过计算机制作的影像分成若干景片,事先合成或与临时对象即时合成真实的视频影像。如营造虚拟现实治疗相关心理问题。

4. **三维动画技术** 目前三维动画技术已经能够完成人们任何奇思妙想的视觉图画了。

5. **角色扮演与动态捕捉技术** 虽然在三维动画中动态捕捉技术是一项关键项目,但是它也能够承担即时的角色扮演的影像即时成像类工作,如当前角色扮演游戏中的角色动作与画面的实时呈现。

6. **体感游戏技术** 体感游戏是用身体去感受的电子游戏。突破以往单纯以手柄按键输入的操作方式,体感游戏是一种通过肢体动作变化或计算机辅助工具对人体的相应刺激来进行(操作)的新型电子游戏。无论是运动般的快速活动还是用笔绘画般纤细的动作也能重现。动态控制终端亦能感应空间的深度,令操作者恍如置身在设定的情境中,感受逼真的环境体验。

7. **计算机系统工程自动化控制技术** 这已经是一项成熟的应用技术了,可以运用其进行声、光、电、动、影、气味的系统控制设备研发。

(四) 新型心理治疗技术的运用

1. **音乐治疗** 音乐治疗是以专门的音乐为媒介进行心理治疗的一种方法。音乐治疗因具有非语言的沟通特质,治疗的对象较一般心理治疗更为广泛,凡智能不足、幼儿、老年人、丧失语言功能者,都很适合音乐治疗,是建立治疗关系的有效方法;可促进幼儿的感觉统合;亦可加强个案的康复。其特点是在音乐治疗的过程中,个案较能放松与投入,降低防卫心理,让潜意识的内容自然浮现,可以让情绪发泄,是一种能被社会接受而不伤害他人的发泄方式,是一种自发与自控的行为,经由此过程情绪得以纾解与缓和。

2. **绘画治疗** 绘画疗法是运用绘画这种非语言的象征方式表达出潜意识中隐藏的内容,患者不会感觉被攻击,阻抗较小,容易接受,有利于真实信息的收集;绘画疗法不受患者语言、年龄、认知能力及绘画技巧的限制;治疗的实施不受地点和环境的限制,并且可以灵活采取单独或集体进行的方式;绘画疗法可以使患者通过正当的方式完全释放毁灭性能量,使患者的焦虑得到缓解,心灵得到升华;绘画治疗的测验可以多次使用而不影响诊断的准确性。绘画治疗主要适应于不能说话或不想说话的患者,或其他方法均无疗效的情绪障碍、创伤后应激障碍等心理疾病患者。

3. **沙盘游戏治疗** 以荣格分析心理学为理论依据,通过象征的方式激发来访者内在自我疗愈和自我整合的力量,以解决来访者的心理问题,实现心理的治疗。沙盘中的各种场景是来访者内心的展现,这些场景(可以称之为意象或者心象)帮助心理工作者很容易地了解和理解来访者,便于建立良好的咨询关系。沙盘游戏是一种无声的、心与心交流的工具,这使得它在儿童心理康复中有着巨大的优势。同时,对于比较内敛的成人,其不太喜欢用语言表达自己的内心,而喜欢所谓的默契、心有灵犀,沙盘游戏则刚好满足了这一心理要求。

(五)专业人才培养

显然,康复医学专业教育培训计划中,加强康复心理学知识的学习和培训是非常重要和迫切的。目前需要解决的是:①康复心理学教学如何传达康复心理学的基本理论、基本知识和基本技能,如何体现出其思想性、科学性、先进性、启发性、适用性,需要介绍当前国际上最新的康复心理学理念;②在课程安排上应尽量避免交叉和重复,课时安排合理;③教学方法如何理论结合实际,采用多元化的、系统的教学方法,使学生能够对教学内容充分理解、懂得运用。

二、 康复心理学的挑战

(一)康复心理学与其他学科的进一步融合

康复心理学的理论与治疗技术的发展离不开基础心理学、社会心理学、临床心理学、咨询心理学、心理治疗学以及临床其他学科,当一个个体遭遇病残时其会出现一系列的心理变化过程,而且其康复与疾病治疗、康复治疗、心理康复、社会支持密不可分,所以康复心理学必须与其他学科很好地融合,才能发展。

(二)康复心理学实践在多学科干预的强化

康复采用的是多学科工作方法,心理康复从躯体康复开始的那一刻就开始了,实际上,心理康复不仅是康复心理治疗师的工作,任何参与康复工作的人员必须具备康复心理学的基本知识。

(三)康复心理学本土化

康复对象来自不同地区,具有不同文化背景,中国与其他国家和地区的文化也具有很大的差异,康复对象的心理是具有强烈的文化色彩的,只有深刻理解文化的含义,特别是对西方康复心理学有关理论和技术本土化,才能更好地为我国康复对象服务。

(四)新医改中康复心理学的地位需要加强

医疗支付形式影响着康复治疗的发展,支付能力越强的其康复要求越高,新医改中康复心理的支付程度将在一定程度上影响康复对象心理康复的需求。

第四节 课程特点与应用举例

一、 康复心理学课程特点

康复心理学具有理论性与实践性、基础性与可操作性、思想性与适用性兼容并存的特点。在详细教学中发现,由于课程设置方面的缘由和心理学自身的学科特性,形成局部学生对心理学的重要性认识缺乏,对心理学还存在一定的成见。由于涉及大量的医学、康复学、心理学的名词、概念、理论、技术等内容,凸显容量多、专业领域跨度大、学科内容新、实际操作性强等特征,无论是学生的学,还是教师的教都有一定难度。探索有效的教学策略,可以提高康复心理学的教学效率,提升教育康复专业的人才质量。

(一)目前康复心理学学习低效的原因

1. **被动的学习地位影响学生的学习积极性** 传统的高校教学模式是教师讲、学生听;教师写(或使用课件呈现)、学生抄;教师问、学生答,学生成为被动的接受者,被老师"牵"着走,学习积极性不高;加之讲授的进度快、内容量大、交叉知识多,学生易出现"腾云驾雾"的感觉。调查发现学生普遍反映课时太少,内容太多、太杂,存在反复教学,形成学生记忆、了解艰难。理论教学的缺乏直接影响到学生的理论才能,形成在临床工作中学生处置实践问题的能力不强等问题。

2. **对本课程的重视不够** 心理学是逐步脱胎于哲学成为独立学科的,人的心理过程又较为复杂,心理学的许多理论是尚未考证的假定,加之心理学专业概念、术语相对比较笼统,在讲授过程中同学不只难以了解,而且对许多学生而言,缺少实证的心理学还很难同"科学"联络在一起,所以存在轻视本课程学习,学习动力缺乏的情况。

3. **灌输式教学剥夺了学生合作、探究的学习机会。**

(二)康复心理学的学习方法建议

1. **重视基础理论知识和技能的学习** 现代医学的开展,各项基础医学和临床医学的研讨成果被普遍应用到康复医学中,极大地充实和丰厚了康复医学的内容;同时,心理学的各种理论,如精神分析理论、行为认知理论、心理生理学、人本理论的开展也使得康复医学与心理学、社会学等其他学科不时浸透,推动着康复心理学的开展,而注重心理要素在疾病康复中的作用,需加强理论基础知识的学习。

2. **注重实践操作,培养临床思维,具体案例具体分析** 除了增强课堂理论教学外,还应恰当增加学时,同时增加学生的见习、实习课次数,必要时可调整教学内容,将康复心理学中触及的医学心理学单独开设课程进行教学,并剔除康复心理学中有关躯体疾病的内容,从而释放教学时间给予康复治疗密切相关的内容,培育学生的实践操作才能。

3. **拓宽视野,学习心理治疗的艺术** 增强心理学史内容的讲授,培育学生正确的学科历史观以及辩证思维才能,是提高教学质量的重要一环。

二、 康复心理学的应用举例

灾难发生后,伤残人员是一个非常特殊的群体,他们往往是灾难最直接的亲历者,同时有着身体伤害甚至遗留功能残疾。伤残人员常见的心理问题有哪些呢？从康复的角度看,作为一个特殊的群体或个体,他们具有以下特点:①生理特点是躯体存在着某方面的残缺和功能障碍,这些残缺和功能障碍导致了这部分人群个人生活的不便。但是,残疾人一般都具有不同程度的生活和工作的潜力,经过康复训练或提供康复服务,这些潜力可以得到发挥,使残疾人生活和工作能力得到改善。②同时由于伤残的原因,他们的家庭地位、社会地位、社会角色、社交等均可能发生改变,这种情况在心理学上可以视为重大挫折。在这种情况的影响下,伤残人可能出现自责、自卑,产生对自身的无价值感、情绪抑郁、沮丧、意志活动减退、对未来没有目标以及个性方面的某些变化等。残疾人员是在身心活动上有不同程度困难的群体,这是由于残疾的存在和影响所造成的,应该给予特殊的关心和照顾,以利于克服这些困难的影响,为他们能力的充分发挥创造必要的条件。③残疾人员和健康人一样,在社会上享有同样的应有的权利和机会,应受到一视同仁的对待,不应受到任何歧视。不仅如此,作为灾难第二现场救援人员,参加救治的医务人员常常会由于对受伤者和遇难者的不幸及创伤的同情和共情所致的"替代创伤",由于家庭和职业角色冲突所致的"双重内疚",以及由于自身生理和安全需要与职业身份需要的急剧冲突,出现严重的身心困扰,导致各种心理应激反应的发生。

(一) 心理康复基本原则

首先明确这类人群是灾后心理康复工作的重点人群,应以达到促进目标人群从急性灾后应激反应及伤恸反应中复原,降低发生创伤后应激障碍(posttraumatic stress disorder,PTSD)及其他心理问题的可能性,促进目标人群伤病(残疾)的康复为目标。

1. 由具有专业技术资质的机构和专业人员组成心理危机干预医疗队(包括精神科医师、精神科护士、心理咨询师、社会工作者)提供专业化的心理卫生医疗服务。

2. 与当地卫生机构及其主管部门沟通伤员病情、治疗、医疗管理。

3. 医疗队必须按照统一的专业化、适宜性、分阶段的原则开展工作。

4. 从伤员的生命得到保障,病理生理状况基本稳定后开始进行心理危机干预。

5. 对医疗机构的医护人员进行灾后心理健康知识普及教育,促进相关医护人员对灾后受伤人员心理危机状态知识的提高,同时对他们作为救援人员进行特殊的心理疏导和干预,疏导负性体验,减低医护人员自己在救治伤员过程中的发生心理问题。

6. 对伤残人员陪护者进行灾后心理健康知识普及教育,提高他们对灾后受伤人员心理危机状态的知识,同时对他们作为援助人员进行特殊的心理疏导和干预,疏导负性体验,减低陪护人员自己发生心理问题。

7. 后期参加多学科联络会诊,促进伤残人员社会回归。

(二) 工作内容

1. 对受伤人员心理状况的评估,可采用一般健康问卷(GHQ-12)快速获得心理健康信息。

2. 对受伤人员建立心理危机干预档案,并按期随访服务。

3. 采用适合受伤人员的心理干预技术。

4. 对灾后受伤人员合并急重性精神障碍患者的分诊、转诊及治疗。

5. 对救治医务人员进行心理干预。

6. 对受伤人员家属的心理健康教育。

（三）心理康复干预工作

灾后受伤人员的心理康复干预工作应分期进行，分为急性期干预和后期干预。

1. **急性期心理干预** 是指在灾情发生后 1 个月内针对受伤人员的心理康复干预，按照评估结果逐步采用以下心理康复干预技术。

第一阶段：灾后 24 小时至 1 周内，对灾后伤员立即进行心理急救（psychological first aid，PFA）。心理急救是为了满足幸存者当下实际的需求，并不提供深入的心理治疗。

第二阶段：灾后 1 周至 1 个月内，对受伤住院人员进行一般情况及心身状况的基线评估，采用个人干预方案、SAFER-MODLE 干预、家庭干预及松弛治疗。评估为中至重度者进行认知行为心理干预，必要时进行对症精神药物治疗。此阶段的目标是要促进目标人群从急性灾后应激反应及伤恸反应中复原，保持他们心理状态的平衡，降低发生 PTSD 的可能性，促进目标人群伤病（残疾）的康复，找出需要专业心理治疗的伤员。

2. **后期干预** 灾后 1 个月起定期对目标人群的心身状况进行随访，评定 PTSD-17 量表，定期进行 Hamilton 抑郁量表（HAMD）、Hamilton 焦虑量表（HAMA）评定，此阶段需要对已经发生 PTSD 的人群进行治疗。心理治疗方法主要包括：眼动脱敏疗法、系统脱敏疗法、认知行为治疗、松弛治疗等。必要时对目标人群进行对症的精神药物治疗。同时采用多学科联络会诊的心理生理康复模式，结合本地文化特征，对受伤人群提供多元化的心理康复服务，促进其伤病（残疾）的康复，重返社会。

（李　静）

第二章
康复患者的基本心理活动及基本干预理论

第一节　人的基本心理活动

一、心理学与心理现象

　　心理学（psychology）是研究心理现象发生、发展规律的科学。心理现象，是以神经系统和脑的活动为基础的，脑的神经活动为物质基础，其是生理的、生化的过程，心理是神经系统和脑的功能，虽然是脑的产物，但却不是物质的产品。心理现象作为脑的功能是以活动的形式存在的，心理活动则是在这些过程中发生的对外界刺激作用的反映活动，是对外界信息的加工。心理活动又称心理现象，简称心理。

二、心理的生理基础

　　要学习心理学，应该先了解心理的生物学基础，即所有的心理现象同时也是生物现象。对于人类来说，所有的想法、心情、冲动都是生物过程。古代哲学家柏拉图就正确地把人的精神活动定位于人的头部。直到20世纪，科学家们已经发现了以下几个事实：①身体由细胞组成；②其中的神经细胞能够导电，并通过释放化学信息使其穿越细胞间的微小间隙进行信息交换；③特定的脑系统具备特定的功能；④从不同大脑系统的信息加工中，个体构建出各种经验，如感知、情感及记忆等；⑤大脑具有适应性，受经验的塑造。人们已经认识到，每个个体都是一个由许多不同子系统构成的系统，而这些子系统又由更小的子系统所组成。微小的细胞组织起来形成诸如胃、心脏等器官，器官又进一步构成消化、循环等更大的系统。这些系统是个体的一部分，个体又是家庭、社区和文化中的一部分。从这个意义上说，我们是一个生物 - 心理 - 社会系统。为了深入理解我们的行为，就需要研究生物、心理和社会系统是如何工作的，他们之间又是如何相互作用的。

　　1. 神经系统的基本单位神经元　人类的脑，系由120亿个以上的特殊细胞所构成。神经细胞与人体其他组织或器官的细胞不同，它具有特殊的构造，而且具有极高的敏感性。神经细胞是构成神经的基本单位，称之为神经元（neuron）（图 2-1/ 见文末彩图 2-1）。神经元按性质不同分为 3 类：①感觉神经元（sensory neuron），其功能是将感受器收受刺激后所引起的神经冲动传入中枢神经系统。感受器是指各种感觉器官（视、嗅、听、温、体觉等）。②运动神经元（motor neuron），其功能是将中枢神经系统发出的神经冲动传出至反应器。反应器是指肌肉与腺体，是负责动作反应的器官。③中间神经元，是介于感觉神经元与运动神经元之间的一种神经元，其功能是传导神经冲动。中间神经元只存在于脑与脊髓中，又称联结神经元。

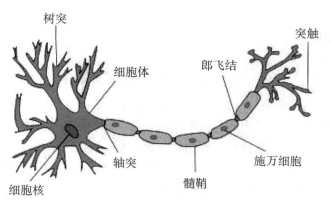

图 2-1 神经元

在人体的整个神经系统中,按其不同部位及功能分为两大系统,一为中枢神经系统,一为周围神经系统。在两个系统中,又各自包括多种名称。在整个神经系统中,中枢神经系统中的大脑皮质部分,在心理学的研究中特别重要。

2. **大脑半球**(图 2-2/ 见文末彩图 2-2)的分区与联合功能 人类大脑之两半球,在功能划分上,大体上是左半球管制右半身,右半球管制左半身。而每一半球之纵面,在功能上也有层次之分,原则上是上层管制下肢,中层管制躯干,下层管制头部。由此形成上下倒置交叉的微妙构造。在每一半球上,又各自分为数个神经中枢,每一中枢各有其固定的区域,分区专司形成大脑分化而又统合的复杂功能。唯在区域的分布上,两半球并不完全相等;其中布氏语言区与威氏语言区只分布在左脑半球,其他各区在两半球都有(图 2-3,图 2-4)。

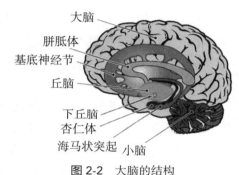

图 2-2 大脑的结构

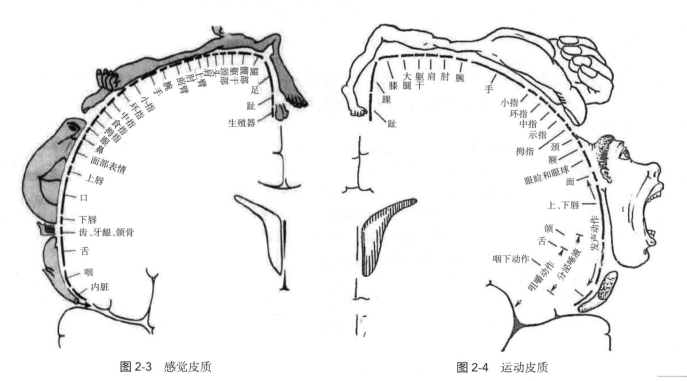

图 2-3 感觉皮质　　　　　　　　　　　图 2-4 运动皮质

三、 人类的心理过程

个体从接受刺激到表现反应,期间要经过生理的与心理的两种历程。先是由具有生理功能的感觉器官接受刺激(如眼睛接受光波刺激与耳朵接受声波刺激),这样将原本属于物理性质的刺激迅速转化为生理作用,再经神经传导至大脑,成为心理性的讯息,从而使得个体对环境中的刺激有所感,有所知。对刺激有所感所知之后,如有必要,个体即表现出适当的反应。刺激经由内在的心理作用,再转换为外显动作的行为动作的历程。

人的心理包括认识活动、情感活动、意志活动及个性心理。感觉、知觉、记忆、表象、想象和思维的活动过程统称为认识过程或认知过程。认识是人的基本的心理活动,也是首要的心理功能。意志活动是思维决策见之于行动的心理过程,情绪活动是伴随认知与意志过程而生的独特体验。人的心理活动还以不同的方式联系和组织起来,以一定的结构形式表现在行为之中,形成人的个性心理。个性的心理特征包括智慧与才能和气质与性格两方面。智慧与才能主要是由人的认识能力所组成。气质与性格所涉及的心理特性比才能更加广泛,他们不仅包括认识特性,而且包括意志和情绪特性。

个性特征是一种稳定的特征,一种心理结构形式。但它们只存在于人的活动或行为方式中,离开了人的活动和行为,个性就不存在了。

(一) 认识活动

认识活动是在大脑作用下人们输入、储存、加工和编码各种信息的活动,即人脑对客观事物的现象和本质的反映过程,包括感觉、知觉、记忆、思维、想象等。

1. **感觉**　感觉(sensation)是人脑对直接作用于感觉器官的事物的个别属性的反映。人对客观事物的认识是从感觉开始的,它是最简单的认识形式。感觉分成两大类:第一类是外部感觉,有视觉、听觉、嗅觉、味觉和触觉 5 种,这类感觉的感受器位于身体表面,或接近身体表面的地方;第二类感觉是反映机体本身各部分运动或内部器官发生的变化,这类感觉的感觉器位于各有关组织的深处(如肌肉)或内部器官的表面(如胃壁、呼吸道),包括运动觉、平衡觉和机体觉。

感觉具有以下一般特性:

(1)感受性:感受器对适宜刺激的感觉能力,称之为感受性。只有当刺激达到一定的程度时机体感受器才能产生感觉,能引起感觉的最低刺激强度即感觉阈限。感受性高,感觉阈限低;反之,感受性低,则感觉阈限高。

(2)感觉适应:机体的感受性因刺激对感受器作用时间的长短而改变的现象,就是感觉适应。感觉适应包括两方面,一是因刺激过久而变得迟钝,如"入芝兰之室久而不闻其香";一是因刺激缺乏而变得敏锐,如饥饿的人感到普通的饭菜也特别香甜。大多数感觉存在适应现象。

(3)感觉对比:感觉对比是由于刺激背景的不同而引起感觉性变化的现象。对比有两种,一种是同时对比,即不同的刺激同时作用于同一感受器而产生的对比现象,如同时看到黑与白、红与绿,会感到两种颜色都十分显眼。另一种是继时对比,即不同的刺激先后作用于某一感受器而产生的对比现象,如吃过螃蟹再吃虾,就感觉不到虾的鲜美。

(4)补偿性:由于某种感觉器官缺失或者功能不全,会促使其他感觉的感受性提高来进行弥补。例如,盲人的听觉和错觉往往比一般人要强得多,以弥补视觉功能的不足。这种补偿只能通过长期的锻炼才能获得。

(5)发展性:从事不同劳动的人,其感觉能力的发展水平也有很大的差异。例如:画家的辨色能力、音乐家的听音能力比普通人强很多,这与其长期从事变色、听音的活动有关。这也说明人的感受性具有巨大潜力,通过实践训练可以得到发展。

2. 知觉 知觉(perception)是人脑对直接作用于各感觉器官的事物的整体反映。

(1)知觉的分类:知觉依据反映事物的特性,可以分为 3 种。

1)空间知觉:指包括对象的大小、形状、立体和远近等的知觉。空间知觉还包括方位知觉,即个体对自身或物体所处的位置和方向的反映(图 2-5)。

2)方位知觉:有上下、左右、前后 3 种。方位知觉是人将各种感觉信息综合起来而形成的。

3)时间知觉:是对客观事物运动和变化的延续与顺序性的反映。运动知觉是对物体在空间位移的知觉。

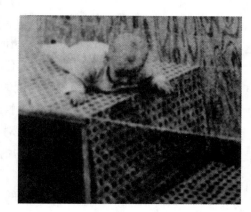

图 2-5　视觉悬崖

(婴儿爬至看似悬崖处即停止)

(2)知觉的 4 个基本特征

1)选择性:人在纷繁众多的环境刺激作用下,只能对部分事物清晰感知,其他事物作为知觉的背景。人的知觉对象受注意指向和知觉定势的影响。

2)整体性:在知觉过程中,人们不是孤立地反映客观事物的个别特征,而是反映事物的整体和关系。

3)理解性:人们以既往的知识经验为依据,力求对知觉对象作出某种解释,赋予一定的意义。

4)恒常性:人们对于变化着的事物的知觉具有一定的稳定性。知觉条件发生一定范围变化时,知觉映像会保持相对不变。

(3)影响知觉的心理因素:在影响知觉的因素中,除引起知觉的刺激情境之外,最主要的是个人的经验与动机。

知觉经验的获得,除依靠感觉器官的生理功能吸收讯息之外,更重要的是靠个人对引起知觉刺激情境的主观解释(图 2-6)。就影响知觉的因素而言,刺激情形只能视为必要条件,但不能视为是充分条件;有刺激情景才会产生知觉(幻觉的情形另外),但只凭刺激情景,却未必产生知觉。换言之,决定知觉经验者是心理因素。在影响知觉的诸多心理因素中,显然注意就是一个重要的心理因素。所谓视而不见就是对刺激情景未加注意。注意是很复杂的心理活动,详见后面的介绍。

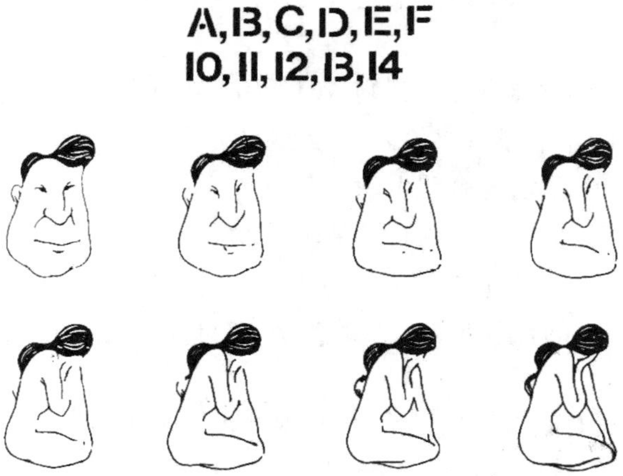

A,B,C,D,E,F
10,11,12,13,14

图 2-6　知觉受学习与经验的影响

(4)在出现感知障碍的情况下,人们可以表现为错觉和幻觉。

1)错觉(illusion):错觉是指对客观事物失真的或错误的知觉。产生错觉的原因有三方面:①感受性错觉:比如视力差的人容易认错人。②情绪性错觉:比如人在紧张的状态下容易草木皆兵。③想象性错觉:比如听见风吹门动的声音,以为是有人在开门。

正常情况下通过验证可以纠正和消除错觉,如果通过验证仍不能纠正和消除,这是病理现象。一般来说,病理性错觉往往出现在意识障碍时,如器质性精神障碍的谵妄状态。

2)幻觉(hallucination):是指在没有现实刺激作用于感官时所出现的知觉体验。正常人在意识模糊(如入睡前)或使用致幻剂时,可以出现幻觉。但在意识清晰时产生的幻觉往往提示精神病性疾病。例如,精神分裂症最常见的幻觉表现为言语性幻听。

3. 记忆 记忆(memory)是人脑对经历过的客观事物的反映。指人们在实践中曾感知过的事物、思考过的问题、做过的动作、体验过的情感等,都会在头脑中留下一定的痕迹,经过一段时间后,在一定条件下,这些痕迹便会复活起来。

(1)记忆的过程:记忆是一个复杂的心理活动过程,它包括识记、保持、再认和回忆3个基本阶段。

1)识记(registration):是记忆过程的开端,是对事物的认识和了解,并在头脑中形成一定印象的过程。

2)保持(retention):是在识记基础上的进一步强化,是识记内容在头脑中进一步巩固和加深的过程。

3)再认(recognition)和回忆(reproduction):是对过去经验进行提取时的两种不同形式。再认是经历过的事物再一次出现在面前时,能够辨认出来。回忆是经历过的事物不在面前,由于某种刺激的作用,能够在头脑中重新呈现出来。

回忆也叫再现,是指在一定诱因的作用下,过去经历的事物在头脑中独立地再现出来的过程。根据回忆时是否需要中介物,回忆可分为直接回忆和间接回忆。直接回忆指不需要中介物直接回忆起过去感知过的某一事物,如学生对十分熟悉的公式、单词、课文,通常都可以直接地回忆起来。间接回忆指需要中介物,才能想起过去感知过的某一事物。根据有无明确目的和是否需要意志努力,可把回忆分为有意回忆和无意回忆。有意回忆指有明确的目的并需要一定意志努力的回忆。如学生课堂上对教师提问的回答。无意回忆指事先没有预定目的也不需要意志努力的回忆。如"睹物思人""触景生情"。

有意回忆有时不需要太大的意志努力就可以实现,有时则需要较大的努力,进行复杂的思索,才能在头脑中呈现过去感知过的事物,这种回忆叫追忆。要顺利地进行追忆,一要保持平静的情绪状态,二要根据中介线索进行正确的联想。再认是指过去经历过的事物再次出现时能够识别出来的过程。线索是再认的支点,当再认出现困难时,人们往往需要寻找再认的线索,通过线索达到对事物的再认。如对久别重逢的朋友的再认,一般要以身体的某些特征作为再认的线索。

(2)记忆的类别:

1)感官记忆:是个体的感觉器官感应到刺激时所引起的短暂记忆。感官记忆是信息处理的第一站,如果没有受到注意,瞬间即逝,仅能保持0.25 ~ 2秒;如果引起注意,得到识别,会进入短时记忆。感官记忆的信息保持量比短时记忆大,且鲜明生动。

2)短时记忆:是指感官记忆中经注意而能保存到20秒以下的记忆。短时记忆是信息处理的中间站,还需加以处理,否则就会消失。人们能清晰地意识到短时记忆的内容,并能通过复述记录,但信息的容量有限,大约只有7个无意义的音节或无关联的数字、字母和单词。信息复述能使信息保持更长的时间,甚至可以转入长时记忆。

3)长时记忆:是能够长时间保持的记忆,信息保持可以在1分钟以上,以至长达数年甚至终身。长时记忆是一个容量无限的信息库,通过编码环节,人们迅速、有效地将接受的大量信息系统有组织地加以储存,而且迅速有效地提取,因此长时记忆是一个积极主动的心理过程。

(3)遗忘:是识记过的材料不能再认和回忆,或者发生错误的再认和回忆,是与保持相反的过程,是记忆内容的消失。遗忘是一种自然的正常合理的心理现象。因为感知过的事物没有必要全部记忆,任何识记的材料都有时效性,同时遗忘也是人心理健康和正常生活所必需的。

遗忘症(amnesia)是指病理性遗忘,分为器质性遗忘和心因性遗忘,可以发生在记忆过程的任何环节。遗忘往往从最近发生的事件扩展到以往的记忆,并有一定的选择性,特别是人的名字、数字以及与个体兴趣、情感联系较少的事物,更容易忘记。由于脑部疾病或损伤、外科手术、长期营养不良等引起者称为器质性遗忘,常见的有逆行性遗忘和顺行性遗忘。逆行性遗忘(retrograde amnesia)是指患者不能回忆疾病之前一段时间所发生的情况,如车祸引起的严重脑外伤患者,大多不能回忆事故是怎样发生的。顺行性遗忘(anterograde amnesia)是指患者不能回忆疾病之后一段时间所发生的情况,常见于意识障碍的患者和老年性精神障碍。由于严重的心理创伤等原因,造成患者不能回忆过去生活中某一阶段与强烈痛苦情绪体验有密切联系的经历或时间,称为心因性遗忘(psychogenic amnesia)。

4. **思维** 思维(thought)是认识过程的高级阶段,是指人脑对客观事物的本质特征和内部联系的间接、概括的反应。

(1)思维的分类:思维分为两类。

1)聚合式思维:聚合式思维又称求同思维,集中性思维。它是遵从传统的逻辑规则,从已知信息出发,沿着单一或归一的方向论证推导,探求正确答案的思维形式。聚合式思维有同一性、程序性及比较性。

2)发散式思维:亦称扩散思维、辐射思维,是指在创造和解决问题的思考过程中,从已有的信息出发,尽可能向各个方向扩展,不受已知的或现存的方式、方法、规则和范畴的约束,并且从这种扩散、辐射和求异式的思考中,求得多种不同的解决办法,衍生出各种不同的结果。这种思路好比自行车车轮一样,许多辐条以车轴为中心,沿径向向外辐射。发散思维是多向的、立体的和开放型的思维。

(2)思维的特征:思维的特征包括以下几方面:

1)间接性和概括性:间接性表现在思维是借助其他事物为媒介,间接地认识事物。概括性表现在思维对一类事物共同本质特征概括的认识或对事物之间规律性的内在联系的认识。

2)目的性和指向性:在解决问题和创造性活动中,思维具有明确的目的和对象。

3)逻辑性和连贯性:思维往往使用概念作出判断和推理,使之前后衔接合乎逻辑。

(3)思维的过程:思维过程主要体现在解决问题的活动中。它主要包括分析和综合、比较和分类,抽象和概括以及具体化等一系列过程。

1)分析和综合:分析(analysis)是把事物整体分解为各部分,或把整体的个别特性、个别方面区分出来。综合(synthesis)是把事物的各部分或不同特性、不同方面结合起来。分析和综合是彼此相反而又密切联系的过程,是同一思维过程的两方面,它们是相互联系,相互制约的。

思维过程是从对问题的分析开始的。分析有两种形式:一是过滤式的分析,这是通过对问题情况作初级的分析,它能淘汰那些无效的尝试;二是透过综合的有方向的分析,这是通过对问题的条件和要求的相互联合的综合而实现的分析。

2)比较和分类:比较就是确定事物之间同异关系的过程。为了进行比较,首先就必须把所要比较的事物分解为部分。通过分析找出它们的各种特征,然后,依据这些特征把所要比较的事物加以联系,以确定它们之间的同异关系。比较实质上也是一种特殊形态的分析和综合。

分类(classification)就是依据事物的一般特征,把事物组合为不同层次的类别的过程。分类也是一种特殊形态的分析和综合。找出事物的一般特性,就是一种分析过程;依据事物的一般特性,把事物组合为不同层次的类别,就是一种综合过程。分析和综合是思维的最基本的过程,是人脑最基本的功能。

3)抽象和概括:抽象(abstraction)是把同类事物的一般特性加以抽选,而把同类事物的非一般特性加以分离的特殊过程,就是把有一般特性的同类事物加以统一的特殊过程。

抽象和概括是在分析和综合的基础上进行的。它是较分析和综合更为复杂的思维过程。抽象和概括是人在头脑中经过思考作用,将丰富的感觉材料加以改造加工的基本过程。人只有在头脑中经过这两种基本过程,才可能认识到事物的本质特性及客观规律,才可能由感性认识上升到理性认识。

4)具体化:具体化是把经抽象概括而形成的对事物的一般认识,如概念、原理、理论应用于具体事物的心智操作过程。

5. **想象** 想象(imagination)是思维的特殊形式。人在感知外界客观事物的过程中,会在大脑中留下它的形象,称为表象。而想象就是指大脑以已有的表象为基础,对其进行加工改造。想象不是表象的直接展现,而是对大脑中储存的许多表象进行加工改造、重新编码、重新制作新形象的过程。人们可以想象现实中存在的事物,也可以想象现实中并不存在但经过努力也许就能实现的事物。正是因为人类具有想象的能力,才会有各种创造发明,促使社会文明进步。想象不仅可以影响人的智慧,还能影响人的生理功能。根据想象有无预定目标,分为无意想象和有意想象。无意想象是指没有预定目的、不由自主地产生的想象,比如做梦。有意想象是指有目的、自觉产生的想象,它又可分为再造想象和创造想象两种。再造想象是指通过他人描述,渐渐地在大脑中形成新形象的过程。例如,听完白雪公主的童话故事后在脑海中浮现出来的画面。再造想象是否生动、丰富,与每个人的记忆表象有密切关系。创造想象是不依赖于现有的信息,大脑独立创造出新形象的过程,它是一切创造发明、科技进步所凭借的最重要的心理活动,在人类生活中具有重要意义。

幻想是想象的另一种形式,按照想象内容与现实分离的程度可分为不同水平。我们往往把脱离现实不太远的幻想称为"白日梦",这种形式也是人们经常用来减轻焦虑的一种心理防御机制。如果脱离现实较远,甚至无法与现实进行区分的,称之为异想天开,是一种接近病态的表现;如果坚持自己完全脱离现实甚至与现实相反的想法,这是一种病态的表现,称为妄想,常见于分裂症等多种精神疾病。

6. **注意(attention)**

(1)注意的概念:注意是一种比较特殊的心理现象,是人的心理活动对一定对象的指向和集中。人在同一时间内不能感知环境中的所有对象,也不能再现记忆中的所有事物,心理活动总是有选择地指向有关对象。被人有选择地指向的对象与活动总是处于人的意识的中心,而其余的对象则处于注意的边缘或者注意的范围之外,不能被清晰地意识到或不能被意识到,这样,注意时人的心理活动范围缩小,保证了获得对事物清晰、深刻和完整的认识,这就是注意的指向。注意指向有两种:注意指向于外部客体和现象称外部注意,伴随着对外感知过程;注意指向主体自身的思想情绪体验和自我感知称为内部注意,与人的自我意识活动相联系。外部注意与内部注意是相互抑制和相互转化的。注意是心理活动的组成部分,对心理活动起着维持、组织、调节和监督作用,但它本身不是一个独立的心理过程。

(2)分类

1)无意注意:也称不随意注意,指在没有任何意图,预先没有目的,不要求意志努力的情况下产生的注意。无意注意是自然而然地对某些事物和机体状态的指向和集中,它往往随周围环境的变化、客观刺激物的特点和人本身的需要、兴趣、情绪以及健康状况而产生。

2)有意注意:又称随意注意,指自觉地、有预定目的并经过意志努力而产生的注意。有意注意主要受意识控制、调节,它与心理活动的任务、目的性及意识水平有关。

(3)衡量注意的标准

1)注意的广度:又称注意的范围。指一个人在同一时间内能够清楚地察觉或认识的客体的数量。注意的广度受知觉特点的影响,被知觉对象越集中,排列越有规律,越能成为相互联系的整体,则注意的

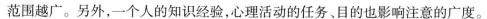

范围越广。另外，一个人的知识经验，心理活动的任务、目的也影响注意的广度。

2）注意的稳定性：指注意能否较长时间地保持在某种事物或从事的某种活动上。由于生理上外周感受器官和中枢的兴奋性呈节律性变化，引起注意的起伏周期性变化，所以人在感知同一事物时，注意不可能固定不变。

3）注意的分配：指在同一时间内，注意分配在两种或几种不同的动作与对象上。注意分配的条件是：在同时从事两种以上的动作时，必须有一种达到熟练的程度。

4）注意的转移：指根据一定目的，主动地把注意从一个对象转移到另一个对象，或从一种活动转移到另一种活动上去。

上述这些注意力的指标，在个体之间存在着差异性，这些差异性与个体的神经生理特点、人格特征和生活实践都有密切关系。

（二）情感活动

情感活动包括情绪和情感。

1. 情绪（emotion） 是人对客观事物是否符合自身需要而出现的态度的反映，包括内心的体验和伴随的心身变化。

（1）情绪的内容

1）体验：人的情绪和情感体验按照对立的性质配合成对，形成两极状态。具体表现有：肯定 - 否定、强 - 弱、简单 - 复杂、积极 - 消极等体验。

2）表情：可分为面部表情，身段表情和语调表情。

3）生理反应：情绪的生理反应几乎涉及所有的系统、器官和组织。这使得情绪成为医学心理学中具有重要理论和实际意义的概念。

（2）情绪状态

1）心境：心境（mood）是一种带有某种倾向性的、微弱而持续的基础情绪状态。所谓"人逢喜事精神爽""感时花溅泪，恨别鸟惊心"，指的就是心境。

2）激情：激情（excitement）是一种猛烈、短暂、暴发的情绪状态。例如，暴怒时拍案大叫，暴跳如雷；狂喜时捧腹大笑，手舞足蹈等。

3）应激：应激（stress）是机体受到出乎意料的巨大精神或躯体压力所引起的情绪状态。例如人们在遇到巨大自然灾害时的情绪状态。

2. 情感（emotion） 则是情绪的高级形式，侧重于对社会性需要是否得到满足而出现的态度的反映。情感是人对客观事物是否满足自己的需要而产生的态度体验，相比情绪而言往往表现得深刻而持久，具有较大的稳定性，情感是内心体验的形式稳定地蕴藏在人格中，多与个体的社会需求是否满足相关，是为人类所特有的。

高级社会性情感包括：

（1）道德感（moral sense）：道德感是衡量人的行为是否符合人的道德需要和道德观而产生的情感体验。例如对符合社会道德准则的思想和行为，就会感到敬佩、赞赏或自豪，产生肯定的情感体验，否则就会有厌恶、愤恨或内疚的感受。

（2）美感（aesthetic feeling）：美感是事物（如人的行为和艺术作品）是否符合个人审美需要而产生的体验。例如壮丽的山河、无边的草原、蔚蓝的大海，给人自然之美的体验。

（3）理智感（rational feeling）：理智感是个人对智力活动的需要和意愿是否得到满足而产生的情感体验。理智感与人的求知欲望、认识事物、科学探索及真理的追求相联系。例如工作中多次失败后获得成功的欣喜感。

情绪和情感是人脑对客观事物的态度体验及相应的行为反应,它们是以个体的愿望和需要为中介的心理活动。情绪与生理性需要是否满足有关,具有较明显的情景性、冲动性和外显性;情感则与社会性需要是否满足有关,不具有明显的情景性、冲动性,外部表现也不明显。

情绪和情感不是自发产生的,而是在人们的认识过程中由客观刺激引起的。这里所说的客观刺激不仅包括来自机体外部的刺激(阳光、食物等),也包括机体内部的刺激(胃肠的蠕动,内分泌腺的分泌等)。当客观刺激符合人们的愿望和需要时,就会产生积极的情绪和情感,如快乐、热爱等;当客观刺激不符合人们的愿望和需要时,就会产生消极的情绪和情感,如厌恶、愤怒等。

人的情感复杂多样,可以从不同的观察角度进行分类。由于情感的核心内容是价值,人的情感主要应该根据它所反映的价值关系的不同特点进行分类。

根据价值的正负变化方向的不同,情感可分为正向情感如愉快、信任、感激、庆幸等;负向情感如痛苦、鄙视、仇恨、嫉妒等。

根据价值的强度和持续时间的不同,情感可分为心境、热情与激情。心境是指强度较低但持续时间较长的情感,它是一种微弱、平静而持久的情感,如绵绵柔情、闷闷不乐、耿耿于怀等;热情是指强度较高但持续时间较短的情感,它是一种强有力的、稳定而深厚的情感,如兴高采烈、欢欣鼓舞、孜孜不倦等;激情是指强度很高但持续时间很短的情感,它是一种猛烈的、迅速暴发的、短暂的情感,如狂喜、愤怒、恐惧、绝望等。

根据价值的主导变量的不同,情感可分为欲望、情绪与感情。当主导变量是人的品质特性时,人对事物所产生的情感就是欲望;例如:当机体缺乏食物时,人就会产生饥饿的心理体验,并形成对于食物的欲望;当儿童成长发育到一定阶段,就会自发地产生对于"独立"的欲望。

根据价值目标指向的不同,情感可分为对物情感、对人情感、对己情感和对特殊事物情感等四大类。

根据价值层次的不同,情感是价值关系在人脑中的主观反映,既然价值可分为4个基本层次,那么情感也必然相应地分为以上4个基本层次。温饱类情感包括酸、甜、苦、辣、热、冷、饿、渴、疼、痒、闷等;安全与健康类情感包括舒适感、安逸感、快活感、恐惧感、担心感、不安感等;人尊与自尊类情感包括自信感、自爱感、自豪感、敬佩感、友善感、思念感、自责感、孤独感、受骗感和受辱感等;自我实现类情感包括抱负感、使命感、成就感、超越感、失落感、受挫感、沉沦感等。

(三)意志活动

意志(will)是个体自觉地确定目的,并根据目的支配、调节行动,克服困难,实现预定目的的心理过程。它构成人的主观意识的第3种基本形式。意志包括感性意志与理性意志两方面。感性意志是指人用于承受感性刺激的意志,它反映了人在实践活动中对于感性刺激的克制能力和兴奋能力,如体力劳动需要克服机体在肌肉疼痛、呼吸困难、血管扩张、神经紧张等感性方面的困难与障碍。理性意志是指人用于承受理性刺激的意志,它反映了人在实践活动中对于第二信号系统刺激的克制能力和兴奋能力,如脑力劳动需要克服大脑皮质在接受第二信号系统的刺激时所产生的思维迷惑、精神压力、情绪波动、信仰失落等理性方面的困难与障碍。

意志是人类特有的心理现象。它是人类在认识和改造世界的需要中产生的,也随着人类不断深入地认识世界和更有效地改造世界的过程中得到发展的。意志总是和行动紧密相连,通常称之为意志行动。个体在意志过程中经常表现出来的意志品质是各不相同的。一般把意志品质归纳为自觉性、果断性、自制性和坚持性四方面。

一种行动只有同时具备以下3种特征时,才称得上是意志行动。

1. **自觉地确定行动的目的**   自觉的目的是意志行动的前提。意志行动和自觉的目的分不开。人的认识、情感通常是有目的的、自觉的和随意的,但有些也不是这样。而人的意志则完全是有目的的、自觉的和随意的。

意志是人和动物在本质上相区别的特点之一。动物没有意志,只能消极、被动地顺应自然。人在行动之前,行动的结果已经作为行动的目的以观念的形式存在于人的头脑之中,并且以此目的来指导自己的行动。

2. **与克服困难相联系**   人的意志行动总是与调动人的积极性去克服困难、排除行动中的各种障碍分不开。克服困难是意志行动的核心。平时轻而易举的事,如口渴顺手拿起水杯喝水,不是意志行动。而某一次考试失败后认真分析原因,勇于自我反思,坚持不懈地努力,最终克服困难提高成绩,这就是意志行动。一个人能克服的困难越大,表明这个人的意志越坚强;反之则表明其意志薄弱。

3. **以随意动作为基础**   动作可分为不随意动作和随意动作两种。不随意动作是指不受意识支配的不由自主的运动,具有非条件反射的性质,如眨眼、打喷嚏、咳嗽、消化、循环等以及一些习惯性动作。随意动作是指受到意识调节和支配的,具有一定目的性、方向性的动作,是通过有目的的练习而形成的条件反射,是意志行动的必要组成成分。例如吃饭、写字、劳动等。意志是内部意识向外部动作或活动的主动转化,这种主动转化就表现为意志对人的活动的调节和支配。一方面,这种调节和支配是根据自觉的目的进行的;另一方面,只有通过这种对行动的调节、支配,自觉的目的才能得以实现。意志对行动的这种调节、支配作用表现为发动和制止两方面。另外,意志还可以调节人的注意、观察和思维等心理活动;当人处在危险、紧急状况时,意志还可以使人保持情绪镇定,冷静应对。最后,意志还可以控制人的生理活动。意志行动与自动化的习惯性动作之间既有区别又有联系。后者可能是不随意动作,而前者必定是随意动作。随意动作经由多次重复、相当熟练、失去自觉性,可转化为自动化的习惯性动作;但自动化动作受阻后仍可转入意识状态,变为随意动作。

意志活动包括两个阶段,即决定阶段和执行阶段。意志的决定阶段,也是意志行动的准备阶段。在这个阶段中,首先要解决动机斗争的问题,然后是确定行动的目的和选择达到目的的方法。任何意志行动都与一定的动机相联系,而动机又与需要相关。动机是由需要产生的愿望、意图、信念和理想等,它们都是意志行动的内部原因和动力,决定着一个人行动的性质和方向。

认识活动、情感活动、意志活动并非各自孤立、互不联系,而是作为一个统一整体相互依存、相互渗透、相互作用的。常言道"知之深、爱之切、行之坚",说的就是知、情、意三者的关系。

(四)动机、需要和挫折

1. **动机**   动机(motive)是行为的直接动因,是引发和维持个体行为的一种内在心理倾向。人在意识清醒状态下的各种各样的行为,都是由一定的动机引起的。动机与目的不同,目的是行为趋势的目标。一般情况下,多数动机与目的是一致的,在有些情况下,行为动机与目的不完全相同,如争取良好的学习成绩这一目的可以有不同的动机;可能是为了掌握丰富的知识服务于社会,可能为了博得父母和老师的赞扬,也可能是为了光宗耀祖。动机有复杂性和隐秘性的特点,同一目的可有多种动机,同一动机也可表现在不同的行为之中,单从行为并不能观察和解释复杂的动机。

动机分为以下两类:

(1)原始性动机:原始性动机是指那些具有先天本能的动机,如饥饿、渴、性、母性、瞌睡、好奇等。其中好奇动机是以机体对新异刺激的朝向反射和探究反射为基础的,无须通过学习获得,如动物喜欢探索新的环境,幼儿面对新奇的事物时表现兴奋。婴幼儿由好奇动机引发的行为表现为3种方式:感官探索、动作操弄、提出问题。好奇动机对人类具有特别宝贵的意义。

（2）习得性动机：习得性动机指在后天生活中习得的动机，与个体和生活环境有密切的联系。如恐惧、攻击、亲和、社会赞许、成就、安全等。

1）恐惧动机：恐惧被称为动机，是因为引起恐惧的刺激会使个体产生躲避行为。心理学家认为，恐惧动机不是先天的，而是在后天生活习得的。

2）攻击性动机：指对他人伤害的企图。攻击主要是使对方遭受痛苦而自身获得满足。弗洛伊德认为，攻击是先天本能，即死亡本能的表现方式；洛伦兹甚至把战争说成是攻击的本能的表现。社会学习理论认为，攻击是通过学习获得的，侵犯性行为是经过观察和模仿他人的行为，或者受到某种鼓励或强化而学习到的。大部分心理学家认为，攻击行为是由于动机受挫而产生的结果。如个体在追求某一目标时遭受阻挠、遇到挫折，就容易发生攻击行为。当然，由挫折引起的行为反应并不都是攻击，也可以是退缩或逃跑、呼救或求助等。

3）亲和动机：在要求他人关心、友谊、爱情、许可和接受、支持和合作等需要的基础上会形成与人亲近的动机，这就是亲和动机。亲和动机引发人类的各种社会性行为，如依赖、交友、家人团聚、加入社会团体等。亲和动机是一种社会性动机，是后天获得的，对人类有重要的意义。

2. 需要 需要（need）是指当环境与有机体之间出现某种生理、心理的不平衡时，为了回复平衡而必须活动的一种潜力状态，是动机产生的基础。机体不断地与其生存的环境进行物质、能量和信息等方面的交换，以维持内部各系统及自身与环境的平衡，如果由于机体缺乏某种物质、能量或信息而失去平衡，需要便以欲望的形式显现，并转化为动机，导致相应行为的出现，获取目的物，满足需要，使平衡恢复。需要并非都能形成动机，只有当某种需要发展为强烈的欲望，客观上又有实现这种欲望的可能性时才能转化成动机。这是一种主观状态，既反映机体内部的生理需要，又反映个体对外部社会生活环境的需要。

人类的需要是多种多样的，个体对食物、运动、睡眠、排泄、配偶、生儿育女等的需要，都是生理需求的反映，是为保存和维持机体生命即延续种族发展的需要，被称为自然性需要或生理性需要。个体对劳动、交往、友爱、亲情、威信等的需要，都是对社会生活需求的反映，是自然性需要基础上派生出来的社会性需要，它是人们社会化发展过程中习得的需要。社会性需要是人类所独有的。

美国人本主义心理学家马斯洛提出"需要层次理论"，认为人的需要有5个层次：①生理需要；②安全需要；③归属与爱的需要；④尊重的需要；⑤自我实现的需要（详见本章第三节）。

3. 挫折 挫折（frustration）是指个体因动机行为遇到无法克服的阻碍而体验到的不快、烦恼和沮丧情绪。挫折包括两方面的心理学含义：一是指个体动机性行为受阻的情景；二是指个体因动机行为受阻引起的情绪体验和状态。遭遇挫折一方面可能使人出现焦躁不安、冷漠退缩，甚至引起愤怒和攻击行为；另一方面通过挫折能磨炼意志，增强适应能力，所以完全不经受挫折也是无益的。

挫折是由个体的行为动机受到阻碍所致，而个体的行为动机受阻主要可以由主观和客观两方面的因素引起。主观内在因素主要涉及个体的生理和心理条件，个人的能力，人格特征、情绪和欲望等，属于心理因素。

在日常生活中，人们对挫折的心理体验有很大的差异，这取决于个体对挫折的忍受力，即个体承受挫折的能力。挫折忍受力的个体差异是由很多方面因素决定的。主要由以往的生活经验决定，如果个体一生坎坷，或从小受过良好的教育，经过一定的挫折训练，那么他就有很强的挫折忍受力。心理学家认为，儿童期经历的挫折不宜太多，但也不能太少。挫折太少，在日后的生活中就缺乏应对挫折的经验；挫折太多，则会影响其他人格的发展，容易形成自卑、怯懦等不良人格。

对挫折的忍受力还与以下两点有关：

（1）个体的生理状况：发育正常、躯体健康的个体，一般比躯体有疾病或有缺陷的个体对挫折的忍受力强。

（2）个体对挫折情景的判断评价：对同样的挫折情景，有的个体可能认为是严重的挫折，而另一些个体却认为是无所谓的事情。

（五）个性心理

人的心理不仅有各种各样的心理过程，而且在具体人身上表现出鲜明的个性特点，正所谓"人心不同，各如其面"。由于每个人所处的社会环境、生活条件以及所受的教育程度不同，因此，人与人之间在心理风格和面貌上存在着差别，形成了个性心理的差异。人的个性心理的差异主要表现在以下两方面：

1. 个性倾向性 个性倾向性（individuality predisposition）是指一个人具有的意识倾向和对客观事物的稳定态度。个性倾向性是人从事各项活动的基本动力，决定着人的行为方向，其中主要包括需要、动机、兴趣、理想、信念、世界观。在个性倾向性的成分中，需要是基础，对其他成分起调节支配作用；信念、世界观居于最高层次，决定着一个人总的思想倾向。心理倾向在个性倾向中，随一个人的成熟与发展的阶段不同而不同。在儿童期，支配其心理活动与行为的主要心理倾向是兴趣；在青少年期理想上升到了主导地位；到中年期，人生观和世界观支配着人的整个心理和行动，成为其主导的心理倾向。

2. 个性心理特征

（1）人格（personality）：个性心理特征是一个人身上经常表现出来的本质的、稳定的心理特点，这种稳定的心理特征是个体在适应社会生活的成长过程中，经遗传与环境的交互作用形成的个性倾向性稳定化和概括化的结果。个性心理特征包括能力、气质和性格。

（2）能力（ability）：是指保证成功地完成某种活动的必要心理条件，是人格特征的综合表现，包括一般能力和特殊能力，一般能力是指认识能力，即智力，包括观察力、注意力、记忆力、想象力和思维能力，而以抽象思维能力作为智力的核心。能力是先天遗传素质和后天环境教育的"合金"。

（3）气质（temperament）：是人格中最基本的成分，是指个体所具有的典型而稳定的心理活动动力方面的特征。所谓心理活动的动力特征是指心理活动的强度、速度、灵活性、指向性等，即人们平常所说的性情或脾气。例如，有的人反应敏捷，做事雷厉风行；有的人则动作迟缓，办事拖拉等。这些表现在人的情绪与行为活动中的动力性方面的个性特征，就是气质。了解人的气质类型差异有利于因材施教，科学选拔人才，有利于调适人的身心健康。对气质的分类仍沿用古希腊医学家希波克拉底提出的名称，分为4种：胆汁质、多血质、黏液质和抑郁质。

（4）性格（character）：是人格的另一重要组成部分，在行为方式中表现出来的稳定的心理倾向。指个体对客观现实的一种稳定的态度及与之相应的习惯性行为方式。性格表现为个体在对待所处环境中的人、事、物及自身的态度和行为方式，也就是如何为人处世。性格代表人格的社会层面，偏重于一个人心理行为整合系统中有关道德、伦理和社会价值的取向，反映一个人的社会精神面貌。

性格的形成过程具有很强的社会制约性，儿童的成长过程是在与父母、师长、朋友和其他社会成员交往和共同生活的过程中，直接或间接地学习为人处世的方式，并通过模仿、认同、内化，形成自己的性格特征。社会文化中的道德、伦理和价值体系对儿童的性格起着强化和塑造的作用。从精神分析的角度来看，性格体现的是自我概念和重要的他人（双亲等至爱亲朋）概念的整合，是内在的精神结构，包括"自我功能"和"自我结构"的有关内容。例如，有的人胸怀宽广，有的人则心地狭隘；有的人谦虚谨慎，有的人则骄傲自大；有的人勇敢无畏，有的人则怯懦怕死等。所有这些方面的差异都是人们性格特征的差异。

心理活动和个性心理是密不可分的。一方面，心理活动在每个人身上表现时，总具有个人的特点。另一方面，个性心理要通过人的心理过程表现出来，并制约着心理过程的发展。例如，具有不同兴趣和能力的人,对同一事物的认识及解决问题的水平常常是不同的;性格不同的人,在处理同样的问题时,常常表现出不同的行为特点。

可见,人的心理活动和个性心理是既有区别又密切联系的统一整体,二者相互融合、相互制约、共同促进,从而形成了一个人完整的心理面貌。

全面、深入地理解个体心理发展的遗传与环境、普遍性与特殊性等基本理论问题,需要树立起关于生命全程的辩证发展观。发展心理学(developmental psychology)是研究个体从受精卵开始到出生、成熟、衰老的生命全程(life-span)中,心理发生、发展的特点和规律;简而言之,就是研究个体毕生心理发展的特点和规律。从生命全程的角度阐述个体心理发生发展的规律及毕生心理发展的年龄特征,人的一生要经历生长、发育和衰老的几十年岁月,从幼小到长大,从童稚到成熟,从不谙世事到饱经阅历,人的身心在生命进程中表现出量和质两方面的变化。人的毕生发展既是连续的,又有质的飞跃,显示出发展的阶段性,且与年龄有密切的关系,因而形成年龄特征,即个体心理与行为随着年龄的变化而变化,其发展是多方面、全方位的螺旋式上升的过程。

第二节 康复患者心理活动特点

一、患者的心理需要

获得患者角色后,在患病期间会有对医疗服务的需要,同时也会产生一些特殊的心理需要。按照马斯洛的人类需要层次理论,患者的心理需要包括以下几方面:

1. **康复的需要** 患者在患病后,病痛的折磨会威胁到一些基本的生理需要,因此会急切地希望得到医生和护士的专业帮助,以恢复身体舒适,尽快康复成为患者的第一需要。在康复过程中,往往患者需要卧床休息,尤其住院患者的活动范围与空间也相对狭窄、固定不变,患者会感觉孤寂、无聊、度日如年。

2. **安全的需要** 疾病使患者感到生命安全受到威胁,因此患者迫切地希望可以采取一些措施来保障生命安全。病情越严重,个体的自我保护能力越低,安全的心理需要就越强烈。住院患者由于离开熟悉的家庭和工作环境,进入完全陌生的医院环境,常常会有强烈不安的感觉。在求医过程中,患者会非常关注与自己疾病相关的信息,如果患者不能获得这些信息,容易引起其焦虑、恐惧等负面情绪,影响患者的康复。另一方面,患者希望了解医院及自己的主治医生的医疗技术水平,希望得到安全、可靠的治疗。如果患者了解了相关信息,其焦虑担心就会得到消除,并且会对医务人员及其处理措施产生信任感,患者就会有较强的安全感和更多康复的信心。

3. **爱与归属的需要** 由于疾病的痛苦折磨,患病后患者深切期盼周围人的理解、关爱与呵护,尤其是住院患者,一个人住在医院这个陌生和不方便的环境中,有的患者会出现被抛弃感,觉得自己被家人丢在了医院里,因此家人的照顾关爱和精神支持可以带给患者强烈的精神满足感和仍然被爱的感觉。患者希望自己被医务人员认识、重视和关爱,得到更多的照顾和更好的治疗。在医院里,住院患者还有强烈的归属动机,他们希望尽快融入新的环境,与医务人员、病友建立良好的关系,被新的人际群体接纳和认可。如果患者已经处于疾病恢复期,他们会想要了解家人的生活、工作情况,工作单位的变化情况等,期待病愈后尽快融入和回归到家庭和工作团队。

4. 尊重的需要 每个患者都希望被自己的医护人员认识和得到应有的尊重。疾病可能导致患者自理能力部分或全部丧失,日常生活需要依靠别人,导致患者常感到自己是别人的负担,常常悲观无助,缺乏自信,此时他们的尊重的需要更加强烈和敏感。患者在转换到患者角色后即具有被尊重的权利,他们希望医护人员在制订和执行医疗护理措施时尊重他们自己的个人自主权,保护他们的隐私,尊重他们的人格。如果尊重的需要不能被满足,会使患者产生自卑感,甚至产生愤怒情绪。

5. 自我实现的需要 患者在患病期间最难以得到满足的是对自我实现的需要。此时期的自我实现主要体现为与疾病进行斗争的这个过程,通过医务人员的治疗与患者自身的配合与努力,如果患者最终战胜了疾病,则患者的自我实现的需要会得到一部分的满足。疾病常常使患者感到力不从心,需要他人的照料,容易使患者产生挫败感和无助感。

二、 患者的心理反应

由于疾病本身、求医行为、医疗措施等的影响,患者会出现与健康人不同的心理现象,称之为患者的心理反应。以下为患者常见的心理反应。

1. 感知觉异常 个体患病后,注意力会更多地转向自身和疾病,感知觉的范围、指向性,选择性和理解性都会发生一定的变化,可能会产生以下几种异常:

(1)感受性增高:患者会对外界环境中原先属于正常强度的声音、光线、温度等刺激特别敏感,容易受其影响,甚至出现紧张、烦躁、愤怒的情绪反应;另一方面,患者也会过分关注自己的躯体,对躯体生理活动的变化过度敏感,尤其会关注到新出现的一些变化,患者也常常认为是自己疾病严重的表现。

(2)感受性降低:有的患者对某些感觉的感受性在患病后会降低,如味觉感受性降低,对饮食的香味感觉迟钝,食之无味;有的患者对外部世界丧失兴趣,自觉麻木感、无助感。

(3)时间空间知觉异常:有的患者出现对时间感觉异常,如分不清上午、下午和昼夜;有的患者感觉时间过得非常慢,常常觉得度日如年;有的患者的空间感觉发生异常,如感觉房间变得异常狭小等。

(4)幻觉:有些患者甚至会产生幻觉,如患者在做了截肢手术后仍觉得截肢部位有一个虚幻的肢体,并且会感到幻肢出现疼痛。

2. 记忆异常 有些疾病会影响患者的记忆力,例如某些脑器质性疾病等。另外,疾病对患者来说是一个强烈的应激,受其影响,许多患者有不同程度的记忆力减退。

3. 思维异常 思维能力会受到不同程度的影响损害,尤其是逻辑思维能力,表现为分析判断能力下降,犹豫不决,瞻前顾后,无法作出决策,只得完全请家属或医务人员代为决策,而有些患者不经思考草率决定。另外对外部环境中的事物特别敏感,无法进行客观正确的评价判断,可表现为多疑,如看到周围的小声议论,会以为他们在说他的病情如何严重,无法医治;有些患者表现为对别人不能充分信任,总是担心医生误诊或者护士发错药、打错针等。

4. 患者的情绪反应 在各种心理反应中,患者最常体验到的心理反应是情绪反应,也是最重要的心理反应。疾病会给个体的生命安全、健康产生威胁,也会导致强烈的痛苦,因此患者会对此产生情绪反应。持续较长的负面情绪会影响患者的康复,患者常出现的典型情绪反应有焦虑、恐惧,抑郁,愤怒的负面情绪。

(1)焦虑(anxiety):焦虑是一种情绪体验,是临床患者最常见的情绪反应,当个体感到受到威胁或预期要发生不良后果时,会产生焦虑情绪。根据焦虑的产生原因及表现,可将其分为3种类型:①期待性焦虑:面临即将发生但又尚未发生的重大应激时的焦虑,常见于疾病初期或不了解自己疾病性质及预后的患者;②分离性焦虑:因为儿童和老年人的依赖性较强,他们离开熟悉的环境或与亲人已经分离时容易产生;③阉割性焦虑:一些外伤或一些治疗措施,如乳腺癌根治术会破坏患者身体的完整性,同时也会威胁到患者的自我完整性,这时患者会感到阉割性焦虑。适当的一定的焦虑有利于人们对外界环境的适应,是一种保护性的反应。同样,对患者来说适度的焦虑也具有有利的作用,它促进患者关注自己健康,因此对疾病的治疗及康复有积极意义。对严重的和持续的焦虑,应该采取针对性的措施来减轻患者的焦虑,从而消除对病情康复的不良影响。

(2)恐惧(phobia):恐惧是人们面对实际的危险情景而产生的一种负面情绪反应。恐惧与焦虑的区别在于:焦虑是对尚未出现的危险所产生的情绪,焦虑的对象不明确或是有潜在威胁的事物;而恐惧是对现实中已发生或存在的人或事物产生的情绪,是有明确的对象的。通常会使患者产生恐惧情绪的因素主要是疾病导致的一系列不良结果,临床上,最常见手术患者和儿童患者产生恐惧情绪。例如,儿童患者大多恐惧疾病导致的疼痛和陌生、黑暗的环境,而成年患者则多恐惧手术本身及其结果、有一定危险性的特殊检查或疾病的预后。持续时间长、超过一定程度的恐惧情绪会使自主神经进入兴奋状态,导致患者呼吸急促、心率加快、血压升高、肢体颤抖、烦躁激动,甚至出现回避行为,这些都不利于患者疾病的康复。

(3)抑郁(depression):是一种由现实的或预期的丧失而引起的消极情绪,以情绪低落为主要特征。患有疾病时,患者丧失了许多东西,如疾病导致患者丧失了健康,有些患者也有可能丧失身体组织器官的完整性、正常的体型体态,患病也使其丧失了某些社会功能,同时还伴随着经济上的损失以及职业生涯的潜在损害。生病后的诸多丧失,导致许多患者会出现"反应性抑郁",轻者表现为心情不佳、少言寡语、悲观失望、自我评价低、对外界事物没有兴趣,严重者可出现悲观绝望,甚至有消极轻生的念头和自杀的行为。危重患者和所患疾病预后不良的患者,如癌症或者治疗不顺利的患者,最容易出现抑郁。急性期患者等急性期一结束,患者开始思考和感受到疾病带来的各种影响,真正理解症状的全部含义,此时抑郁就会成为对患病的一种延迟反应。另外,患者的性别、年龄、个性特点及家庭因素也会影响其抑郁情绪的发生,女性患者、有抑郁家族史的患者、酗酒或面临应激的患者更容易出现抑郁情绪反应。抑郁会增加医务人员对患者进行诊断和治疗的难度,而长期的抑郁也会对患者的生理状况产生影响,如抑郁会降低患者的免疫力,导致病情加重,也会使患者更容易发生并发症。抑郁状况会使患者的治疗动机和信心下降,还会妨碍患者与医务人员的合作,以至于影响其对治疗的信任和依从性。抑郁还会影响患者与家人朋友的关系,导致患者的社会支持减少。

(4)愤怒(anger):是人们因追求目标愿望受阻,或追求过程中感受到挫折时出现了一种负面情绪反应。在诊疗初期及诊治过程中,患者都有可能出现愤怒的情绪。例如,当患者得知自己被诊断为严重的疾病时,往往会产生觉得非常不公平、烦躁易怒等愤怒情绪。在诊治过程中,如果遇到不顺利或不理想的情况,患者会感到受挫,也会产生愤怒情绪。患者受挫的原因很多,常见的有觉得医务人员的服务态度不满意、觉得医务人员技术水平不理想,或因为医疗条件有限导致其疗效不佳、病情恶化难以治疗等。愤怒常伴随攻击行为,攻击的对象往往是周围可及的人,如医务人员或家人,患者甚至会失去理智谩骂或直接攻击他人来发泄不满或怨恨的情绪;攻击也可能指向患者自身,表现为自我惩罚或伤害,或拒绝继续治疗、破坏已经取得的疗效等。

表2-1为灾后心理评估表。

表 2-1　灾后心理评估表

您在最近一周中	没有	很少	中等	较多	非常多
1. 不管什么情况下，总会有恐惧念头，心情就变坏	0	1	2	3	4
2. 睡梦中会突然醒来	0	1	2	3	4
3. 不管做什么事，脑中总会出现地震情景	0	1	2	3	4
4. 情绪低落，易生气发火	0	1	2	3	4
5. 危险的情景一直在脑中出现，不知怎么内心就无法安定	0	1	2	3	4
6. 我不想去回忆地震中的痛苦情景，但它却总是要出现	0	1	2	3	4
7. 老是听到一些奇怪的声响，尽管其他人没听到	0	1	2	3	4
8. 一想到恐怖的场面，就不敢活动做事了	0	1	2	3	4
9. 心情不好，不想与人交往	0	1	2	3	4
10. 神经有些过敏，遇到小事也容易紧张	0	1	2	3	4
11. 努力克制自己不去想痛苦的事	0	1	2	3	4
12. 不想和人谈论受灾之事	0	1	2	3	4
13. 目前的情感有些麻木了	0	1	2	3	4
14. 一不留神，似乎又回到了灾难中，人就会颤抖起来	0	1	2	3	4
15. 睡眠状况不好	0	1	2	3	4
16. 情绪不能稳定，起伏大	0	1	2	3	4
17. 我想把受灾的事尽量忘掉	0	1	2	3	4
18. 容易走神，注意力集中困难	0	1	2	3	4
19. 想起恐怖的场面，就会出汗，心悸，焦虑或呼吸困难等	0	1	2	3	4
20. 晚上有噩梦	0	1	2	3	4
21. 神经高度警觉，随时要防不测之事发生	0	1	2	3	4
22. 不想有人和我谈论受灾之事	0	1	2	3	4

说明:此心理评估量表引自国际 IES-R 量表的修订版,主要用于灾后人们的应激障碍、精神创伤的压力程度的测量。用于筛查精神创伤、压力症状高危险度的患者,受到国外学者和精神卫生以及专业心理机构的大力推荐。鉴别精神创伤的症状为三类。

(1)闪回:侵入症状(无法摆脱的恐惧、焦虑、悲哀念头导致的麻痹,混乱、无力感、抑郁感)。

(2)回避:退化症状(信心丧失,生活和职业有障碍,人际关系封闭,社会不适应等)。

(3)过敏:亢进症状(过于兴奋、高昂和敏感,情感障碍,易怒易悲,行为矛盾不一致,失眠,食欲低下,负疚感,罪责感部分心身症状)。

评分标准:

1. 合计得 60 分以上者,为高危人群,需要紧急的心理救援和治疗。

2. 合计得 25 分以上至 59 分者,需要及时的心理辅导或定期的心理咨询。

三、 影响康复患者心理需要和心理反应的因素

(一)人格和应对方式(personality and coping style)的影响

对挫折、残疾和病痛的反应强度,对不幸遭遇的态度,以及自我评价的高低,都与人格特点有一定的关系。同样的疾病发生在不同人身上,其病情表现、病程长短转归都可能不同,患者表现出的心理特征

也有很大区别(图2-7)。具有疑病人格的患者敏感、多疑,对不适和病痛的耐受性低下,往往夸大疾病伤残的严重程度,对治疗、康复缺乏信心,导致康复过程的延缓。

遭遇身心残疾或罹患慢性疾病的患者,有人能采取积极有效的行为方式,有的人则采取自罪或自责、自伤、甚至自杀等行为方式。个体采取的应付策略,与其人格特征有着密切关系。一般来说,具有内向和情绪不稳定特征的人,其应付策略的有效性明显低于外向伴情绪稳定特征的人(图2-8)。苗丹民等在一项关于军校大学生应激应付策略有效性的研究中发现,应付策略无效将导致身心健康水平下降;应付策略有效与否有着重要的人格结构基础;应付策略的失败,将主要导致强迫、焦虑和恐怖的负面情绪发生。

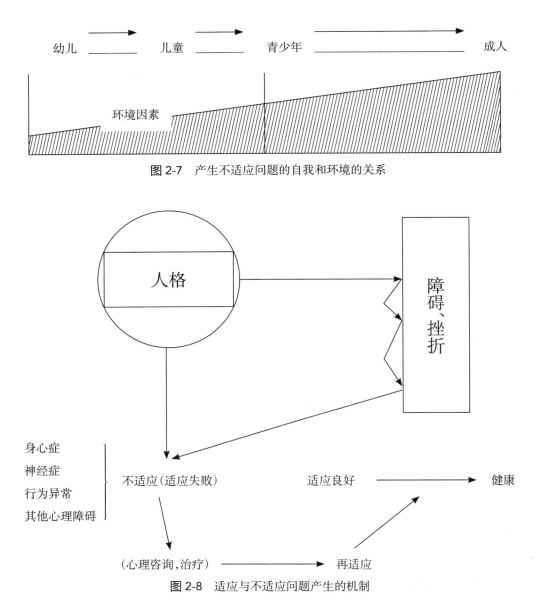

图2-7 产生不适应问题的自我和环境的关系

图2-8 适应与不适应问题产生的机制

(二)社会因素的影响

1. **社会对患者的态度** 人们对患者有不同态度。同情和爱护会给患者以温暖、支持和康复的信心;怜悯虽无恶意,但会伤害患者的自尊心;嘲弄、侮辱是恶作剧行为,是不道德的,会使患者有屈辱感、愤懑或自怜,易导致消极情绪,不利于康复。而虐待、遗弃残疾儿童或慢性病老年人属犯罪行为,这就剥夺了患者康复的机会。

2. 家庭态度　患者的父母、配偶、子女对他们的态度有一个演变过程，不同阶段有不同态度。这些不同的态度，就会对康复有不同的影响。有了残疾者或有了后遗症患者的家庭，全家都会感到不幸，并会伴有一种内疚感，认为家庭成员中某某人不幸、残疾或病后有后遗症，都是因为大家对他关心不够，求治不及时，护理不周到，坐失治疗良机，才造成他(她)遭此不幸，大家是有责任的。为了弥补良心的谴责，对残疾人和患者开始时百般体贴照顾，不惜花钱，四处求医。这一时期，容易养成患者的依赖思想。如果医治无效，有的全家人开始绝望、灰心丧气，以至出现一种无可奈何的沮丧感，从此对康复失去信心，甚至采取放弃态度。更有甚者，把家庭的一切不幸和苦恼都怪罪于患者，把患者作为家门不幸的替罪羊。此时，则抱怨、虐待甚至遗弃患者。

3. 企图保障个人利益　有些患者为了长期享受优抚、劳保，不愿降低残疾补助金等级，虽然病好应当出院，但他们仍夸大不适感，制造新症状(即不愿放弃症状)，甚至抵制康复，以争取长期住院，以此获得个人利益。

4. 社会性干扰　家属或工作单位出于某种动机，出面阻止治疗和康复措施。应该出院者，如能及时回归社会将有利于适应环境，获得康复，单位和家属担心增加负担而不愿来接患者出院。

5. 缺乏社会支持系统　社会为患者提供支援的水平，社会保险、福利和康复医疗机构的条件，有无足够的、训练有素的康复医学家、康复心理学家、社会工作者以及为患者服务的志愿人员(或积极分子)，都会影响康复者的保障感和安全感。

(三) 医源性因素的影响

1. 医务人员的态度简单、生硬，可以强化症状，使患者焦虑、悲观。

2. 治疗操作粗暴、草率或不熟练，增加了本来可以避免的痛苦，使患者惧怕手术、不愿注射等，形成康复医疗中的心理阻力。

3. 药物治疗的程序复杂，时间太长，康复工具设计笨重，使用时不舒服，都会使患者放弃或中断治疗，以致达不到康复的效果。

4. 药物副作用太大，用药前又未先向患者说明，当副作用出现时，患者由于不能耐受而不能坚持治疗，影响康复。

四、 康复患者的行为反应

(一) 逃避与回避

康复患者在亲朋好友探视时会被怜悯同情，而那些身体残疾的患者在外出时更是会被陌生人另眼看待。为了摆脱由此产生的自卑和愤怒，有些康复患者往往会拒绝外出及会客，整日独自待在家中，以摆脱情绪应激，排除自我烦恼。

(二) 退化与依赖

退化是当人受到挫折时，放弃成年人的应对方式，而使用幼儿时期的方式应付环境变化或满足自己的欲望。退化行为主要是为了获得别人的同情、支持和照顾，以减轻心理上的压力和痛苦。退化行为必然会伴随产生依赖心理和行为，即事事处处依靠别人关心照顾而不是自己努力完成本应自己去做的事情。退化与依赖多见于病情危重、经抢救脱险后的患者以及慢性患者。这些患者与回避患者相反，时时处处离不开人,把自己放在弱者的位置,希望一直得到别人的怜悯。

(三)敌对与攻击

这两者共同的心理基础是愤怒。敌对是内心有攻击的欲望但表现出来的是不友好、谩骂、憎恨或羞辱别人。攻击是在应激下个体以攻击方式作出反应,攻击对象可以是人或物,可以针对别人也可以针对自己。例如临床上某些患者表现为不肯服药或拒绝接受治疗,表现自损自伤行为,包括自己拔掉引流管、输液管等。

(四)无助与自怜

无助是一种无能为力、无所适从、听天由命、被动挨打的行为状态,通常是在经过反复应对不能奏效,对应激情境无法控制时产生,其心理基础包含了一定的抑郁成分。无助使人不能主动摆脱不利的情境,从而对个体造成伤害性影响,故必须加以引导和矫正。自怜即自己可怜自己,对自己怜悯惋惜,其心理基础包含对自身的焦虑和愤怒等成分。

(五)求助行为

个体在面对应激源时也会采取求助,和他人建立联系以应对应激性事件。

(六)物质滥用

某些康复患者在心理冲突时会以习惯性的饮酒、吸烟或服用某些药物的行为方式来转换自己对疾病的行为反应方式。尽管这些物质滥用对身体没有益处,但这些不良行为能使自己暂时麻痹,从而短时摆脱自我烦恼和困境。

第三节 常用的心理康复干预理论

康复心理学是医学心理学的分支,也是康复医学的组成部分,是在康复医学和心理学相互交叉、相互渗透的基础上发展起来的一门新兴学科。医学心理学的心理干预理论和技术,几乎都可以应用于康复医学中。

选择何种心理学派理论,采用何种心理干预技术进行康复,取决于康复对象的个体特点和疾病类型,还要考虑到其年龄、文化水平、职业、民族、性格、与社会环境的关系等。心理治疗理论流派颇多,常用的心理康复方法更是多种多样,值得一提的是,当代的病理心理学的研究者越来越多地采用交互作用的观点,将病理心理看成生物、心理、社会因素综合性的相互影响所产生的结果,并以此认识出发开展相应的干预工作。

这里将介绍关于病理心理发生机制的几种主要的理论解释模式。

一、精神分析和心理动力学理论

精神分析(psychoanalysis)治疗是奥地利精神科学家弗洛伊德创立的一种特殊心理治疗技术。精神分析理论是现代心理学的奠基石,包括精神层次理论、人格结构理论、人格动力理论、防御机制理论等。

(一)精神分析的精神层次理论

弗洛伊德将人们的心理活动分为3个层次,即意识、前意识和潜意识。该理论是阐述人的精神活动,包括欲望、冲动、思维,幻想、判断、决定、情感等会在不同的意识层次里发生和进行。不同的意识层次好像深浅不同的地壳层次而存在,故称之为精神层次。

(二)精神分析的人格结构理论

弗洛伊德认为人格结构由本我、自我、超我三部分组成。

1. **本我** 即原我,是指原始的自己,包含生存所需的基本欲望、冲动和生命力。本我是一切心理能量之源,本我按快乐原则行事,它不理会社会道德、外在的行为规范,它唯一的要求是获得快乐,避免痛苦,本我的目标乃是求得个体的舒适,生存及繁殖,它是无意识的,不被个体所觉察。

2. **自我** 其德文原意即是指"自己",是自己可意识到的执行思考、感觉、判断或记忆的部分,自我的功能是寻求"本我"冲动得以满足,而同时保护整个机体不受伤害,它遵循的是"现实原则",为本我服务。

3. **超我** 是人格结构中代表理想的部分,它是个体在成长过程中通过内化道德规范,内化社会及文化环境的价值观念而形成的,其功能主要在于监督、批判及管束自己的行为。超我的特点是追求完美,所以它与本我一样是非现实的,超我大部分也是无意识的,超我要求自我按社会可接受的方式去满足本我,它所遵循的是"道德原则"。

(三)精神分析的人格动力理论:驱力理论

弗洛伊德认为,人的精神活动的能量来源于本能,人类最基本的本能有两类:一类是生的本能,另一类是死亡本能或攻击本能。生的本能包括性本能和生存本能,其目的是保持种族繁衍与个体生存本能。弗洛伊德认为的性欲有着广义的含义,是指人们一切追求快乐的欲望,性本能冲动(即一切追求快乐的欲望的冲动)是人们一切心理活动的内在动力,弗洛伊德将"性本能"称为"力比多(Libido)",认为它是一种能量并藏在本我之中,当这种能量(力比多)积聚到一定程度就会造成机体的紧张(机体就要寻求途径释放能量);死的本能,是一种要摧毁秩序、回前生命状态的冲动,由此衍生出的最重要的本能是攻击。

性感区(快感区)是指在人格发展的每一阶段都有一个身体的相应部位成为性兴奋和投注的中心。儿童的快乐、挫折感和自我表现都来自这些快感区。力比多要达到成熟,真正行使生殖职能,必须经过一系列的发展阶段。

(1)口欲期

1)时间:0 ~ 1.5 岁。

2)成就:自我的形成。

(2)肛欲期

1)时间:1.5 ~ 3 岁。

2)肛门驱逐型人格:不爱干净、大方、随便,做事缺乏条理。

3)肛门保护型人格:整洁、小气、刻板,做事有条理。

(3)生殖器期

1）时间：3 ~ 5 岁。

2）成就：超我的形成。

（4）潜伏期（5 ~ 12 岁）

（5）生殖期（12 ~ 20 岁）

在力比多的发展过程中会遇到两种危机：

（1）固着：是指力比多由于在某一阶段得到过度满足或过度失望而停留在原先的阶段，不再继续发展到下一个阶段。

（2）退行：当个人面临危机或受挫时，很有可能退回到先前性恒久性依附的人格发展阶段。退行是指发展到下一阶段的力比多又倒流回先前停顿的地方。

在弗洛伊德看来，一个人的个性或人格在 5 岁左右就已经形成了，早期力比多的发展无论是固着还是退行都是不正常的现象。

（四）精神分析的防御机制理论

心理防御机制是自我的一种防卫功能（图 2-9），超我与原我之间、原我与现实之间，经常会有矛盾和冲突，这时人就会感到痛苦和焦虑。这时自我可以在不知不觉之中，以某种方式调整一个冲突双方的关系，使超我的监察可以接受，同时原我的欲望又可以得到某种形式的满足，从而缓和焦虑，消除痛苦。这就是自我的心理防御机制，包括压抑、否认、投射，退化、隔离、抵消转化、合理化、补偿、升华、幽默、反向形成等各种形式（表 2-2）。人类在正常和病态情况下都在不自觉地运用，运用得当，可减轻痛苦，帮助渡过心理难关，防止精神崩溃，运用过度就会表现出焦虑、抑郁等病态心理症状。

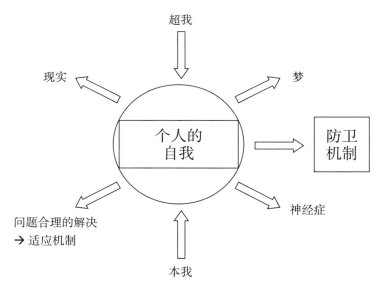

图 2-9　弗洛伊德的自我适应机制和防卫机制理论

注：上图中向里的箭头为"压力"，向外的箭头为"解决"

表 2-2 防卫机制的主要种类和内容

种类	内 容
压抑	不能接受的感情、欲望、记忆等压抑封闭在潜意识中
投映	将自己对他人的感情和欲望投射到他人身上，然后想象是他人对自己的感情和欲望
替换	将他人的特点和属性等想象为自己的东西
同一化	将他人和自己等同起来
转移	将内心的矛盾、欲望、不安等自己的行为向身体症状方面转移
代替	在另一种对象或事物上补偿得到自己未满足的欲望
相反	将自己对未来的欲望和感情用相反的形式来表现
否定	对于内心的罪恶感用其他行为来加以否认
合理化	用歪曲的论点或谬论来解释问题
知识化	将内心的感情、矛盾、不安或欲求，用知识来掩饰、控制或压抑
升华	将内心的痛苦、欲求或感情等向社会所接受创造性方面去发泄（例如创作诗歌，音乐，或参加拳击等活动）
逃避	对自己的不适应不敢正视，而是逃避在空想或疾病中
退化	感情和人格向幼儿或儿童期退化
补偿	将某一方面的劣等感或挫折感转移，淡化，并向其他方面去寻求补偿（例如在围棋上输了，便想到中国象棋上去取胜）
解离	将自己的感情和行为隔离，以一种不统合的人格出现

弗洛伊德的精神分析强调心理决定论，认为我们所有的想法、情感和行为都是由预先的精神活动所决定，而这些精神活动都是在潜意识中进行的。认为病理心理的原因在于个体内部，其内部原因是心理性而非生物性的。在该理论中，行为通常由人们意识不到的那些驱力和愿望所驱动。心理病理的根源在于潜意识冲突和观念中。个体内部的潜意识冲突在童年期就开始了，儿童的早年经验尤其是父母的教养态度对其将来的心理健康起关键性作用。人们童年期在生物学和情感方面的需求没有得到满足，就会将这些痛苦的记忆放逐到潜意识中，虽然心理防御机制能够避免面对这些内容，起到暂时性的抗焦虑作用，但是却消耗了机体整体的心理能量力比多。潜意识中，生物性本能欲望和社会化文明道德规范不断发生矛盾斗争，心理自我在协调矛盾时无法达到平衡就会导致心理障碍。

精神分析治疗的目的就是为了帮助患者洞察到自己困扰的来源。患者由于潜意识中某些无法接受的内容而产生焦虑，精神分析家就试图让患者把这些内容带入到意思层面，从而意识到这些潜意识的内容和信息。当心理冲突从潜意识转入到意识层面之后，患者就获得了内省，得到了转变。同时因心理防御机制的使用减少，所释放的心理能量也不再侧重注入心理防御机制，可使用到其他更为合适的功能方面。

（五）精神分析治疗的常用技术

1. 催眠与暗示
2. 自由联想
3. 梦境分析法
4. 直接分析疗法

二、行为治疗理论

(一) 行为治疗 (behavior therapy) 的基本理论

行为治疗的基本理论包括:经典条件反射理论;操作性条件反射理论;社会学习理论。

行为主义的学习理论认为,变态的行为与健康的行为是通过同样的机制获得——学习和强化。他们认为,社会环境对人的行为有很大影响,他们注重现时的行为和维持行为的现时条件或强化。凡促进行为的手段都称为强化,凡阻止行为的手段便是惩罚。某一行为如果带来行为者想要的东西,行为者就会倾向于重复该行为,称为正强化;某一行为如果会消除使行为者感到不快和厌恶的东西,行为者也会倾向于重复该行为,称为负强化。

心理生理学是以心理活动(特别是情绪改变)为因,以生理改变(特别是受自主神经系统控制的内脏活动以及内分泌、免疫系统的改变)为果,来进行研究的一门介于心理学和生理学之间的交叉学科。20世纪30年代,美国著名的生理学家坎农注意到强烈的情绪变化可以通过自主神经系统影响到下丘脑的激素分泌,并导致心血管活动的改变,从而提出了"情绪心理说"。

加拿大生理学家汉斯·塞里 (Hans Selye) 根据个体对过强的刺激进行抵御时引起非特异性反应,即表现出的一般适应综合征而提出了应激的概念和学说(图2-10)。

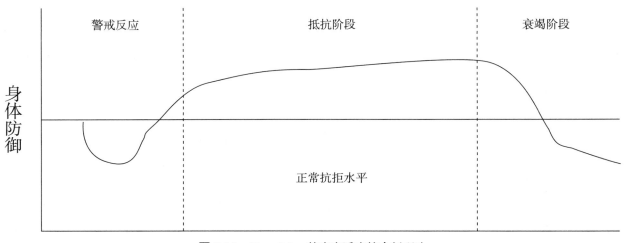

图 2-10 Hans Selye 的应变适应综合征理论

(二) 行为治疗的常用技术

包括肌肉放松训练;系统脱敏治疗;满灌疗法;厌恶疗法;角色扮演。简介如下:

1. 肌肉放松训练 是心理治疗中的一项常用技术,它既可以用来单独处理一些心理问题,如焦虑、紧张、应激、功能性疼痛等,也可作为其他治疗的辅助治疗来使用。肌肉放松训练可有效降低自主神经的兴奋性,减轻肌肉紧张、心悸、四肢发冷、呼吸急促、出冷汗等自主神经兴奋的症状表现,从而使机体调整到放松、平静、舒适的状态。肌肉放松训练通过教会患者有意识地去体验肌肉群放松和紧张时的感觉,而达到心身放松的目的。

2. **系统脱敏治疗** 又称交互抑制法,最初由 Wolpe 创立,以后被他本人及其他一些治疗师经由实践和研究证实是一种有效的行为干预技术,现被广泛应用于恐怖症、强迫症和焦虑症的治疗中。该治疗方法主要是通过指导患者逐步分级暴露于所恐惧的情景中,并通过放松训练来对抗患者在恐惧情境中产生的焦虑情绪。在此过程中,患者的焦虑逐步降低乃至消失,一般不会再回避恐怖的情景,经多次反复的练习,患者的恐惧和回避行为逐步减退,从而达到克服恐惧的目的。

3. **满灌疗法** 又称冲击疗法或暴露疗法,是让患者快速暴露于能产生强烈焦虑的刺激性的环境或事物中,并保持相当的时间,使之承受并适应这种刺激的环境和事物,从而达到消除焦虑和预防条件性回避行为的目的。

4. **厌恶疗法** 在系统脱敏治疗中,治疗师帮助患者用一个积极轻松的反应来替代原先的消极害怕反应,而在厌恶疗法中,治疗师则试图用一种消极害怕(厌恶)的反应,来代替对原刺激物的积极反应。厌恶治疗的原理是:在某一行为反应之后紧接着给予一种厌恶刺激(如电击、体罚等),最终能够抑制和消除该行为反应。

5. **角色扮演** 生存常用的行为治疗技术,行为治疗师常常把角色扮演用作自信心训练、职业咨询、厌恶治疗和其他一些治疗的辅助技术。使用这种技术的关键是通过治疗师的言传身教帮助患者学会某些基本技能,例如社交技能、谈话技巧等。在治疗时,治疗师首先需了解患者的主要问题,问题所涉及的情境,以及患者在该情境下的反应。然后治疗师根据所收集的资料和行为矫正原理,设计一个虚拟剧本。之后,由患者、治疗师、助手扮演剧中的相应角色,进行模拟演练。通常先由治疗师扮演患者的角色,然后患者扮演自己的角色。当患者掌握了这些技能后,再要求他带着作业到现实生活中继续练习。如果在实景练习中患者遇到具体困难,可以继续进行角色扮演或使用其他技术做进一步的指导。

三、 认知学理论

(一)认知治疗(cognitive therapy)理论

认知学派理论认为,心理障碍是个体对现实环境的问题歪曲感知、错误推理以及不能适应现实的问题解决。

(二)埃利斯的理性情绪疗法

埃利斯的理性情绪疗法比其他治疗师更多地聚焦于功能失调性思维。埃利斯最重要的理论就是适应不良行为的 A B C 理论。应激性生活事件(A:activating events)不会直接引发心理障碍或情绪反应的后果(C:consequence),而非理性信念(B:irrational beliefs)或不现实的解释是导致个体对所遭遇的生活事件产生心理障碍的真正原因。

(三)贝克的认知治疗模式

其基本理论是,认知过程是行为和情感的中介,情感和行为障碍与适应不良的认知有关,找出这些认知曲解,提供"学习"和训练方法以矫正其认知方式,就能使心理障碍消除。

（四）认知疗法的主要技术流程（表 2-3）

表 2-3　认知疗法的主要技术

认知治疗技术	描述	举例
挑战特殊意义	发现来访者言语中的意义，然后要求来访者改变	来访者说他将被妻子的离去"毁掉"时，就问他将怎样被毁掉，以及如何避免毁灭
质问证据	系统地检验来访者信念或论断的证据	当来访者说她离开伴侣就活不下去，询问她结婚前没和伴侣在一起是如何生活的
责任再归因	帮助来访者把事件责任正确归因	当来访者说儿子学业失败是自己的错误时，问有没有其他可能性，比如学校教育质量不好
检验选择	帮助来犯者找出不适应行为的替代行为	如果一个来访者想退学，问他是否请家庭教师或业余时间去学校是更好的结果
去灾难化	帮助来访者评价是否他（她）对情境状态评价过高	如果来访者说，一门课不及格，必须放弃进医学院的梦想，问他是否这是个必然的结论
想象结果	引导对一种恐惧情境的想象，如果它真的发生了，想出的应对策略	帮助一想到要去请求老板给自己升职就要"崩溃"的来访者进行这种情景的角色扮演，并让来访者找出提要求的有效技能
检验优缺点	检验问题的优缺点，来灌输一种开放的观点	如果来访者说她"生来就抑郁，以后会一直抑郁"，比较这种观点和其他观点的优缺点
化不利为有利	找出可以把困难情境转为机会的方法	如果来访者刚被解雇了，询问她，是否这是一个重返学校的机会
实验指导性联想	帮助来访者发现思绪或想法间的联系	找出来访者对妻子出差的愤怒和他感到孤单之间的联系
估量	让来访者在量表上评价自己的情绪和思想，帮助其获得了解	如果来访者说她被某种情绪压倒了，那让她在 0（完全没事）到 100（我晕倒了）的量表上评价自己情绪的程度
终止负性思维	提供给来访者终止负性思维奔逸的方法	教一个焦虑的来访者，当焦虑思想开始增长时，画停止的标记或听一种铃声
转移	帮助来访者发现良性或积极的分心物，暂时把对负性思维或情绪的关注转移走	当来访者感到焦虑时，让他快速数数
给曲解贴标签	给特定类型的歪曲想法贴标签，来帮助来访者从更多视角看到问题的全貌	让来访者在一段时间里每天记录自己产生"有或无"思维的次数，看看事情是全好还是全坏

四、　人本主义理论

　　人本主义理论以马斯洛和罗杰斯为主要代表,这里着重介绍马斯洛的需要层次理论。马斯洛认为,需要是人内心世界核心的东西,人的一切意志和认识都受其统摄。以人为本就要抓住人本性的基本需要进行研究,他认为人类价值体系存在两类不同的需要,一类是沿生物谱系上升方向逐渐变弱的本能或冲动,称为低级需要或生理需要;一类是随生物进化而逐渐显现的潜能或需要,称为高级需要。他把人的需要按其强度不同,从最低的生理需要到最高的自我实现需要分成了五个层次。

（一）生理的需要

生理的需要是人们最原始、最基本的需要，它是最强烈的不可避免的最底层需要，也是推动人们行动的强大动力。

（二）安全的需要

安全的需要包括对人身安全、生活稳定以及免遭痛苦、威胁或疾病的需要，表现在生命安全、财产安全、职业安全和心理安全四方面。安全需要比生理需要较高一级，当生理需要得到满足以后就要保障这种需要。

（三）爱与归属的需要

爱与归属的需要也称社交的需要，是指个人渴望得到家庭、团体、朋友、同事的认同，是对友情、信任、温暖、爱情的需要。这一层次与前两个层次截然不同，它比生理和安全需要更细微、更难捉摸。当前两种需要得到满足后，爱与归属的需要就会凸显出来，进而产生激励作用。爱与归属的需要包括：

1. **社交欲**　希望和他人保持友谊与忠诚的伙伴关系，希望得到互爱等。
2. **归属感**　希望有所归属，成为团体的一员，在个人有困难时能互相帮助。

爱与归属中的"爱"不单是指两性间的爱，而是广义的爱，体现在互相信任、深刻理解和相互给予上，包括给予和接受爱。爱与归属的需要与个人性格、经历、生活区域、民族、生活习惯、宗教信仰等都有关系。

（四）尊重的需要

尊重的需要可分为自尊、他尊和权力欲三类，包括自我尊重、自我评价，也包括他人的认可和尊重以及尊重他人。尊重的需要也可以作如下划分：

1. 渴望实力、成就、适应性和面向世界的自信心，以及渴望独立与自由。
2. 渴望名誉与声望，声望是来自别人的尊重、受人赏识、注意或欣赏。

满足自我尊重的需要导致自信、价值、力量及适应性增强等多方面的感觉，而阻挠这些需要将产生自卑感、虚弱感和无能感。尊重的需要很少能够得到完全的满足，但基本上的满足就可产生推动力。

（五）自我实现的需要

自我实现的需要是人的需要层次中最高等级的需要，其目标是自我实现。这是一种创造的需要，满足这种需要要求个体完成与自己能力相称的活动或工作，最充分地发挥自己的潜在能力，成为自己所期望的人物。自我实现意味着充分地、活跃地、忘我地、全神贯注地体验生活，追求既定的理想，把工作当作一种创作活动，在工作中运用最富于创造性和建设性的技巧，从而完全实现自己的价值与抱负。自我实现的需要占支配地位的人，有可能过分关注这种最高层次需要的满足，以至于自觉或不自觉地放弃满足较低层次的需要。

高层次的需要比低层次的需要具有更大的价值。人的最高需要即自我实现就是以最有效和最完整的方式表现他自己的潜力，唯此才能使人得到高峰体验。所谓的"高峰体验"，是指人处于最激荡人心的时刻，是人的存在的最高、最完美、最和谐的状态，这时的人具有一种欣喜若狂、如醉如痴、销魂的感觉。实验证明，当人处于美丽的风景之中会显得比在简陋的环境里更活泼、更健康、更富有生气；一个善良、真诚、美好的人比其他人更能体会到存在于外部世界中的真善美。当人们在外界发现了最高价值时，就可能同时在自己的内心中产生或加强这种价值。总之,较好的人和处于较好环境的人更容易产生高峰体验。

人本主义心理学派认为每个人"都有向着健康的积极意志、向着成长的冲动或向着人的潜能自我实现的冲动",凡是有机体都有一种内在倾向,即有助于维持和增强有机体的方式发展自身的潜能,这种潜能包括一般生物潜能和心理潜能。人本主义强调人的成长和发展,而不是仅仅注意缺陷,它重视人的独特性、寻找价值和意义的重要性。

人本主义治疗的基本技术:①共情的回应;②观察;③对质。罗杰斯的个人中心治疗并不追求特殊的策略和技术,而是把重点放在创造一种良好的治疗关系上,使得来访者能够在真诚、温暖、安全的氛围中自由地探索自己的内在感受。个人中心治疗强调个体有意识的自我知觉,治疗师在治疗倾听中并不加以评价或解释,避免指导来访者倾向于某一领悟。这种治疗策略被称为非指导性治疗。在个人中心治疗中,使用的最主要技巧就是倾听技巧。在这里,"倾听"是指罗杰斯所使用的积极倾听技术,即开放式询问、回应、重申、澄清来访者所表达的内容以及了解他所表达的情感。

五、 其他心理治疗

1. **家庭治疗**　是以家庭为对象实施的团体心理治疗模式,其目标是协助家庭消除异常、病态情况,以执行健康的家庭功能。主要流派:①鲍恩家庭系统治疗;②结构派家庭治疗;③策略派的家庭治疗;④经验性家庭治疗;⑤精神分析家庭治疗;⑥认知行为家庭疗法。

2. **团体心理治疗**　一般由 1 ~ 2 名治疗师主持,治疗对象可以由 8 ~ 12 名具有相同或不同问题的成员组成。治疗以聚会的方式出现,可每周一次,每次 1.5 ~ 2 小时,治疗次数可视患者的具体问题和具体情况而定。在治疗期间,团体成员就大家所共同关心的问题进行讨论,观察和分析有关自己和他人的心理与行为、情感体验和人际关系,从而使自己的行为得以改善。

3. **表达性艺术治疗**(expressive art therapy)　以艺术为媒介来表达人们内心的思绪、感受及经验。这些媒介可能是游戏、声音、身体、故事文本、书写、绘画、舞蹈、音乐等。所表达的内容可能是意识,也可能是潜意识的层面。透过音乐冥想、艺术涂鸦与创作、身体雕塑、演剧、重新创作的过程来经验自己的生命故事,是一个从抽象概念转化到生活具象的过程,借助艺术的穿透力,以绘画、隐喻、行动演剧、叙说等方式来处理来访者情绪上的压力,以一种非口语的沟通技巧来介入,协调左右脑的工作,用在创伤者的心理重建历程上特别有效。

康复心理干预理论的核心,是为患者提供生物 - 心理 - 社会模式的现代治疗理念,运用心理学方法应对生理、心理和社会环境的改变,通过潜移默化的影响,使患者有能力面对改变、应对挑战。患病后康复期情况的严重程度,不仅仅与疾病本身特点有关,更多地取决于患者的处理模式和应对策略。这一理论框架为康复心理干预明确了一个广阔的治疗范围,涉及医学、情绪、认知、人际、社会、法律等各方面。

在康复心理干预技术中,心理治疗是最主要的部分。但康复心理干预在其临床治疗中,也有着不同于传统心理治疗的特点。

在治疗对象方面,临床心理咨询的来访者,大多能意识到自身的困扰并积极寻求帮助,有寻求改变的愿望及一定的治疗动力;而在康复心理干预中的患者,通常对心理治疗知之甚少,甚至根本不愿参与治疗。康复心理干预中的患者,多有神经系统损害,尤其是语言、认知等方面的障碍,在建立治疗关系方面比传统心理治疗更为困难。康复心理干预中的患者所面临的问题,很大一部分是由患病后的家庭社会环境因素造成的,而这部分因素是很难改变的。患者会产生生活的目标、生存的意义以及其他现实问题,使康复医学中的心理干预具有独特的挑战性。

　　康复心理干预的主要目标是让患者及其家庭,对由疾病带来的改变更容易适应和作出调整。患者认识到疾病带来的后果,修正病前已形成的行为处理方式,重新审视和构建新的人生观和价值观。躯体和精神的严重疾病,会改变患者的内心世界,会影响他们生活的各方面,功能的丧失会动摇他们长期拥有的个人认知和定位,患者要学会新的情绪和认知管理技能,运用到现实的人际关系模式中,修正人际关系,适应功能已经丧失的现状。而与患者相关的人(家庭成员,朋友,同事等)也需要适应这个现状,渡过对此的情绪反应,有效地调整,改变以往的交流和共处方式。患者能够认识到功能的变化,并将其纳入定位中,家庭、朋友、社会人际关系中,重新调整和修正,得到有意义的、满意的社会角色,最终获得成功的适应性调整。

(潘桂花)

第三章
康复中的社会人际关系及支持

第一节　康复治疗师及其职业行为与角色特点

一、康复治疗师

康复治疗是康复医学的核心内容之一,其工作形式是多专业和多学科的团队协作过程,团队成员各司其职,协调配合完成对患者的综合康复。在整个康复医疗团队中,由于康复医疗的特点,康复治疗师占有重要的地位。

康复治疗师(rehabilitation therapist)是指在康复医疗机构中为患者进行康复治疗的专业技术人员。康复治疗师的主要职责是在综合的康复治疗中,为患者进行物理治疗、作业治疗和言语治疗等康复治疗,促进其康复。主要任务为采用运动疗法和各种物理因子(电、光、热、冷、水、磁、力等)作为治疗手段,进行神经肌肉和骨关节运动功能的评估与治疗训练以及减轻疼痛;采用日常生活活动训练、手工艺治疗、认知训练等作业治疗手段对患者进行精细功能、认知功能、家居及社会生活能力等的评估和治疗训练,促进身心康复,改善生活质量,重返社会。

二、康复治疗师的职业行为

康复治疗师的职业行为包括物理治疗方面的技术行为、作业治疗方面的技术行为和其他康复治疗方面的职业行为。具体如下:

(一)物理治疗方面的职业行为

1. 进行肢体运动功能评估,如肌力、肌张力、关节运动范围、平衡能力、体位转移能力、步行能力和步态以及身体姿势等的评估,并根据评估结果,制订功能训练计划。

2. 指导患者进行增强肌肉力量和耐力的练习。

3. 指导患者进行增大关节运动范围的练习。

4. 指导患者进行步行训练(包括徒手,利用假肢、矫形器、辅助器具等),提高步行能力,改善步态。

5. 指导患者进行各种医疗体操,矫正体操,防治神经肌肉和骨关节的功能障碍及身体姿势异常。

6. 为患者进行手法治疗、推拿按摩治疗及牵引治疗。

7. 指导患者进行有氧运动,如健身步行、健身跑、功率自行车或步行机练习、改善心肺功能、调整精神状态、增强体质。

8. 指导患者进行中国传统运动疗法,如太极拳、八段锦、保健按摩、松静疗法等。

9. 为患者进行物理因子治疗,如电疗、热疗、冷疗、光疗、水疗、磁疗等以及中医某些传统的物理疗法,治疗疼痛、局部肿胀及其他病症。

10. 为患者进行有关保持和发展身体运动功能的保健康复宣传教育。

(二)作业治疗方面的职业行为

1. 进行有关日常作业能力的评估,如日常生活活动能力、认知能力、职业能力及社会生活能力等的评估,并根据评估结果制订作业治疗计划。

2. 指导患者进行日常生活活动训练,改善日常生活自理能力。

3. 指导患者进行感知觉训练。

4. 指导患者进行手功能训练,改善手的精细的、协调的、灵巧的功能性活动能力。

5. 指导患者使用生活辅助器具、轮椅、矫形支具及其他辅助性用品用具等,补偿或扩展活动功能。

6. 指导患者进行认知康复训练。

7. 指导患者利用"工作简化法"和"体能节省法",发挥身体残存功能,减轻劳损和过劳。

8. 指导患者进行手工制作治疗(陶塑、纺织等),改善手功能及调整心理状态。

9. 指导患者进行文娱治疗、音乐治疗、书法绘画等艺术治疗,调整精神及心理状态。

10. 指导患者进行一些职业性的活动练习(如机件组装、电脑操作、办公室文秘工作等)。

11. 指导对患者的家居建筑、设施、住所条件等有不适合残疾情况者进行必要的调整。

12. 对患者进行有关改善日常生活作业能力,提高生活质量的保健康复宣传教育。

(三)其他康复治疗方面的职业行为

1. 对失语症、构音障碍患者进行语言训练。

2. 对患者进行心理治疗。

3. 配合假肢和矫形器专业人员,指导患者使用假肢和矫形器并进行相应的训练。

4. 具有一定的指导社区康复工作的能力。

目前在康复医学发达的国家,康复治疗师的分工较细,如有物理治疗师、作业治疗师、言语治疗师、心理治疗师、音乐治疗师、文体治疗师等,他们利用不同的手段为患者服务,有很强的目的性。而在我国绝大多数综合医院的康复医学科,仅有专门的物理治疗师,部分有作业治疗师,少数才有言语治疗师、音乐治疗师、心理治疗师。

三、 康复治疗师的角色特点

康复治疗师是康复方案的具体执行者,与患者接触时间长,能够多方面交流,对患者了解较翔实。这些条件使得康复治疗师能够担当起团队成员之间的桥梁和纽带作用。在工作中,康复治疗师还需要同团队成员间甚至临床科室之间直接进行沟通,以便能够全面了解患者病情,熟悉治疗方案,还要把患者的病情变化及发展状况及时反馈给团队成员,与康复团队成员一起制订与调整康复计划,并及时对患者出现的新情况作出反应,使患者的康复治疗能达到最好的疗效。所以治疗师在工作中不仅要做好一名治疗者,也要做好传达者与反馈者。

接受康复治疗的患者由于其病情特点,康复过程历时往往较长,具体的康复过程中康复治疗师与患者都需要直接面对,共同完成康复治疗计划。在这个过程中,患者处于中心地位,但在具体的活动中治疗师起着重要的指导作用,直接影响着康复疗效。现代康复治疗师要求具备康复临床思维,需要较强的康复专业知识,技能整合能力,分析判断能力。患者的物理治疗、语言训练、作业治疗等常由不同的人负责,不同的治疗师需树立全局观,注重疗效,大处着眼,完善细节,整合运用技能,主动发现问题、分析问题,才能让每一种治疗方法达到预期效果。

康复医学强调患者主动参与,并把这种主动性提升到很高的层面,最大限度地挖掘患者本身的潜能,许多时候只需要治疗师给予具体的引导教育,或从旁督促即可。很多患者的康复需要患者家属的共同参与,譬如脑卒中患者的康复,因需时较长,需要家属参与,而且他们参与的积极性往往也很高。康复治疗师除了指导患者,还要对患者家属进行宣教,使得患者回归家庭和社会后也能获得更好的康复疗效。康复治疗师在治疗过程中,还要把一些有针对性的预防知识灌输给患者,担当起施教者角色。康复医学强调共同参与型医患模式,医患双方都处于平等的地位,康复计划要顺利实施,前提条件是医患双方所有成员之间关系和谐,交流通畅。康复治疗师与患者从素不相识到配合默契,需要双方彼此信任,建立友谊。治疗师在这个过程中要发挥主动作用,与患者真诚相待,运用沟通技巧融洽双方关系,进而彼此尊重,友好相处。康复治疗师要在康复治疗的过程中充分发挥自己的作用,需要同时扮演着亦师亦友的角色。

第二节　残疾与职业行为

一、残疾

残疾(disability)是由于疾病、意外伤害等各种原因所致人体解剖结构、生理功能的异常和(或)丧失,从而导致部分或全部丧失正常人的生活、工作和学习的能力,无法担负其日常生活和社会职能。残疾是伴随着人类社会发展的一种社会现象,以缺陷为标准,一般可以分为:

(一)智力残疾

指智力明显低于一般人的水平(通常是指智商在70以下),并表现出适应行为障碍的现象。智力障碍通常以智能不足程度的轻重予以分类,可分为3种:轻度、中度、重度。

(二)肢体残疾

由于发育迟缓、中枢或周围神经系统发生病变、外伤,或其他先天、后天性骨骼肌肉系统的缺损,或疾病而形成的功能丧失或功能障碍的状况。肢体残疾的种类分为:上肢、躯干或下肢残疾。三类残疾程度,各分为重度、中度、轻度。

(三)听力残疾

指由于各种原因导致双耳不同程度的听力丧失,听不到或听不清周围环境声及言语声(经治疗1年以上不愈者)。听力残疾包括:聋(听力完全丧失)及重听(有残留听力但辨音不清,不能进行听说交往)两类。

（四）视力残疾

指由于各种原因导致双眼视觉障碍或视野缩小，通过各种药物、手术及其他疗法而不能恢复视功能者（或暂时不能通过上述疗法恢复视功能者），以致不能进行一般人所能从事的工作、学习或其他活动。视力残疾包括盲和低视力两类。

（五）言语残疾

指声音功能或语言功能障碍，与人沟通困难或完全无法沟通。包括：发声器官失常、声音失常、口吃、语言发展落后、腭裂、脑麻痹、听力损害、失语症。

（六）精神残疾

精神残疾是指患者患精神病的病情持续 1 年以上未愈，从而影响其社交能力和在家庭、社会应尽职能上出现不同程度的紊乱和障碍。

（七）多重残疾

存在两种或两种以上残疾为多重残疾。

二、 残疾的职业行为

人类的职业行为不单纯是一种创造使用价值的活动，它也要在人际相互作用的过程中，要通过群体性的活动才能得以实现。因此，工作行为也包含价值、态度、需要和期望等成分。康复患者是人类社会的一个特殊群体，由于其自身存在不同程度的缺陷，其个人生存质量、社会活动能力受到不同程度的限制，职业行为具有其自身特点。

（一）当前康复患者群体就业的基本状况

目前，全世界康复患者占世界人口的 10%，直接受康复患者影响的有 1/4 人口。根据 2006 年第二次全国康复患者抽样调查数据显示，全国共有 8296 万康复患者，占全国总人口的比例为 6.34%，目前已实现就业的 2266 万人，尚有 858 万有劳动能力达到就业年龄的康复患者没有实现就业，而且我国今后每年还将新增加康复患者劳动力 30 万人左右。近几年来，尽管康复患者就业状况得到明显改善，但调查数据结果显示，就业康复患者人口在在业率、就业质量、就业层次等方面与健全人相比还是存在着很大的差距。

1. **康复患者人口的在业率较低** 我国长期存在就业困难的问题，人才市场供大于求，就业压力较大，就业竞争十分激烈，在这样的环境下，康复患者这一弱势群体就业更加困难。

根据第二次全国康复患者抽样调查数据显示：全国康复患者年龄在 15 ~ 64 岁的在业率为 49.69%，而相同年龄段全体调查人口（包括身体健全人口和康复患者人口）在业率为 76.57%，调查人口的在业率是康复患者人口的 1.5 倍。

2. **职业类型多集中在低收入、低技术水平领域** 康复患者的受教育程度较低，据第二次全国康复患者抽样调查，康复患者文盲率为 43.29%。很多康复患者因自身身体缺陷以及文化程度不足等原因，难以适应当前的就业环境。从康复患者的就业岗位来看，绝大多数康复患者从事的是基本生产和居民服务类的工作，而商业服务行业、生产、运输、机关技术人员及国家机关党群组织事业单位人员就业比重则明显偏低。康复患者的就业岗位技术含量普遍较低,相应的其收入水平也较低。

3. **康复患者就业满意程度低,就业稳定性较差** 康复患者即使就业,也会由于各种原因失业,就业极其不稳定,一方面是由于我国现行有关法律法规对用人单位辞退康复患者缺乏限制性政策,另一方面是由于康复患者自身适应能力较弱,致使企业对残疾员工不满意,从而辞退残疾职工。

4. **康复患者就业抗拒心理严重** 当前社会中,很多就业岗位都存在排斥康复患者的情况,康复患者本身因为自身身体缺陷,存在一定的自卑心理,精神情感异常敏感,抗压能力及承受能力较常人更差。一旦遇到排斥,受到不公平待遇,不仅会给其带来生存挑战,也会对其心理造成一定的伤害,使其逐渐开始抗拒就业。而康复患者本身的求职意愿与就业期望的降低,也使其就业范围及就业可能性大大减小。另外,一些康复患者虽然接受了当前的身体状况,但是也形成了严重的依赖心理,常以"弱者"自居,认为国家及家人有"补偿"他们的义务以及养活他们的责任,就业意愿极低,这也使当前的康复患者就业工作的开展更加困难。

(二)康复患者群体职业问题的相关因素

1. **康复患者就业能力** 康复患者由于受到生理或心理障碍影响,使其在提供劳动力时不可能像健全人一样。康复患者要实现就业,首先就要提高其劳动能力,帮助其开发代偿功能,使其适应工作岗位需要。

(1)康复患者受教育水平普遍偏低:2006年第二次全国康复患者抽样调查结果显示,康复患者中接受过高中以上教育为7.10%,健康人群为23.06%。康复患者受教育程度要明显低于健康人群。康复患者的身体状况较差和受教育水平较低是造成康复患者与健康人群之间就业差异的主要原因。受教育水平往往是用人单位招聘雇员时用来衡量其能力的一个重要标准,如果没有接受足够的教育,很难进入劳动力市场,受教育状况较差使得很多康复患者在求职时被拒于门外。

(2)康复患者康复事业存在困境:康复患者就业需要康复保障,以帮助其达到保持生理、感官、智力和社交功能上的最佳水平,从而使他们能增强自立能力,促进就业。康复保障是帮助康复患者恢复代偿功能,帮助康复患者接受教育,参加生产劳动和参与社会生活的基础。因此康复水平的高低在一定程度上直接影响着康复患者是否能参与劳动,更好地就业。由于我国康复事业起步较晚,康复基础设施薄弱、康复技术相对比较落后,康复专业人才匮乏,加之我国康复患者人口较多,康复患者康复需求量逐渐增大,因此我国康复事业的发展尚不能满足康复患者群体的康复需求。

2. **康复患者的就业心态** 康复患者就业不仅需要智力和能力因素的支持,也需要具备良好的非智力因素支持。心理学中将直接参与认知过程的心理因素称为智力因素,一般包括六方面:注意力、观察力、想象力、记忆力、思维力、创造力。而非智力因素主要是指与认知没有直接关系的情感、意志、兴趣、性格、需要、动机、目标、抱负、信念、世界观等。一般认为,非智力因素的内容主要有:兴趣爱好、愉快的情绪、对事业的热情、对挫折的忍受性与意志力、活泼的性格、宽阔的胸怀、自信心与好强心、远大的理想与目标、高抱负等。心理素质是以先天禀赋为基础,在后天环境和教育的作用下形成并发展起来的稳定的心理品质。康复患者就业不仅要依靠其文化技能素养,也需要具备良好的心理素质。对于康复患者来说,培养良好的心理素质,拥有正确的角色定位与就业动机都是促进其就业心态提升的重要因素,也是影响其就业行为和社会支持效用机制的重要因素。康复患者不只在身体上有别于健全人,在心理上也属于比较特殊的群体。他们一般比较敏感、多疑、脆弱、自卑,不善于与人交往和沟通,多具有孤独的心理特征,深刻的抱怨与感恩心理共存,有些康复患者情绪不稳定,甚至会排斥与健康人群的交流。康复患者所普遍具有的感恩与埋怨双重矛盾的心理是影响其就业成效的重要因素,他们的动机、信念、意志力等非智力因素是影响其求职主动性、就业倾向和职业目标的要素。康复患者的保障措施在给他们提供社会支持以改善弱势地位的同时,往往会伴生出康复患者依赖性心理增强的反应。康复患者就业倾向性不高以及对社会支持提供者的高度依赖性心理会影响到社会支持的效用发挥状况。此外,许多康复患者还缺乏对劳动力市场和就业的理性认识,市场经济条件下劳动力市场运作的特点是竞争机制的引入。当前的劳动力市场呈现的是一种供大于求的状态,求职者必须依靠自身的文化技能素养以及良好的心理素质来实现职业的获取与提升。而康复患者由于身体条件的限制,其在专业技能上与健全人的差距是客观存在的,这便导致了康复患者在与健全者的竞争中处于弱势地位。如何改变这一地位,让康复患者与健全人在劳动力市场中处于较为平等的竞争机制中,便需要社会外界力量以及康复患者自身努力的共同作用。

3. 福利企业及按比例就业正常执行困境 从劳动力就业需求角度来说,目前我国吸纳康复患者就业的法定主要渠道是福利企业和按比例就业两种方式,福利企业是吸收康复患者就业的主要渠道之一,是计划经济体制下吸纳康复患者就业的主要形式。然而随着市场经济体制的建立,经济社会转型,福利企业受到国内外竞争环境的严峻挑战,大量残疾职工下岗失业,福利企业的劳动保障功能逐渐降低。分散按比例安排康复患者就业就是国家和地方政府以法令形式规定社会各单位必须按一定比例安排康复患者就业,或者以缴纳康复患者就业保障金的方式履行法律责任,其实质就是把康复患者就业作为全社会的责任,动员全社会的力量安排康复患者就业。康复患者按比例就业,拓展了康复患者的就业渠道与领域,有利于提高康复患者就业质量,但是大多数用人单位在这一方面始终持有消极态度,导致按比例分散就业的政策无法得到确切落实。

4. 康复患者就业环境方面存在困难

(1)康复患者就业信息系统尚不完善:了解康复患者各项指标,包括生活现状、经济收入、教育程度、婚姻状况等各项指标,才能清楚地了解康复患者各项事业的发展状况,才能根据康复患者的实际情况与需求,完善康复患者就业保障工作,因此康复患者就业信息系统建设是康复患者事业的"指路牌"。全面的信息统计、信息网络建设对促进康复患者就业起着非常重要的作用,然而目前康复患者就业相关的数据如全国及各省市康复患者就业需求、就业能力、康复患者职业性质、行业状况等数据还没有一个权威的统计,已有的数据没有得到及时更新。其次,康复患者就业、培训、保障等现代康复患者事业的各项工作缺乏量化。最后,康复患者就业信息网络建设方面仍较落后。目前应积极建立康复患者信息管理系统,对康复患者信息进行统计、登记,并对其职业能力进行评估,对达到法定年龄的康复患者,及时主动地给予就业指导、介绍等服务,并实现动态化监督管理,从而为其就业提供保障,营造良好的就业环境。

(2)无障碍环境建设尚不完全:无障碍环境是康复患者走出家门、共同参与社会生活的首要基本条件,是康复患者就业工作的重要支撑,但我国康复患者无障碍环境建设方面还不完全。康复患者去障碍行动应该在多方面全面展开,其中主要内容包括教育去障碍、就业去障碍,以及在个人和家庭生活、社会交往及政治与社会参与中去障碍。

1)教育去障碍是康复患者去障碍的重要基础:接受正规教育是个人走向社会的重要通道,是形成人力资本的重要途径,并且会对社会资本和文化资本产生重要的影响,也是决定个人一生中社会机会和生活方式的重要因素。对于许多康复患者来说,在一生中遇到的第一个重大挑战就是平等接受正规教育方面的障碍。

2)就业去障碍是残疾去障碍的主战场:总体上看,就业领域的障碍是成年康复患者面临的最大障碍。一方面是因为就业对个人和家庭生活水平、经济与社会地位,乃至恋爱婚姻和社会交往等方面都会产生重要的影响,因此对康复患者至关重要;另一方面是因为就业领域往往存在比较多的障碍,并且总体上看去障碍的难度较大。

3）在个人和家庭生活中的去障碍是康复患者去障碍的重要方面：残疾会对个人和家庭生活带来很大的负面影响，因此，在个人和家庭生活中的去障碍对提高康复患者的生活质量至关重要。

上海社会科学院信息研究所曾在 2006 年对上海市康复患者就业岗位的分布状况进行过调查，结果显示，上海市康复患者就业行业中所占比例最大的有零售业、通信设备、计算机及其他电子设备制造业和餐饮业。而从岗位来看，仓储人员、行政办公人员和餐饮服务人员所占的比例最高。各类康复患者岗位分布较为集中，前十个岗位上集中了约 2/3 的就业康复患者，而前十位行业则集中了全部就业人数的56.99%。从康复患者的就业岗位来看，绝大多数康复患者从事的是基本生产和居民服务类的工作，这些岗位技术含量普遍较低，相应的，其收入水平也较低。

另外，残疾类型对康复患者的就业也有一定的影响。从肢体残疾、听力语言残疾、视力残疾和智力残疾这四类康复患者就业的行业及岗位分布的情况来看，肢体残疾者就业的行业和岗位分布最为分散，这也说明了他们的适应性最强，以下依次是听力语言残疾和视力残疾，这两类康复患者的岗位分布虽小于肢体康复患者，但也较为广泛，而智力残疾者的适应性最小，参与就业的行业和岗位相对最为局限，他们在选择岗位时所受到的限制也最为严重。

自人类社会开始，康复患者就一直存在。康复患者是社会中典型的弱势群体，伴随其身体缺陷的往往是受教育水平低下、人力资本和社会资源匮乏、生活水平低下以及心理上的弱势地位。寻找就业机会并实现就业是康复患者获得保障的最有效途径，职业的获得不仅有助于康复患者获得经济上的支持，而且有助于增加其社会交往行为，使其摆脱被边缘化的趋势。我国几千万康复患者的就业状况直接影响着他们的家庭、亲友、邻里，间接影响到更为广泛的人群，影响到国家政治、经济和社会安定的大局，因此，改善康复患者就业状况是不容忽视的社会问题，需政府、社会及个体三方共同努力。坚持将康复患者就业纳入法制化的发展轨道，依法保障康复患者就业合法权益，将康复患者就业融入经济社会发展大局。广泛运用社会化的工作方法，动员社会力量参与和支持康复患者就业。不断创新出适合国情、讲求实效的立体化发展模式，弘扬人道主义精神，秉持以人为本的理念，引导并鼓励康复患者积极主动就业，有效发挥其应有的作用，最终推动康复患者就业与社会主义建设的协调发展。

政府对推进康复患者就业起着主导作用，包括制定方针、规划，实行宏观协调及必要的监督，通过法律和政策解决就业权益保障问题等重大责任。基层企、事业单位和农村乡镇、城市街道组织，承担着大部分康复患者的康复、教育、劳动、娱乐等实际工作，是我国康复患者事业的基础。同时，社会各阶层以人道主义，给予康复患者更多的理解、尊重、关心和帮助，保护他们的合法就业权益。

康复患者就业能力的充分发挥，有赖于社会为他们提供的各种辅助条件，但更重要的将取决于他们自己的奋斗精神。康复患者要勇于同命运搏斗，以坚强的意志和毅力参与社会劳动，积极就业，为社会作出了更多更大的贡献，赢得了人们的尊重。自己千万不能情绪消沉，更不能对社会环境持有某种逆反心理。

康复患者就业工作的目标，是使康复患者能够跟健全人一样，能够公平竞争，参与社会生活的权利，履行社会义务，享受平等的待遇与福利，并共同分享由于经济改革和劳动所带来的物质、文化成果。当前，深入贯彻落实科学发展观，全面建设小康社会，构建社会主义和谐社会，为康复患者就业发展带来了前所未有的机遇。残疾人就业工作的发展必须同国家经济、社会、社会保障事业的发展相协调，与时俱进、开阔思路、勇于创新、抓住机遇、争取突破。将就业问题与康复患者的救济、康复、教育、文化体育等其他康复患者事业相结合起来，在政府、社会与个人三方的共同努力之下，提高康复患者的就业状况。

第三节　残疾的社会支持和调整

一、社会支持的内涵

社会支持（social support）作为科学的专业术语最早被提出来，主要是以精神病患者为研究对象的精神病理学所采用的一个概念。其具体涵义是指社会各个部分尤其是患者家属和医护人员对患者的关心、爱护及与其交流等行动，它对精神疾病的恢复和患者的发展有重要影响和积极作用。简单地说，社会支持的产生和精神病研究密切相关，社会支持有利于精神病患者康复。到 20 世纪七八十年代，社会支持逐渐引起了社会各界的广泛关注，逐渐被其他学科引用，其研究对象也被逐渐扩大到了其他人群，比如存在严重缺陷而处于社会底层的人群。"社会支持"这个名词从产生开始，就和患者（社会弱势群体）存在着紧密的联系，因此，它被认为是研究社会弱势群体的重要方法和视角。当然在不同的学科中，其研究对象和含义有明显的区别。在医学、社会学、人口学等学科中，社会支持的主要研究对象是弱势群体，如各类患者、老年人或者儿童、妇女或者农民等。其研究目的和结果也或多或少带有关心弱势群体、维护社会安定、促进社会公平正义的追求。而在经济学、公共关系学和组织学等学科中，社会支持则被认为是个人或群体发展极为重要的条件，被看成是组织或个人获得社会各方面关注和帮助的过程。获取社会支持，是组织和个人努力争取对自身发展极为有利的社会环境的过程。

尽管学者们对社会支持的理解不尽一致，但从其性质上来看，可以分为：①客观实际的支持，即实际社会支持（received social support），指的是个体实际收到的支持，是个体在面临压力时周围人实际提供的帮助行为。包括物质支持、关系网络支持（稳定的社会关系如婚姻、同事、朋友等，不稳定的社会联系如非正式团体等），这种社会支持不以个体感受为转移，是客观存在的现实。②主观体验的或情绪上的支持，即领悟社会支持（perceived social support），指个体对社会支持的期望和评价，是对可能收到的社会支持的信念，亦即个体在社会生活中受尊重、被支持、被理解的情感体验及满意程度，通过对支持的主观感知这一心理现实影响着人的行为和发展。这两种支持都反映了个体对支持的知觉，但是实际的社会支持指的是他人实际提供的支持，而领悟社会支持一般被看成是一种稳定的、个体之间存在差异的特征。社会支持的这两种成分之间只有微弱的相关，它们可能对个体的心理健康起着不同的作用。

社会支持手段是社会支持的主要部分，也是社会支持的具体表现方式。一般来说，社会支持主要包括物质支持和精神支持两方面。物质支持是指实现社会生存和发展所需要的基本客观条件。主要包括以下方面：一是经济支持。经济支持主要是指个人和组织要维持其基本生存所必须满足的经济条件。对于个人来说经济支持就是基本的吃、穿、住等基本生理方面的保障，而对于组织而言则是维持其基本运转的经费和人员。个人的经济支持在现在的社会中集中表现为个人从社会获得的物质利益——金钱。而组织则不同，除了维持基本运转的金钱，还应该包括其他存在的基本条件，如工厂除了保持盈利外还必须有足够的工人加入。因此经济支持是物质支持的基础。只有在保证基本经济支持的前提下，其他的社会支持手段才能够得以开展，也才有其价值。对于弱势群体，经济支持是首要的社会支持方式，也是最直接的社会支持。只有保证了基本的经济支持，其他的社会支持方式才能够发挥作用。但是，随着经济社会的发展和社会保障的完善，经济支持的作用正在逐渐减弱。二是环境支持。个人和组织要想实现自己的发展，必须有适合自己发展的环境，只有努力去争取适合自己发展的环境，个人和组织才能得到很好的发展。一个好的社会环境是每个组织和个人努力争取的目标，也是一般社会支持的重要组成部分。可以说环境支持是社会支持的重点所在,也是物质支持的核心。对于一般的组织而言,争取适合自己发展的社会环境是其参与社会公关,获取社会支持的最直接目的。它主要包括有利于自己发展的自然环境如交通,以及社会环境如公众的支持和认同。作为经济组织,这是其社会支持的重点内容,也是其存在和发展的重要因素。三是科技支持。科技作为社会发展的动力和社会进步的主要原因,在社会支持中的作用是相当大的。但是,它的作用更多的是间接促进作用,而不是直接作用于社会支持系统。科技通过创造新的物质和制度等方式来促进社会支持系统的发展和完善。科技支持是社会物质支持的重要保证,也是其他各种支持发展壮大的加速器。只有科技发展了,社会支持才能广泛地实现,社会支持才能扩大到社会的各方面,才能发挥其巨大的社会作用。科技支持是物质支持的动力。相对来说,追求科技支持的一般是企业和国家这样的大型社会组织。

精神支持是指社会支持系统中那些非物质的、比较抽象的、不易具体化的方面,主要包括:①文化支持:在精神支持中,文化支持无疑有重大作用。对于任何个人和组织来说,任何时候都需要文化支持。先进文化可以促进个人和组织迅速发展,同样的道理,落后的文化也会导致严重的社会问题。这就是现在越来越多的企业和国家重视文化教育的原因。虽然人们寻求文化支持的目的是获得先进文化和观念,但是在实际情况下,人们获得的却有可能是落后的文化和观念。因为文化具有一定的主观性,对于一种文化的先进和优劣的评价要看其在具体的环境和历史条件中发挥的作用。可以说没有差的文化,只有不合适的文化。所以,文化支持具有双重作用。另外文化支持具有阶级性,对于不同的阶级,同一文化有不同的解读,因此在获取文化支持的过程中要特别注意特定的环境和条件。但总的来说,对于所有的社会组成单位,文化支持都是必需的,也是渗透在社会其他支持之中的。②交往支持:人是社会的动物,人类要存在和发展就必须进行社会交往。从微观的角度来看,所有的个人和组织,通过社会进行活动的目的就是和他人进行社会交往。虽然社会交往有一定的工具性,在很多时候只是一种手段,是为了实现某种目的。很多时候,社会交往常常作为一种载体,一种其他社会支持实现的方式,甚至就是社会互动的目的,它是人和组织存在与发展的基础。因此,社会交往是社会支持的主要内容。③制度支持:由于现实社会中各种制度已经深入社会每个角落,各个组织和个人都需要按照制度行事,因此,合适的制度对于个人和组织的发展也有重大的作用。能否建立一个好的制度是社会支持能否有序进行的保证。在当今的法治社会中,宏观层面的社会支持一般通过社会制度的方式来实现,其作用也越来越大,并逐渐成为其他支持方式实现的规范和保障。如国家的法律制度就属于这一类。寻求制度支持是所有组织和个人的共同目的。但是,在当前社会中,能够实现这一目标的一般是有很强实力的个人和组织。对于一般组织和个人来说,要实现这个目标太难。④信仰支持:人总有非理性的时候,任何个人和组织都有自己的内在追求与最终目的,尤其是个人。在精神支持中,寻求信仰支持是一个重要组成部分,也是很多个人和组织寻求社会支持、参加社会活动的最高目标。没有信仰的支持,任何社会支持都不可能实现功能最大化。建立一个好的社会信仰支持体系,不仅有利于社会发展,而且对其他社会支持的促进作用也相当重大。

二、 社会支持的功能

社会支持的存在有其客观必然性,因为社会支持无论是对社会稳定和发展,还是对个人的全面发展,都具有积极的功能。总体来看,社会支持功能主要包括社会整合功能、社会导进功能、个人社会化功能和心理保障功能。

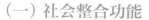

（一）社会整合功能

社会整合功能是指社会支持对于维护社会秩序的巨大作用。整合功能是维持社会秩序的基础。社会作为一个系统，良性运行和协调发展只是它的理想状态。实际运行中的社会并不完全按照人们的理想设计来运行，在社会不同的发展阶段，会产生许多不同程度的矛盾和问题。例如社会弱者的存在，大量社会弱者的基本生活条件得不到满足，就会出现剧烈的社会失调、动乱现象，社会整合也就难以保障。社会支持通过为社会弱者提供无偿救助，保障他们的基本生活，必然有助于社会整合的实现和社会主义和谐社会的建设。这种社会整合功能表现在以下三方面。

1. 价值整合功能 社会支持中的群体支持组织，其成员是因共同的目标和价值取向而集合在一起的，这类组织本身就提供了一个初级社会整合机制，有利于加强核心价值取向的凝聚力，使人们在社会支持方面形成大体一致的价值观念。

2. 规范整合功能 社会支持通常能给社会成员提供一套既定的行为模式，使人们的行为按照一定的准则和方向运行，从而维持社会秩序，保证人们共同生活的正常运行。

3. 结构整合功能 在中国社会转型时期，社会结构出现新的分化，由原来的同质性社会变成了一个异质性社会，实现社会整合已经显得越来越重要。社会支持中的国家支持，通过国民收入再分配，调节社会成员之间的物质利益关系，可以在一定程度上调节和缓和社会成员由于收入差距而引起的矛盾，减少社会分化程度，从而促进社会整合。

（二）社会导进功能

社会支持是一项推进社会进步的巨大社会系统工程，对于促进社会进步具有巨大的作用。社会支持的导进功能具体包含以下三方面。

1. 目标导进功能 通过开展社会支持活动，可以使社会成员认可社会导进的总目标和分阶段目标，使个人目标、群体目标与社会导进的总目标一致起来。

2. 机构和制度导进功能 为有效开展社会支持，必须建立各种切实有效的机构和制度，促进旧机构和制度的改革，从而促进社会制度的进步。

3. 文化导进功能 社会支持是一种传承和发展传统文化的重要方式。一方面，社会支持作为一种社会行为，可以通过自己的组织系统，把人类文化传给新加入社会的成员；另一方面，社会支持也是人类文化的一部分，它本身的延续，不仅可以使人类文化系统地保存下来，而且可以推进文化的发展。

（三）个人社会化功能

个人社会化是个人被动接受和主动选择社会的文化教化以实现自己的社会性的人生发展的全部过程。个人社会化的基本内容包括生活技能社会化、价值体系社会化、行为规范社会化和社会角色社会化。而社会支持则包括人们生活的知识和经验、人生价值取向、行为规范和角色模式等内容的一套行为规范体系。社会支持的大力发展，必将使人们得到被动教化，必将为个人行为选择价值观、确定行为规范创造良好的环境和条件。

（四）心理保障功能

社会网络是个体精神生活的主要场所，它能广泛地为个体提供各种精神支持。这些精神支持，对消除个体的心理紧张、降低其孤独感和情绪敏感性等方面有着不可替代的作用。

总之，无论是从社会层面，还是从个人层面看，社会支持都具有积极的作用，社会支持是促进个人全面发展和社会稳定、进步的客观需要。

三、 社会支持的作用机制

到目前为止,已有许多研究证实了社会支持与个体心理健康状态之间的联系。但在社会支持对个体心理健康的影响或作用机制方面尚有分歧,存在着以下 3 种不同的观点和假设模型。

(一)主效应模型(the main-effect model)

该模型认为,社会支持具有普遍的增益作用,其作用在于维持个体平时良好的情绪体验和身心状况,从而有益于心理健康。无论个体是否面对压力情境,高的社会支持总伴随着良好的身心状况;无论个体的个性因素如何,个体已有的社会支持水平如何,只要能够增加社会支持,就必然能够导致抵御心理压力的能力提高,从而帮助其整体健康水平的提高。

(二)缓冲器模型(the buffering model)

该模型认为,社会支持仅在应激条件下与个体身心健康发生联系,它缓冲压力事件对身心状况的消极影响,保持与提高个体身心健康水平。作为缓冲器的社会支持常常是通过人的内部认知系统发挥作用的。具体而言,社会支持可能在压力事件与健康状况的关系链条的两个环节上发挥作用:一是社会支持可能作用于压力事件与主观评价的中间环节上。如果个体受到一定的社会支持,那么他将低估压力情境的伤害性,通过提高感知到的自我应付能力,降低对压力事件严重性的评价。二是社会支持能够在压力的主观体验与疾病的获得之间起到缓冲作用。比如,它可以提供问题解决的策略和方式,降低心理应激水平,从而减轻压力体验的不良影响。社会支持的缓冲作用既可能是一般性,也可能是特异性。一般性是指任何一种社会支持对任何一种压力事件都能起缓冲作用;特异性是指某一特定的社会支持对某一特定的压力事件起缓冲作用。

上述两种不同理论模型反映出社会支持的两种基本功能,即维护健康和预防疾病这两大功能。如果说主效应模型倾向于维护身体健康这一功能的话,那么缓冲器模型则更倾向于预防身心疾病发生这一功能。

(三)动态效应模型

该模型认为,原有的社会支持主效应与缓冲模型都不符合实际情况,应将社会支持和压力同时作为自变量,通过直接或间接作用对身心健康水平起作用,压力与社会支持的关系是相互影响和相互作用的,这种关系还会随着时间的改变而发生变化。社会支持的动态模型在 Munroe 等的研究中得到了较好的证明,研究发现,社会支持、压力与身心健康之间存在着复杂的交互作用,且这种影响会随着实际的改变而变化。因此,研究者认为社会支持、压力与身心健康的关系并不是简单的直线关系,有时可能是曲线关系。

四、 康复患者的社会支持网

康复患者作为弱势群体,其问题的根本症结之一是所拥有的社会资源(包括财力、人力、物力、权力、能力、信息等)整体匮缺,由此导致其生活质量的低下与承受力的脆弱。因此,如何有效地帮助康复患者获得其所需资源,应是社会支持的基本出发点与工作目标,而社会支持网模式可在一定程度上克服单向式社会支持模式的缺陷。社会支持网是社会网络的一种形式,社会网络是由个体间的社会关系构成的相对稳定的体系,而社会支持网是指个人能从中获取各种资源支持的社会网络,行动者从网络成员那里获取个体自身并不拥有的资源,来解决日常生活中的困难并渡过危机,维持日常生活正常运行,这些网络成员也就构成了个人的社会支持网。人的需要是多方面的,多方面的需要是以社会支持网来满足的。大部分学者认为,"个人的社会支持网是由具有相当密切关系和一定信任程度的人所组成的。社会支持网在规范个人的态度和行为时发挥着重要的影响,它也是个人的一种重要的社会资源。社会支持网不仅能够为康复患者提供基本的生活保障,而且也能为其提供所需的精神需要。同时,社会支持网还是实现康复患者社会参与的主要平台。因此,整合各种社会资源,构建一个完善的社会网络系统,对残疾人的生存与发展状况的改善具有决定性的作用。社会支持网能改善康复患者的经济生活水平,丰富康复患者的精神生活,提高康复患者的社会参与程度。健全各种规章制度,积极维护康复患者的合法权益,严格落实好各项优抚政策,可以使康复患者的生活得到保障;争取社会各行各业及各方面的支持,在医疗卫生、工作、生活、人际关系等各方面提供足够的资金、优良的设施、宽松的环境,使残疾人能享有健康人的同等权利,可以使其婚姻、家庭、事业等有所保障;大力开展各项文娱活动,可以使康复患者积极参与到丰富多彩的生活中,克服心理障碍,增强信心,培养乐观的人生态度,促进康复患者的身心康复。

社会支持网的结构即社会支持的来源,是指个体所具有的社会网络的构成和在这个网络中有可能为个体提供帮助的其他个人、群体或社会组织的可获得性。

目前,我国关于康复患者的社会支持体系基本形成。这一体系是一个以家庭支持为基础,以政府支持为保障,以非政府组织与社会个人支持为补充的基本社会支持网络。其中,家庭支持是康复患者生存与发展的根本力量源泉,是我国康复患者社会支持的第一道防线;政府则通过一系列政策与措施,保障残疾的预防与康复患者的康复,保障康复患者的基本生活与社会参与,是康复患者社会支持的第二道防线;非政府组织与社会个人则为康复患者给予了大量物质上的帮助以及精神上的支持,帮助他们更好地融入社会,是康复患者社会支持的第三道防线。这三道防线各有侧重,互为补充。

(一) 政府

目前我国促进康复患者就业的各项保障措施中,政府发挥着主导作用。在计划经济体制下,社会资源(包括福利资源)高度集中于政府手中,形成了权力与责任的高度统一,政府必须对民众的需求提供支持。人们所需要的重要的社会支持都必须依靠政府及其代理人——单位来获得。改革开放以来,政府角色开始发生转变,这集中表现在"小政府、大社会"模式的构建以及政府对"社会福利社会化"这一政策目标的诉求上。但是,与原有计划经济体制相适应的福利资源分配体制依然在相当程度上继续发挥作用,政府仍然是主要的社会资源占有者。因此,政府在康复患者社会支持系统中仍发挥着主导性的作用。从支持的内容来看,政府为康复患者提供的支持主要是社会保障制度及政策性支持。中国从宪法、基本法、行政法规和就业行政规章等四个层次对残疾人就业作出了相关规定。如相继出台的《中华人民共和国残疾人保障法》(1990)、《中华人民共和国劳动法》(1994)、《中华人民共和国就业促进法》(2007)、《残疾人就业条例》(2007)、《残疾人就业保障金管理暂行规定》(1995)、《关于进一步做好残疾人劳动就业工作的若干意见》(1999)、《关于积极扶持残疾人个体就业或自愿组织起来从事个体经营的通知》(1999)《劳动保障部等部门关于进一步做好残疾人劳动就业工作若干意见的通知》(1999)《中国残疾人事业"十五"计划纲要(2001—2005)》(2001)、《中国残疾人事业"十一五"发展纲要(2006—2010)》(2006)、《财政部 国家税务总局关于促进残疾人就业税收优惠政策的通知》(2007)、《国家税务总局 民政部 中国残疾人联合会关于促进残疾人就业税收优惠政策征管办法的通知》(2007)等。

（二）社团组织

随着现代化进程的加快以及市场经济的推进,社会整合与分化的程度在不断提高,与之相适应,各种社团组织在社会中所起的作用也越来越大,它对康复患者的支持作用也越来越明显。社团组织主要是指联结政府与社会组织及个人的社团,即"具有某些共同特征的人相聚而成的互益组织,具有非营利和民间化两种基本的组织特性"。①国外的社团组织非常发达。美国 1989 年底各种社团共有 21 911 个,而中国全国性的社团 1991 年底申请登记的仅为 1100 个,批准登记的为 800 多个。②福利社团组织在西方很多国家中处于重要的地位,在各类社团中位居前列,康复患者等社会弱者的救助工作在很大程度上由福利社团来承担,它们主要以自愿劳动提供的物质支持方式负责对社会弱者进行扶助。但当前中国社会中这类福利团体,如慈善性组织则尚未完全发育起来,专业社团支持康复患者的功能相对较弱。

另外,中国残疾人联合会(以下简称"残联")这一规模较大、层次较高、功能较强的组织在本质上具有社团组织的特征,但是由于特殊的历史原因,它们与政府的关系极为特殊,从编制到人员、经费的管理等均与政府的体制基本一致。然而从本质上来说,残联仍属于社团范围,它的章程也将自己规定为社团,可以称为典型的官办性社团。残联在支持残疾人就业方面发挥了极大的作用,它把提供福利、救助康复患者作为自身的义务,在许多方面配合基层组织和单位承担了西方社会福利社团的功能。

（三）社区支持

所谓社区,就是指聚居在一定地域内、发生一定的社会关系,进行各种社会活动、有特定的生活方式和文化并具有成员归属感的人群所组成的相对独立的社会实体。在我国,基层社区主要是指街道、居民小区和村这一层次,而基层社区组织主要是指具有半官半民性质的街道办事处、居委会、村委会等。这类社区是中国社会的基层组织,一方面具有正式组织的特征,另一方面又具有邻里互动的地缘特征。

我国的基层社区自新中国成立以来就一直作为中国基层组织而存在着,并且承担了大量基层的福利工作,如调解居民纠纷、发放救济款、救助贫弱者、帮助生活困难群众等,因而成为残疾人的主要支持因素。

中国社会注重人伦、人情的传统文化基础,是开展社区支持的情感和人文资源。随着政府职能的转变和单位功能的淡出,大量的"单位人"转变为"社会人",社会成员正在重新回归社区,社区成为残疾人社会生活的主要空间,也成为社会支持资源的主要聚集地。

（四）家庭及社会关系网

在我国,由于整个社会处于现代化的初级阶段,社会保障体系还不完善,社会工作也刚刚开始发育,对于康复患者的救助制度与西方发达国家相比还很不健全。但是,我国对于弱势群体的支持有自己独特的方面,其中家庭就是一个特别突出的支持因素。虽然家庭在任何情况下对残疾人都是重要的支持因素,但是在中国,家庭家族观念之强为世界少有,由此延伸出来的亲情伦理对中国的渗透力也是巨大的。这不仅可以从社会基本单元出发成为一种救助力量,而且可以进一步延伸为准亲情、准伦理的社会救助力量。特别是目前由于我国的经济发展水平比较落后,国家对康复患者的支持力度与范围还比较有限,家庭在经济、信息、情感等残疾人就业所需的各项支持中都承担了很大一部分功能。

另外,由于社会关系网络对劳动力市场的嵌入性,使得劳动力市场中充满着各类社会因素,劳动力市场并不是一个纯粹的经济领域,各种社会关系网络对当前的劳动力市场产生了重大的影响。

良好的社会网络支持是提高康复患者生活水平的基本保障。康复患者是一个特殊的社会群体,其生活状况的好坏取决于社会网络的支持力度。因此,要提高康复患者的生活水平,就必须构建一个全方位、完善的社会网络系统。它包括政府主导下的社会保障体系、非政府组织提供的社会支持、家庭及个人支持。政府（国家）支持是总体性社会支持系统的主体。社会保障是一种典型的政府支持。政府支持具有不同于其他主体支持的特点：政府支持是由按照科层制原则组织起来的政府机构实施的支持，其组织化程度远高于其他主体支持；政府支持客体范围大，要覆盖国家范围内所有弱势群体；政府支持内容范围比其他主体小，只能提供最基本的支持；政府支持以立法手段实现，手段不太丰富；政府支持强制性非常明显，一旦以立法形式确定下来，就必须按照法律程序予以执行。非政府组织支持是社会支持的重要内容，是社会支持系统的主体之一。社会支持系统能否广泛、持久地发展，与非政府组织的参与程度有很大的关系。非政府组织支持的特点是：组织化程度高于家庭及个人支持，低于国家支持；内容手段丰富，可提供多样性支持；不以营利为目的的非政府组织支持是自发组织形成的，自发性十分明显。家庭及个人支持是社会支持的有益补充。家庭及个人支持系统是指以个体为中心建立起来的各种社会网络所提供的支持，包括血缘关系系统（家庭成员、亲戚等）、地缘关系系统（邻居、老乡等）和业缘关系系统（同事、同学等）。与政府、组织、社团相比，家庭及个人支持总是略显单薄一些，但是由于个人的数量极为庞大，而且其以个体间的直接互动为基础，因此，家庭及个人支持的力量和影响是不可低估的，并且从一定意义上讲，它体现了社会支持系统最基本的特征。这样构建的社会支持系统共同努力，相互协作，给康复患者最大的支持。

第四节　慢性疾病和残疾的家庭照顾

　　家庭是人类社会最基本、最重要的一种组织形式，是由具有血缘或姻缘的亲属结成的自然交往圈。作为社会生活的基本群体，家庭的含义不仅是亲属关系的存在，共同生活也是其基本要素。家庭是康复患者社会支持网的基础。家庭作为一个整体，对康复患者身心遭受的伤害能够起到缓冲和防护的作用。在康复患者的社会支持网中，家庭的作用不可替代，是全方位的。有关家庭的定义，一般学者认为：家庭是两人或两人以上因婚姻、血统或收养关系而组成的一种团体，它不但是社会团体中最小的一个基本单位，也是父母子女共同生活、赖以生存的处所。1981 年，弗里德曼（Friedman）又给予家庭一个较广义的定义，即家庭是由两人或更多人所组成，其在情绪上互相影响，而且居住在一起。现今社会学家对家庭的观点："家庭是一种初级的社会文化系统，由一个成人与一个或一个以上可以是成人或小孩的成员所组成，其成员之间在情感及身体上有共同的承诺，且彼此享用共同的时间、空间与金钱等资源。"婚姻关系是最重要的社会关系之一，如果婚姻关系丧失，就意味着缺乏稳定的社会支持。

　　越来越多的慢性疾病患者在病情稳定后即带着一定的残疾出院康复，他们的日常生活活动不得不依赖于家人的照料。这就意味着家中的这些照料者的素质及康复知识水平对患者的康复进程以及康复效果有着相当大的影响。由于我国社会保障制度对康复患者的保障力度还不够，以及康复患者就业还不够充分，导致了康复患者对家庭支持的依赖性很强。家庭支持系统对康复患者的支持主要有：社会化支持、物质支持、精神支持。

（一）社会化支持

　　对于绝大部分人来说，家庭是其第一社会化的重要场所。而家庭对康复患者的社会化支持更为重要。其原因在于，其他社会化因素，如学校、社区、媒介等对康复患者的社会化作用比对健全人的影响要小。家庭的社会化支持贯穿康复患者任何年龄阶段,包括以下几方面:一是提供社会角色的社会化支持。家庭成员积极引导鼓励康复患者在康复患者的角色下,敢于挑战、承担社会所要求的其他角色,完成自己的角色任务,从而推动康复患者向社会靠拢的主动性。二是深化行为规范的社会化支持。很多康复患者(特别是儿童康复患者)由于疾病的原因导致社会活动参与少,并且对于信息的获取不如正常人方便,这使得他们对社会行为规范缺乏认识。一旦他们参与到社会当中,就可能发生无意识的违反社会规范行为,造成他人对康复患者的误解,进而造成康复患者对他人的误解甚至敌意,不利于康复患者的社会融入。因此,家庭成员对康复患者行为规范的教导,有助于康复患者与社会的良性互动。三是实现价值体系的社会化支持。价值体系的社会化将有利于康复患者认识到什么事情是对的,什么事情是错的;什么事情是可以做的,什么事情是被禁止的;什么事情是不利于自己发展的,什么事情是可以使自己脱掉社会标签而成功的,要让康复患者形成既具有大众化的、又有其自我特色的一套世界观、价值观与人生观。四是提高社会技能的社会支持。社会技能是康复患者赢得独立性的一个重要反映指标。康复患者的社会技能,虽然可以通过参加社会活动和其他有针对性的培训获得,但是家庭的支持和培养仍然是最基础和最重要的。家人应该传授康复患者一些基本的生活技能,并持之以恒地训练直至他们掌握这些社会技能,建立康复患者对生活的信心。

(二)物质支持

家庭是康复患者社会支持网首要的层面,家庭对康复患者的经济支持,是所有支持的核心,康复患者在社会生活上几乎离不开家庭的经济支持,如衣食住行、疾病治疗、教育休闲等。例如截瘫患者失去劳动能力,其经济来源直接来自家庭其他成员,包括配偶、子女以及双方父母等。

(三)精神支持

家庭是一个相对独立的社会体系,家庭环境是人们维持健康的重要条件,当人在遇到困难、挫折时,家庭是其最大的精神支柱。家庭对患者的抑郁情绪有缓解作用。例如脊髓损伤患者由于肢体残疾,很少有机会参与社会活动,导致在客观上和主观上与社会和其他人群隔离,很容易产生心理障碍,如孤独、自卑、绝望感、空虚感,严重者可致抑郁症。在关于康复患者心理疾病的研究中,多显示家庭可缓解康复患者的情绪问题,提高其社会适应能力与融入能力。

家庭作为个人与社会的连接点,对家庭成员的健康起着非常重要的作用。家庭作为在生活中同康复患者联系最为密切的一级组织,它所提供的支持是最为全面、入微的,不仅包括经济支援、训练帮助、日常照顾等,还包括情感、交流等非正式的社会支持。家庭成员的态度往往直接影响患者的情绪,家庭和社会的支持程度及家属的认识水平对康复患者的康复、生活质量、预后密切相关。良好的家庭支持,能使患者病情稳定,自理能力增强,积极主动地参与康复治疗,保持正常的人际交往,得到应有的尊重和帮助,维持良好的社会功能,促进患者康复。需要引起重视的是,家中这些照料者的素质及康复知识水平对患者的康复进程以及康复效果有着相当大的影响。因此医疗机构需要尽可能地把相关知识传授给家庭照料者并指导他们采用正确的方式照料患者,同时对于家庭照料者心理状态的关注也是有益的。

有效的家庭干预能改变家属对患者的认识、理解、期望和态度,家属运用知识为患者创造较佳的康复环境及发挥积极的监护作用,增强作为监护人的责任义务感,提高对患者的照料能力、应对技巧的家庭职能,增加患者与家属之间的情感交流,能够最大限度地发挥家庭照顾的良好作用,对患者的照顾更为积极、有效,减低患者的感觉负担和痛苦。由此其治疗依从性也会增加,从而增加了患者的稳定性,有利于改善患者的社会功能,提高患者的生活质量,促进患者全面康复。提高家庭功能也可以从相互交流中取得启迪和帮助,利于照料者自身情感交流,削弱过重的负面情绪,也有助于减少医疗费用的开支,减轻家庭负担。

现在所提出的发展型家庭政策强调的是为那些拥有家庭的社会成员提供帮助,从而使个人更好地发挥其角色作用,家庭也能够更好地行使其职能。注重家庭是中国社会的传统,可以说,家庭是中国社会最有价值的资产,建构发展型家庭政策在中国有着丰厚的本土资源。

建构发展型家庭政策的关键,是在全社会形成一个支持家庭、投资儿童的社会环境和制度体系,形成一个政府、市场组织、社区及公民社会组织等都有责任、动机和行动来支持家庭、帮助家庭更好地行使其责任的制度框架。在这一框架中,政府的作用是最重要的,因为对家庭和康复患者的支持是从社会的长远发展目标和整体利益为出发点的投资,所以,只有政府才有能力促成这一框架的建立,并在这一框架中发挥主导作用。

首先,政府要在经济上支持家庭。为家庭特别是康复患者的家庭提供经济帮助是发展型家庭政策的重要组成部分。为康复患者提供照顾对于任何一个家庭来说都需要花费很多资源,这些资源的短缺是影响家庭功能和患者康复的重要因素。如果政府能够通过税收政策对这一成本予以承认,不仅是从经济上对家庭责任的有效支持,也是社会公平的体现。例如,可以采取以家庭为单位的税收制度,针对不同类型和需要的家庭,将家庭为康复患者提供照顾的成本考虑在内。另一方面,要在一些基本社会服务领域采取支持性措施,以降低照顾康复患者的成本,如通过增加教育培训和医疗等社会服务的投资或有关的制度创新,以支持家庭承担其功能。

其次,政府要鼓励或要求工作单位制定有利于职工行使其家庭责任的工作制度。需要形成这样一个共识:帮助职工实现工作和家庭责任的平衡是企业的社会责任之一;对于企业来说,必须有效地承担社会责任,才能实现共同发展的目标。现实中,家庭的很多需求往往具有偶然性和阶段性,与工作单位的要求经常发生矛盾。实践证明,这些矛盾是造成家庭功能弱化和职工工作效率降低的原因之一。政府可以要求工作单位在其工作制度中充分考虑职工的家庭责任,采取弹性工作时间或灵活的家庭责任假期等。这样做,不仅有助于职工更好地行使其家庭责任,使工作单位有效地承担一定的社会责任,还可以鼓励和引导工作单位将职工视为资本,从而谋求更长远的发展。

最后,在社区建设中需要注入家庭政策概念,政府要以社区为依托、把增强家庭功能和促进患者康复需要的家庭服务作为目前社区建设中的重要内容。当前,面向家庭的服务还没有形成明确的政策性概念,自然也没有将其置于优先性的位置上。归根到底,社区建设的目的是为家庭及居民提供一个良好的、支持性的社会环境,而稳定和健康的家庭是社区稳定和发挥功能的基础。可以说,家庭是承接社区建设诸种功能的基础结构,也是进行社区建设最好的切入点。

第五节　康复与文化

文化(culture)是指某一民族或群体共享的世界观或模式,经社会传递影响人们的价值观、信仰、风俗习惯和行为方式,并且反映在某一群体的语言、服饰、饮食、社会习惯等方面,对人的思维和行动具有很强的支配力。"康复文化"主要是指与康复患者康复事业有关的社会意识形态,包括理念、观点、意识、精神、风尚、态度,也包括道德规范和行为,以及与之相适应的制度和组织机构。不同的社会文化背景对康复患者的态度有所区别,社会对康复患者的看法、态度以及他们能够获得的帮助反映了社会的文明程度。积极、包容的康复文化通过增强康复患者的康复信心,推动和保障康复患者的权利,提供不同类别的康复场所,增加康复患者回归社会的多种途径而促进个体康复。而对康复患者的歧视、不公正待遇,甚至虐待、遗弃等消极态度会使康复患者自尊心下降,觉得自己处于孤独无助状态,直接影响康复效果并易导致情绪障碍的发生;康复设施和康复途径的不便利会加重康复患者缺乏保障和安全的感受,使其不愿意与外界事物接触,进一步加重功能丧失,形成恶性循环。因此,先进的"康复文化"体现了人文关怀精神和社会的文明程度,也是推动康复患者事业发展、促进其全面康复的基础和动力。

现代的康复文化包含了以下要素:参与包容的共融精神;尊重理解的平等观念;扶弱助人的关爱风尚;独立自强的康复意识。此外,为康复患者组织文化活动和提供文化服务以提高康复效果和生活质量,也属于康复文化的内涵。先进的"康复文化"的培育和发扬的过程,是一个文化改革和文化建设的过程,有赖于政府的倡导和全社会的参与,而各类康复机构(包括康复医疗机构)和各种康复患者组织尤其具有重大的推动作用。

纵观新世纪国际康复文化发展的普遍性的大趋势,可从以下几方面着手,加强康复文化建设:

(一)以地方政府为主导的文化建设和法律法规制定

政府在康复活动中起主导作用,通过加强康复文化的建设,引导社会营造良好的康复氛围。同时,完善康复相关法律法规,明确不同机构在康复患者康复中的职能,设置相应的康复人员岗位,保障康复患者的合法权益,促进康复活动的社会参与。保证相关的法律法规落实和执行,特别是保障康复患者享有的参与社会活动的权利。这是康复文化建设的法律保障。

(二)以康复机构为主体的康复文化建设

康复机构,包括各类康复中心、康复患者日间照料中心、康复医院、综合医院的康复医学部(科)等,由于直接面向康复患者,提供康复服务,促进康复患者的全面康复,更应成为全社会培育和发扬先进康复文化的栋梁,充分发挥其独特作用。

1. 在领导思想和管理策略上重视文化的元素,树立"文化力也是一种康复力"的观念,把康复医疗机构的文化环境建设成为无障碍、促进康复的文化环境。

2. 在康复医务人员中,弘扬康复道德风尚,使他们既堪当妙手仁心的功能康复专家,又善当言传身教的康复文化教师;不仅努力从生物医学途径和生物工程学途径争取更好的康复医疗成果,而且重视从心理 - 社会 - 行为科学的领域支持康复患者全面康复。

3. 按照环境心理学的原则,把康复医疗机构的环境营造成一个开放的环境(对康复患者信息开放、院内院外人际关系互动开放,从物质上、心理上、技术上建设一个无墙的康复中心),活跃的环境(有足够的室内外场地和设施以及丰富的环境,便于康复人士参加活跃的康复治疗活动、社会 - 文化活动),个性化的环境(每个康复住院患者有足够自己支配的空间和自由布置自己的房间或床位范围,以增强自尊心和主体意识),以及学习的和环境(培养自立、自强的心态和发展潜在能力)。

4. 采用"过渡性康复"的模式。为了帮助患者增强康复的信心和能力,促进其逐步从机构过渡到回归家庭、共融社会,康复机构(尤其长期住院康复的机构)要实施一系列过渡性康复计划:如综合性的独立生活训练计划、家庭和个人参与康复计划、康复咨询及心理辅导计划、康复工程辅助计划、院内康复人士互助小组计划、院内康复文化娱乐体育计划。

5. 通过机构内环境的文化装饰、文化修建,营造院内浓厚的康复文化氛围。如在院内设置康复文化走廊、康复文化墙、康复文化馆或文化室,以书法、美术、摄影照片、图片、雕塑、实物等形式展示古今中外杰出康复患者的风范,成就及名言荟萃、康复励志格言,以及现代康复事业成就等,借以宣扬康复文化精神、培育先进康复文化。

6. 建立院内康复文化建设管理和运营的常设机构(一般可与社会工作科或公共关系科或文宣科等合并而设),既负责院内的康复文化建设计划的制订、执行、管理,也负责对外宣传和与社会团体及媒体联系合作,甚至以本院的网站为平台,参与社会上的宣传教育,在弘扬康复文化方面作出独特贡献。

(三)以社区为支持的康复文化体系

康复最终的目的是实现康复患者的全面回归,减轻和防止由疾病引起的功能障碍、活动能力低下和由此蒙受的社会性不利。因此,作为康复患者生活的主要场所——社区,要形成相应的康复文化体系。以多种形式、多种媒体传播方式宣扬康复文化精神,增加社区内各类康复设施的可获得性,促进康复患者在社区活动中的参与,真正使康复患者得到生活质量的改善并最终回归社会。

(谭立文)

第四章
常用临床心理评估

04章

第一节　心理评估方法

在患者康复的整个过程中,心理评估是不可缺少的手段,它不仅能对临床诊断、治疗和康复技能训练提供正确的科学的依据,还可对康复的效果予以客观评估。

一、心理评估概述

(一) 心理评估的概念

在康复治疗过程中,依据心理学的理论和方法测试与评定康复患者的心理活动情况和心理特征,称为心理评估(psychological assessment),亦称康复心理测验。

(二) 临床心理评估的目的

康复心理评估的目的是:①了解康复患者的心理、行为和智力是否正常,如有异常,则评定其异常的范围、性质和程度,以评估实施康复的可能性和预后,为制订心理康复计划提供依据;②了解康复患者的智力,判断其掌握康复训练和个人适应的潜能,以便正确地制订康复治疗目标;③了解在康复治疗过程中的心理活动,心理状态和人格特征上的反应,以利于及时调整康复程序,争取良好的康复效果;④研究康复患者的心理变化规律等。

(三) 临床心理评估的方法

1. **观察法**　观察法(observation method)是通过对被评估者的行为表现进行直接或间接(通过摄录像设备等)的观察或观测而进行心理评估的一种方法。观察法的依据之一是人的行为是由其基本心理特征所决定的,因此是稳定的,在不同的情况下也会有大致相同的反应。

观察法可分为自然情境中的观察和特定情境下的观察两类。自然情境指的是被观察者生活、学习或工作未被干扰下的原本状态。在自然情境下对被评估者进行观察有时是十分必要的,因为当事人或其周围的人所提供的情况很可能与实际情况不一致,而需要评估者在实际情境中进行观察,加以判断。自然观察虽然有效,但也面临着一些困境。一是评估者到被评估人的自然生活情境中去观察实际上有许多困难和麻烦,同时也在干扰及影响被观察者的反应,失去了一定的自然真实性。如果偷偷地观察,不让其发现,又面临着道德和法规的约束,有时是不被允许的。

观察的另一种方法是特定情境下的观察。特定情境的含义有两方面,一是平时很少遇到的、比较特殊的情境,如遇到大的灾难、身处战场、面临重大的考试或比赛等,在这样的情境下,一个人面临重大的考验,往往会表现出比较典型的、特殊的行为反应,对考察一个人的心理品质十分有意义。但这样的情境比较难遇到,也较难控制。另一个含义是心理评估者人为设置的、可以控制的情境,在这样的情境下观察并记录被观察者的反应。此种方法用得较多,如对儿童行为的观察,以及对一些特定人群的行为观察,如入院的精神障碍者、需要司法鉴定的犯罪嫌疑人等。观察的方式可采用比较传统的"单向玻璃室",即被观察者在一间房间活动,观察者在另一间房间可以通过一个单向的玻璃窗看到他们的活动,而被观察者却看不到观察者。

2. **会谈法** 会谈法(interview method)也有称作"交谈法""晤谈法"等。其基本形式是主试者与被评估者面对面的语言交流,也是心理评估中最常用的一种基本方法。会谈的形式包括自由式会谈和结构式会谈两种。前者的谈话是开放式的,气氛比较轻松,被评估者较少受到约束,使他们有更多的机会表述自己的想法。所不足的是用时相对较多,有时会谈内容可能较松散,影响评估的效率。结构式会谈是根据评估目的预先设计一定的结构和程序,谈话内容有所限定,效率相对较高。一般可编制一个评估大纲或评估表,在会谈时逐项提问,再根据受试者的回答进行评定。结构式会谈的最大优点是节省时间、效率高,但有时也会使被评估者感到拘谨,有例行公事的感觉。

会谈是一种互动的过程。在会谈中评估者起着主导和决定的作用。因此,评估者掌握和正确使用会谈技巧是十分重要的。言语沟通中包含听与说,听有时比说更重要。评估者要耐心地倾听被评估者的表述,抓住问题的每个细节,还要注意搜集被评估者的情绪状态、行为举止、思维表达、逻辑性等方面的情况,综合地分析和判断,为评估提供依据。

3. **调查法** 调查法(survey method)的含义是当有些资料不可能从当事人那里获得时,就要从相关的人或材料那里得到。因此,调查是一种间接、迂回的方式。当然,有些资料即便可以从当事人那里获得,但可信度不够时,也需要再进行调查以便印证资料的可信程度。

根据调查的取向可分为历史调查和现状调查两类。历史调查主要是了解被评估者过去的一些情况,如各种经历、表现、所获得的成绩或惩处、以往的个性、人际关系等。调查的方式一般侧重于档案、书信、日记、各种证书、履历表以及与当事人有关的人和事等。现状调查主要围绕与当前问题有关的内容进行,如在现实生活中的表现如何,适应能力的水平等,以与当事人关系密切者(如同学、同事、父母、亲友、老师、领导、兄弟姐妹等)为调查重点。

调查方式除一般询问外,还可采用调查表(问卷)的形式进行。调查法的优点是可以结合纵向与横向两方面的内容,广泛而全面。不足之处是调查常常是间接性的评估,材料的真实性容易受被调查者主观因素的影响。

4. **心理测验法及临床评定量表** 心理测量是依据一定法则,用数量化手段对心理现象或行为加以确定和测定。心理测验是一种心理测量的工具,心理测量主要采用量表的形式进行。量表由一些经过精心选择的,一般能较正确而可靠地反映人的某些心理特点的问题或操作任务所组成。测量时让受试者对测量内容作出回答或反应,然后根据一定标准计算得分,从而得出结论。

在心理评估中,心理测验(psychological test)占有十分重要的地位。尽管前述的一些基本方法(会谈法、调查法、观察法)应用普遍,但是这些都无法取代心理测验的作用。因为测验可对心理现象的某些特定方面进行系统评定,并且测验一般采用标准化、数量化的原则,所得到的结果可以参照常模进行比较,避免了一些主观因素的影响,使结果评定更为客观。

评定量表与心理测验有许多相似之处,如大多采用问卷的形式测评、多以分数作为结果的评估、以标准化的原则为指导等。但评定量表与心理测验的显著不同在于评定量表强调简便、易操作、使用方便,因此其在编制的理论指导方面要求并不严格,测验的材料也无须严格保密,允许出版发行,量表使用者无须经过特殊培训即可使用量表,评定量表的应用也比较广泛。

（四）心理评估的一般过程

心理评估的目的不同，其一般程序也有所区别。但无非是根据评估目的收集资料，对资料和信息进行加工处理，最后作出判断这样一个过程。以临床心理评估为例，它与医学诊断的过程十分相似，包括：

1. 确定评估目的 首先要确定来访者或提出评估要求的人首要的问题是什么，进而确定评估目的。如要了解学习困难的原因就需要鉴别学生的智力水平或人格特征；在临床进行心理咨询时，首先也要对来访者作出有无心理障碍的判定。

2. 明确评估问题与方法 详细了解被评估者当前的心理问题；问题的起因及发展；可能的影响因素；被评估者早年的生活经历、家庭背景以及当前的适应、人际关系等。这与医学病历的书写包括主诉、现病史、既往史、家族史等内容很相似。当然关注的中心是心理问题，所涉及的内容也更广泛。在这一过程中，主要应用心理评估的调查法、观察法和会谈法。

3. 了解特殊问题 对一些特殊问题、重点问题的深入了解和评估，这类似于医学诊断过程中的生理生化检查。除进一步应用上述方法外，还主要借助于心理测验的方法，有时还用"作品"分析法。

4. 结果描述与报告 将前面所收集的资料进行分析、处理。要写出评估报告、作出结论，并对当事人及有关人员进行解释，以确定下一步对问题处理的目标。

二、 心理测验

（一）标准化心理测验的基本条件

心理测验的标准化是指减少测量误差，使测量结果可靠和有效。所谓测量误差（error）是指与测验目的无关的因素所引起的测验结果不稳定或不准确的效应。心理测验的误差来源主要有三方面。

1. 施测条件 测量环境的好坏及各种条件是否一致会给测量结果带来很大影响，显然，在一个嘈杂、有许多意外干扰，过冷（或过热）的环境中测量，会使受试者的注意力不能集中，感到不适和厌烦。如果测量的标准不一致，有时限制时间而有时又不限制时间，或者随意调换测验程序等，都会使结果出现较大偏差。

2. 主试者因素 主试者是测验的主持人，前面提到的施测条件和方法都要靠主试者来掌握。因此，测量的准确与否与主试者有很大关系。主试者的主观因素也会影响到测验误差。如主试者对受试者的偏好态度、对结果的预期等，都会影响到受试者的反应；主试者情绪的好坏、疲劳与否以及前后对比效应等也会影响到对评分标准的掌握。因此主试者需要经过标准化的训练，以避免这些干扰因素。

3. 受试者因素

（1）应试动机：受试者应试动机的强弱会直接影响测验成绩。如果一个受试者对测验毫无兴趣，只是被动作出反应，甚至消极对抗，其结果如何是可想而知的。所以一般在做心理测验之前，要使受试者明确测验的意义，充分发动其应试动机，以保证测验顺利完成并得到真实结果。

（2）测验焦虑：测验焦虑是受试者在测验前或测验中的一种紧张体验。这种紧张体验在一定强度下有助于测验成绩的提高，但过分强烈则使注意力不能集中而影响测验结果。

（3）生理状态：受试者在施测过程中的机体状况，如疲劳与否，有无其他不适等也会影响测验成绩，带来误差。所以测量应选在受试者身体健康、体力充沛时进行，每次测量时间也不应过长。

4. 信度、效度及常模 标准化心理测验的技术指标主要有信度、效度及常模等。

（1）信度（reliability）：是指一个测验工具在对同一对象的几次测量中所得结果的一致程度。它反映工具的可靠性和稳定性。在相同情况下,同一受试者在几次测量中所得结果变化不大,便说明该测量工具性能稳定,信度高。就像我们测量一个物体的长短,如果用钢尺量,则几次量的结果都会是一样的;但如果用松紧带来量,则可能有时量长,有时量短。

(2)效度(validity):指一个测量工具能够测量出其所要测东西的真实程度。它反映工具的有效性、正确性。如测量一个人的智力,如果选用的工具不是一种公认的智力测验,而是某门功课的考题,这样几次测量,虽然得分可能一致(信度高),但得到的却是一个人掌握某门功课的知识而不是智力(尽管二者有些关系)。所以我们要对一个人的心理品质进行测量,首先要选用效度高的工具。

信度和效度是一个测量工具优劣的两项最基本指标。信度、效度很低或只有高信度而无效度的测验都会使测量结果严重失真,不能反映所测内容的本来特点。因此,每个心理测验工具编制出来后都要进行信度和效度检验(一般以相关系数来衡量),只有这两项指标都达到一定标准后才能使用。

(3)常模(norm):是指某项测验在某种人群中测查结果的标准量数,即可比较的标准。有了常模,一个人的测验成绩才能通过比较而得出是优是劣,是正常还是异常。如正常人的体温一般不超过37℃,血压范围在120/80mmHg左右,这些参数可以称作生理常模。

由于人的心理现象较生理活动更为复杂,所受影响因素更多,所以每一种心理测验工具都要建立自己的常模,甚至同一量表在不同国家、地区应用或随着时代的变迁,都要重新修订,建立新的常模。

(二)应用心理测验的基本原则

尽管心理测验有用且有效,但在实践过程中却不能滥用,因为心理测验是一种比较严谨的科学技术手段,它从理论的提出、工具的制定,都要经过大量反复的论证和修订,到最后实际应用时,也要不断修订常模和验证效度。心理测验不是娱乐的游戏手段,也不同于一般生理学的测量方法;因为它涉及人的更高级的心理功能,使用时稍有不慎,就会产生不良后果。因此在应用心理测验时,应坚持下述原则:

1. 标准化原则 因为心理测验是一种数量化手段,因此必须坚持标准化原则。测量应采用公认的标准化的工具,施测方法要严格根据测验指导手册的规定执行,这是提高测验结果信度和效度的可靠保证。

2. 保密原则 这也是心理测验的一条伦理道德标准。关于测验的内容、答案及计分方法只有作此项工作的有关人员才能掌握,不允许随意扩散,更不允许在出版物上公开发表,否则必然会影响测验结果的真实性。保密原则的另一方面是对受试者测验结果的保护,这涉及个人的隐私权。有关工作人员应尊重受试者的利益。

3. 客观性原则 心理测验的结果只是测出来的东西,所以对结果作出评价时要遵循客观性原则,也就是对结果的解释要符合受试者的实际情况。如两个被试智力测验的结果,智商都是85,一个受试者是山区农民,结合他所受教育程度和生活环境等条件,可考虑他的智力水平基本上是正常的;而另一个是某大学教授,测量时严格遵守了测验的要求,结合其他的表现则考虑到该人的大脑有退行性改变的可能。此外,还要注意不要以一两次心理测验的结果来下结论,尤其是对于年龄小的儿童作智能发育障碍的诊断时更要注意。总之,在下结论时不要草率从事,在做结果评价时应结合受试者的生活经历、家庭、社会环境以及通过会谈、观察法所获得的各种资料全面考虑。

(三)心理测验的类型及应用

心理测验根据其功能、测量方法以及测验材料的性质等可以有不同的分类。

1. 根据功能分类

(1)智力测验:临床上智力测验主要应用于儿童智力发育的鉴定以及作为脑器质性损害及退行性病

变的参考指标,此外也可作为特殊教育或职业选择时的咨询参考。常用的工具有比奈 - 西蒙智力量表、韦克斯勒成人和儿童智力量表、丹佛发育筛选测验(DDST)等。

(2)人格测验:常用的量表有明尼苏达多项人格调查表(MMPI)、洛夏墨迹测验、主题统觉测验(TAT)以及艾森克人格问卷(EPQ)等。这些测验目前在临床上多用于某些心理障碍患者的诊断和病情预后的参考,也可用于科研或心理咨询时对人格的评价等。

(3)神经心理学测验:主要包括一些个别能力测验,如感知运动测验、记忆测验、联想思维测验等,还有一些成套测验,主要以 H-R 神经心理学测验为代表。这些测验可用于脑器质性损害的辅助诊断和脑与行为关系的研究。

(4)评定量表:目前在临床和心理卫生工作中,还应用一些评价精神症状及其他方面的评定量表,如抑郁量表、焦虑量表、生活事件量表、认知功能量表、生活质量综合评定量表、心身健康调查表等,这些量表对临床工作以及科研等具有特殊的意义和应用价值。

2. **根据测验方法分类**

(1)问卷法测验:多采用结构式问题的方式,让被试者以"是"或"否"或在有限的几种选择上作出回答。这种方法的结果评分容易,易于统一处理。一些人格测验如 MMPI、EPQ 及评定量表等都是采用问卷法的形式。

(2)作业法测验:形式是非文字的,让受试者进行实际操作,多用于测量感知和运动等操作能力。对于婴幼儿及受文化教育因素限制的受试者(如文盲、语言不通的人或有语言残障的人等),心理测验中也主要采用这种形式。

(3)投射法测验:材料无严谨的结构,如一些意义不明的图像、一片模糊的墨迹或一句不完整的句子。要求受试者根据自己的理解随意作出回答,借以诱导出受试者的经验、情绪或内心冲突。投射法多用于测量人格,如洛夏墨迹测验、TAT 等,也有用于异常思维的检测,如自由联想测验、填词测验等。

3. **根据沟通方式分类** 根据沟通方式,可以分为言语测验和非言语(或称操作)测验。

(1)言语测验:它以言语来提出刺激,受试者用言语作出反应。主要用言语进行主试和被试者之间的沟通。大部分心理测验都属于这一类。但有时同一测验(或量表)中可能包括言语和非言语两部分。言语分口头和书面形式。用口头报告或书写方式来进行沟通,均属于这一类。有一类"纸笔测验",如果是采用书写的方式,也可以归为此类。在临床上使用言语测验,可以了解受试者以言语为中介的智力、记忆等。人们在正常状况下,智力和记忆有言语或操作方面的优势,在不同的病理情况下可发生选择性损害。还有一些有肢体残疾而言语无困难的患者只能进行言语测验。

(2)操作测验:操作是以身体行为来进行沟通。在这一类测验中,主试者呈现刺激不全是操作的,也可以用言语,但受试者的反应必定是操作性的。因为有些情况不能用言语测验,有时又需要了解操作能力,所以设计这一类测验。

但有时两类测验常常结合使用。例如比奈量表(Binet scale)开始主要是言语测验。但以后修订的斯坦福 - 比奈量表(Stanford-Binet scale),特别是最近的修订本则增加了操作测验成分。Wechsler 的三套智力量表(即成人、儿童和幼儿)每套均分成言语的和操作两类测验。

4. **根据测验材料的严谨程度分类** 可分为有结构的和无结构的两类。

(1)有结构的测验:这一类测验占绝大多数。凡是测验中提出的刺激词句、图形等意义明确,只需受试者直接理解,无须发挥想象力来猜测、遐想的,都是有结构的测验,否则,便是无结构的。几乎所有的能力测验(如智力、记忆、特殊才能以及成就测验等)都为有结构测验。

例如:"词汇测验",提出一些词汇,要求受试者下定义。这些词汇都是常见的,受试者听得懂,只在理解意义的广度和深度上不同人有区别。"图 - 词测验":在提呈一种状态(如哭泣)后,要求受试者在几张不同表情的人物画面中选择一个与这种状态相符合的画面(如一张有哭泣表情的脸)。这里提呈的刺激语义明确,提呈的人物画面表情清楚,所以都属于有结构的。

(2)无结构的测验:又称投射测验。提呈的刺激无严谨结构。例如:一句未完成的句子,一幅模糊的墨迹图,或主题不清楚的图画。这些均称无结构,或者说结构不严谨。受试者作出反应时,一定要凭自己的想象来加以填补,使之有结构,使之有意义。在这一过程中,恰好投射出受试者的思想、感情和经验,所以又称投射测验。历代许多临床医学家都曾用这类测验去发现患者的内心矛盾和个人的特殊经验。近来,有些普通心理学家利用其中的某些测验(如洛夏测验)来研究个性,发现在研究人格类型时,它比有结构的问卷方法更有其独特用处。无结构测验种类较少,其代表性的有如下几种:墨迹测验(如洛夏测验)、主题统觉测验(TAT)、自由联想测验和填句测验等。

5. 根据一次测验的人数分类　按一次测验的人数来分,有个别测验和团体测验两类。

(1)个别测验:一次一个被试。临床上主要采用这种测验,如比奈量表、韦克斯勒量表、H-R成套神经心理测验(Halsted-Reitan neuro-psychological battery,HRB)等。

(2)团体测验:一次多个被试,可以多到几十人。可以一个主试,也可以多个主试。其优点在于,可以在较短时间内完成许多人的测验;缺点是不易个别观察,所以临床上很少应用,而多用于教育、社会学、军事心理等方面。心理测验史上有名的陆军甲种和乙种测验、教育上的成就测验都是团体测验。团体测验可以个别进行。如艾森克个性问卷(EPQ)、16项人格因素(16PF)、明尼苏达多项人格调查表(MMPI)等。除非对某些方法作出改变,否则个别测验不能采用团体方法进行。

第二节　功能状态和生活质量评估

在康复工作中,最重要的两个康复结局是患者的功能状态(functional status)和生活质量(quality of life)的恢复与改善。广义来说,功能涉及的是日常活动表现,而生活质量是指个体对预期健康的感受。康复医学的目的就是最大限度地改善患者的功能状态和提高患者的生活质量,重点是患者日常生活活动能力,心理功能和社会功能的恢复以及对残疾现实的接受和适应。因此,功能状态和生活质量的评估是康复效果评价中的重要内容。

一、功能状态的评估

(一)功能状态的概念和内容

功能状态涉及各方面的日常生活活动能力,日常生活活动能力(activities of daily living,ADL)是指人们为独立生活而每天必须反复进行的、最基本的、具有共同性的身体动作群,即进行衣、食、住、行、个人卫生等的基本动作和技巧。日常生活活动能力对每个人都是至关重要的。对于一般人来说,这种能力是极为普通的,而在残疾者,往往是难以进行的高超技能。残损的程度愈大,对日常生活活动能力的影响愈严重。日常生活活动能力的测定就是用科学的方法,尽可能准确地了解并概括残疾者日常生活的各项基本功能状况,即明确他们是怎样进行日常生活的,能做多少日常活动,难以完成的是哪些项目,功能障碍的程度如何。因此,日常生活活动能力的测定是功能状态评估的重要组成部分,是确立康复目标、制订康复计划、评估康复疗效的依据,是康复医疗中必不可少的重要步骤。

功能状态的评估包括基本日常生活活动能力、工具性日常生活活动能力、高级日常生活活动能力三个层次。

1. **日常生活活动能力(ADL)** 如衣(穿脱衣、鞋、帽,修饰打扮)、食(进餐)、行(行走、变换体位、上下楼)、个人卫生(洗漱、沐浴、如厕、控制大小便)。这一层次的功能反映患者最基本的自我照顾能力。

2. **工具性日常生活活动能力**(instrumental activities of daily living,IADL) 包括购物、家庭清洁和整理、使用电话、付账单、做饭、洗衣、旅游等。这一层次的功能提示患者是否能独立生活并具备良好的日常生活功能。

3. **高级日常生活活动能力**(advanced activities of daily living,AADL) 反映患者的智能能动性和社会角色功能,包括主动参加社交、娱乐活动、职业等。高级日常生活活动能力的缺失,要比基本日常生活活动能力和工具性日常生活活动能力的缺失出现得早,一旦出现,就预示着更严重的功能下降。一旦发现伤残者和患者有高级日常生活活动能力的下降,就需要作进一步的功能性评估,包括日常生活活动能力和工具性日常生活活动能力的评估。

日常生活活动能力(ADL)评定是康复评定中的一项重要内容,是评定康复疗效最为重要的指标之一。

(二)常用的评估工具

有多种标准化的评估量表可供使用。使用最广泛的工具包括 Katz ADL 量表、Barthel 指数分级和 Lawton IADL 量表。

1. **Katz ADL 量表** Katz 等设计制定的语义评定量表,可用于测量评价慢性疾病的严重程度及治疗效果,也可用于预测某些疾病的发展。

该量表将 ADL 功能分为 6 方面,即进食、更衣、沐浴、移动、如厕和控制大小便,以决定各项功能完成的独立程度。

通过采用与被测者、护理人员交谈或被测者自填问卷,确定各项评分,计算总分值。总分值的范围是 0 ～ 12,分值越高,提示被测者的日常生活活动能力越高。

2. **Barthel 指数分级** Barthel 指数于 20 世纪 50 年代中期由 Florence Mahoney 和 Dorothy Barthel 设计并应用于临床,是国际康复医疗机构常用的方法。

Barthel 指数分级是通过对进食、洗澡、修饰、穿衣、控制大便、控制小便,如厕、床椅转移、平地行走及上楼梯 10 项日常活动的独立程度打分的方法来区分等级的。

计分为 0 ～ 100 分。100 分表示患者基本的日常生活活动功能良好,不需他人帮助,能够控制大、小便,能自己进食、穿衣、床椅转移、洗澡、行走至少一个街区,可以上、下楼。0 分表示功能很差,没有独立能力,全部日常生活均需帮助。

根据 Barthel 指数计分,将日常生活活动能力分成良、中、差三级:

> 60 分为良,有轻度功能障碍,能独立完成部分日常活动,需要部分帮助;

60 ～ 41 分为中,有中度功能障碍,需要极大的帮助方能完成日常生活活动;

≤ 40 分为差,有重度功能障碍,大部分日常生活活动不能完成或需他人服侍。

Barthel 指数分级是进行日常生活活动能力测定的有效方法,其内容比较全面,计分简便、明确,可以敏感地反映出病情的变化或功能的进展,适于作疗效观察及预后判断的手段。

3. **改良 Barthel 指数** 1989 年,加拿大学者 Shah 和 Vanchay 等针对 Barthel 指数评定等级少、分类粗糙、敏感度低的缺陷,在评定内容不变的基础上对 Barthel 指数的等级进行加权,将 10 个评定项目都细分为 1～5 级,即完全依赖、最大帮助、中等帮助、最小帮助和完全独立 5 个等级,且每一项每一级的分数有所不同,其中修饰、洗澡项目分数为 0、1、2、3、4、5 分;进食、穿衣、控制大便、控制小便、如厕、上下楼梯 6 个项目的分数为 0、2、5、8、10 分;床椅转移、平地行走 2 个项目的分数为 0、3、8、12、15 分。10 个项目总分为 100 分,独立能力与得分呈正相关。并根据需要帮助的程度制定了详细的评分细则。

4. Lawton IADL 量表　由美国的 Lawton 和 Brody 制定于 1969 年。由躯体生活自理量表(Physical Self-maintenance Scale,PSMS)和工具性日常生活活动量表(IADL)组成。主要用于评定被试的日常生活活动能力。

IADL 量表共有 14 项,包括两部分内容:一是躯体生活自理量表,共 6 项:如厕、进食、穿衣、梳洗、行走和洗澡;二是工具性日常生活活动能力量表,共 8 项:打电话、购物、备餐、做家务、洗衣、使用交通工具、服药和自理经济 8 项。

评定时采用按表格逐项询问,如被试者因故不能回答或不能正确回答(如痴呆或失语),则可根据家属、护理人员等知情人的观察评定。

评定结果可按总分、分量表分和单项分进行分析。总分 < 16 分,为完全正常;> 16 分则有不同程度的功能下降,最高 64 分。单项分 1 分为正常,2～4 分为功能下降。凡有 2 项或 2 项以上≥ 3,或总分≥ 22,为功能有明显障碍。

二、 生活质量评估

(一) 生活质量的概念和内容

生活质量是个体在社会生活和日常生活中功能能力与主观感觉的表现,是对由个人或群体所感受到的躯体、心理、社会各方面良好适应状态的一种综合测量。它是一个主观的、多维的、动态的概念。世界卫生组织将生活质量定义为不同文化和价值体系中的个体对他们的生存目标、期望、标准以及所关心的事情相关的生存状况的感受。生活质量至少包括 4 方面:①身体健康状况:自身各种生理功能活动有无限制,休息和睡眠是否正常,肢体残疾缺陷情况等;②心理健康状况:自身智力水平及各种心理活动、情绪变化、紧张刺激等;③社会健康状况:个人的社会交往和社会活动情况;④精神健康状况:对自己生活价值的认识,精神文化生活和宗教信仰等。

(二) 生活质量的评定

生活质量的评定量表包括通用量表和疾病专用量表。

1. **通用量表**　通用量表是为比较不同人群的健康状况而设计的,适用于各种人群和疾病的生活质量评价,既可用于同一疾病的不同群体进行比较,也可用于不同疾病与健康人群之间的比较,能综合评价疾病对患者生活质量的影响,因此通用量表的使用最为广泛。目前最常用的有:简明健康调查量表(short form 36 health survey questionnaire,SF-36)、一般健康问卷(general health questionnaire,GHQ)、诺丁汉健康问卷(Nottingham health profile,NHP)、世界卫生组织生活质量量表(WHO QOL-100、WHO QOL-BREF)等。

2. **疾病专用量表**　疾病特有的本质决定了研究疾病对生活质量的影响最好采用专用量表。由于以特定疾病为中心,专用量表对干预效应和疾病变化的时间趋势更敏感,所以不仅能了解某一疾病特有的生活质量影响因素,而且还可作为康复效果研究的重要指标。如欧洲癌症研究与治疗组织的生活质量量表(The European Organization for Research and Treatment of Cancer QLQ-C30,EORTC QLQ-C30)、是世界上测量癌症患者生活质量中使用最多、范围最广的问卷之一。其测定所有癌症患者的共性部分共 30 个条目,测量 5 个功能领域(躯体、角色、认知、情绪和社会功能)、3 个症状领域(疲劳、疼痛、恶心呕吐)、1 个总体健康状况/生活质量领域和 6 个单条目(每个作为 1 个领域)共 15 个领域。已被翻译为中文版本。

3. 合理选择量表 由于通用量表不针对特定疾病的影响,很难反映随时间或康复过程中出现的较小但有意义的健康状况变化,所以缺乏反应度和敏感性是其主要缺点。如 SF-36 能较好地反映患者的总体生活质量,但不能很好地反映患者精神社会因素方面的特征,且可能会受到神经质、应对方式等混杂因素的干扰。专用量表是针对特定疾病制定的反映这类疾病特征的量表,灵敏度高,相关性好,但其所涵盖的内容侧重于与该疾病相关的领域,仅能比较同类患者的生活质量,不利于组间比较。因此,在康复评定中要严格把握量表的适用范围,合理选择量表。

(三) 常用量表介绍

1. 简明健康调查量表 简明健康调查量表(SF-36)是美国医学结局研究组(Medical Outcomes Study,MOS)于 1988 年开发的一个生活质量通用性测定量表,被广泛应用于普通人群和慢性疾病患者的生活质量测定以及治疗和康复效果的评价。

SF-36 作为简明健康调查问卷,共有 36 个条目 8 个维度:生理功能(physical functioning,PF),包括 10 个条目:测量健康状况是否妨碍了正常的生理活动。生理职能(role-physical,RP),包括 4 个条目:测量由于生理健康问题所造成的职能限制;躯体疼痛(bodily pain,BP),包括 2 个条目:测量疼痛程度以及疼痛对日常活动的影响;总体健康(general health,GH),包括 5 个条目:测量个体对自身健康状况及其发展趋势的评价;活力(vitality,VT):包括 4 个条目:测量个体对自身活力和疲劳程度的主观感受;社会功能(social functioning,SF),包括 2 个条目:测量生理和心理问题对社会活动的数量和质量所造成的影响,用于评价健康对社会活动的效应;情感职能(role-emotional,RE),包括 3 个条目:测量由于情感问题所造成的职能限制;精神健康(mental health,MH),包括 5 个条目测量 4 类精神健康项目,包括激励、压抑、行为或情感失控、心理主观感受,以及 1 个健康变化自评(reported health transition,HT),用于评价过去一年内健康状况的总体变化情况。

36 个条目均设有表示不同等级的备选答案 4～6 个,按不同情况给予正向或负向赋分,先计算原始分数,再按标准计算公式计算转化分数。SF-36 转化分每一方面,各个领域及综合分最大可能评分为 100 分,最小可能评分为 0 分,得分越高,所代表的功能损害越轻,生活质量越好。

目前中文版 SF-36 已应用于临床并通过测试,具有较好的信度和效度。

2. 一般健康问卷-20(GHQ-20) GHQ-20 原为 Goldeg 编制,2002 年由清华大学教育研究所李虹和梅锦荣修订,共 20 个项目,包括 3 个分量表:GHQ-自我肯定量表(9 道题),GHQ-抑郁量表(6 道题),GHQ-焦虑量表(5 道题),采用"是"和"否"两点计分(选"是"计 1 分,选"否"计 0 分)。抑郁量表和焦虑量表得分越高,表明抑郁和焦虑程度越强;自我肯定量表得分越高,表明自我肯定程度越强;将自我肯定量表计分进行反向转换与抑郁、焦虑量表分合成,形成身心问题分,总分越高,身心健康水平越低。量表总的 a 系数介于 0.77～0.82,三个分量表的 a 系数介于 0.60～0.75,量表具有较好的效标关联效度。

GHQ-自我肯定量表包括:①大致来说样样事情都颇开心;②你是不是做事情都能够集中精神;③是不是很满意自己做事情的方式;④最近是否忙碌及充分利用时间;⑤处理日常事务是不是和别人一样好;⑥是不是觉得自己在很多事情上都能帮手或提供一些意见;⑦觉得很不开心及闷闷不乐;⑧能够开心地过你平日正常的生活;⑨是不是容易与人相处。GHQ-抑郁量表包括:⑩觉得自己的将来还有希望;⑪觉得做人没有什么意思;⑫对自己失去信心;⑬觉得人生完全没有希望;⑭觉得自己是个无用的人;⑮整天觉得人生好似战场一样。GHQ- 焦虑量表包括:⑯是不是因为担心而睡不着;⑰是不是心情烦躁睡得不好;⑱整天觉得心神不安与紧张;⑲是不是觉得整天有精神压力;⑳因为神经太过紧张而觉得有时什么事情都做不到。

3. **诺丁汉健康问卷(NHP)** 诺丁汉健康问卷(NHP)是由 McEwen(1970)在英国诺丁汉市建立的诺丁汉健康调查表。NHP 为广泛使用的普适性量表,可用于健康人和患者体验的健康状况和问题,以及个体保健需求与保健效果的评价。内容由两部分组成。第一部分有 6 方面(共 38 个条目):躯体功能(8 个条目)、疼痛(8 个条目)、与社会隔离问题(5 个条目)、情绪反应(9 个条目)、精力(3 个条目)和睡眠(5 个条目);第二部分包括 7 方面:就业问题、家务、人际关系、社会生活、新生活、爱好及度假。所有条目的备选答案均为"是"或"否",如回答"是"则得相应的权重分,回答"否"则该条目计 0 分。各条目计分完成后再计算各维度的得分,维度的分数表示功能的损伤程度,每个维度的最大得分为 100 分,最低得分可能为 0 分。分数越高,说明功能损害越严重,生命质量得分越低,健康状况越差。第二部分包括 7 个条目的日常生活活动(职业、家务、社会生活、家庭生活、性生活、嗜好和休假)。由被调查者回答上述活动是否受影响。第二部分的 7 个问题没有权重,第二部分的应用与第一部分相比有较大的局限性,大多数研究只应用第一部分。

4. **世界卫生组织生活质量量表(WHO QOL-100,WHO QOL-BREF)** WHO QOL-100 是由世界卫生组织研制的用于测定生活质量的通用性量表,量表共有 100 个条目,含生理、心理、独立性、社会关系、环境及精神支柱 / 宗教 / 个人信仰 6 个领域,24 方面,每一方面有 4 个条目,此外还有 4 个关于总体健康状况和生存质量的问题。该量表是在 WHO 的统一领导下,由 15 个(后来又增加到了 24 个)处于不同文化背景、不同经济发展水平的国家和地区的研究中心共同研制,并在 13 个国家进行了等价性研究。另外,该量表还有一个优点,即在实际工作中,可根据具体情况测定患者不同时间长度(而不仅限于最近 2 周)的生活质量。WHO QOL-100 编制专家小组对量表进行信度、效度考核,认为量表具有良好的内部一致性、区分效度和结构效度。

世界卫生组织生活质量量表简表(WHO QOL-BREF)是在世界卫生组织生活质量量表(WHO QOL-100)的基础上研制的简化量表。该量表共涉及 26 个问题,其中前 2 个问题是有关受试者对自身生存质量和健康状况总的主观感受的评分(即总的生存质量),后 24 个问题分属生理、心理、社会关系和环境 4 个领域。生理领域共 7 个问题,包括疼痛与不适、精力与疲倦、睡眠与休息、行动能力、日常生活活动能力、对药物及医疗手段的依赖性和工作能力;心理领域共 6 个问题,包括积极感受、思想、学习、记忆和注意力、自尊、身材与相貌、消极感受和精神支柱;社会关系领域共 3 个问题,包括个人关系、所需社会支持的满足程度和性生活;环境领域共 8 个问题,包括社会安全保障,住房环境,经济来源,医疗服务与社会保障的获取途径与质量,获取新信息、知识、技能的机会,休闲娱乐活动的参与机会及参与程度,环境条件(污染、噪声、交通气候)和交通条件。

WHO QOL-BREF 的每个问题按程度由轻到重计 1 ~ 5 分,接受测试者根据自己近 2 周内的感受进行评分。评分根据其所属方面的正、负方向而定,大部分为正向问题,可直接计分;负向问题有 3 个,包括疼痛与不适、对药物及医疗手段的依赖性和消极感受,需反向计分,即问题计分 =6 - 评分。领域得分 = 所属问题的平均分 ×4,这是为了让其结果与 WHO QOL-100 得分具有可比性。评估时分别记录 4 个领域得分,得分越高,生存质量越好。主观感受评分是让患者自己对个人的生活质量以分数的形式作出评价,为正向评分。所得结果均与 WHO QOL-100 的常模进行比较。

世界卫生组织生活质量量表和简表已由中山大学公共卫生学院课题组翻译,并根据我国国情作出文化调适,有中文版。

第三节　神经心理和神经影像评估

一、神经心理评估

神经心理评估是神经心理学研究的重要方法之一,用于人类脑功能的评估,包括感知觉、运动、言语、注意、记忆、思维等。按测验形式,在复康医学中,对颅脑损伤、脑瘫、偏瘫及一切引起脑损伤的疾病,可用神经心理学的方法了解脑损害的情况及残存的功能,以便制订康复计划,也可作为康复追踪的科学指标。神经心理评估有单项测验和成套测验两种。前者只有一种项目形式,测量一种神经心理功能,常用于神经心理筛选;而后者有多种项目形式,能较全面地测量神经心理功能。

(一)神经心理筛选测验

该类测验用于筛查患者有无神经病学问题,并初步判断是器质性或功能性问题,以决定对患者是否进行更全面的神经心理功能和神经病学检查。如:

1. Bender-Gestalt 测验(Bender-Gestalt test)　为 Bender L. 于 1938 年编制,主要测查空间能力。要求被试者临摹一张纸上的 9 个几何图形,根据临摹错误多少和错误特征判断测验结果。目前此测验常作为简捷的空间能力测查和有无脑损伤的初步筛查工具。我国已有该测验的较大样本常模。

2. Wisconsin 卡片分类测验(Wisconsin card sorting test,WCST)　它所测查的是抽象思维能力,即根据以往经验进行分类、概括、工作记忆和认知转移的能力。检查工具由 4 张模板和 128 张卡片构成。4 张模板上分别为一个红三角形,二个绿五角星,三个黄十字形和四个蓝色圆形。卡片上有不同形状(三角形、五角星、十字形、圆形)、不同颜色(红、绿、黄、蓝)、不同数量(1、2、3、4)的图形。要求被试者根据 4 张模板对 128 张卡片进行分类,测试时不告诉被试分类的原则,只说出每次测验是否正确。该测验已在我国广泛应用。

3. Benton 视觉保持测验(Benton vision retention test,BVRT)　为 Benton AL 于 1955 年所编制,适用年龄为 5 岁以上。本测验有 3 种不同形式的测验图(C、D、E 式)。此测验主要用于脑损伤后视知觉、视觉记忆、视觉空间结构能力的评估。

4. 快速神经学甄别测验(quick neurological screening test,QNST)　为 Mutti M 等所编制,主要用于测量与学习有关的综合神经功能。主要测量运动发展,控制粗大与精细肌肉运动的技巧,运动和计划的顺序性,速度和节奏感,空间组织,视知觉和听觉技巧,平衡和小脑前庭功能,学习相关功能等。

5. Stroop 测验(Stroop test)　要求被试者看着一系列色彩词,说出这些词的实际色彩。第一阶段,词语和色彩是匹配的;第二阶段,词语和色彩是不匹配的,比如蓝笔写的"红"字。该测验通过记录两个阶段的反应时间、两者之差、第二阶段的错误率,来测查被试者注意力的灵活性、选择性。

(二)成套神经心理测验

成套神经心理测验一般含有多个分测验,各分测验形式不同,分别测量一种或多种神经心理功能,从而可以对神经心理功能作较全面的评估。

成套神经心理测验品种较多,其中 H-R 成套神经心理测验(Halsted-Reitan neuro-psychological battery,HRB)为 Halsted 编制,Reitan 加以发展而成。用于测查多方面的心理功能或能力状况,包括感知觉、运动、注意力、记忆力、抽象思维能力和言语功能等。此测验有成人、儿童、幼儿三式,我国龚耀先等分别于 1986 年、1988 年及 1991 年进行了修订。这里只介绍我国修订的 HRB 成人式。

1. 范畴测验(the category test) 要求被试者通过尝试错误,发现一系列图片(156 张)中隐含的数字规律,并在反应仪上作出应答,测查被试者分析、概括、推理等能力。此测验有助于反映额叶功能。

2. 触摸操作测验(the tactual performance test) 要求被试者在蒙着双眼的情况下,凭感知觉将不同形状的形块放入相应的木槽中。分利手、非利手、双手 3 次操作,最后使之回忆这些形块的形状和位置。此测验测查被试者触知觉、运动觉、记忆能力,手的协同与灵活性,而左、右侧操作成绩比较有助于反映左、右半球的功能差异。

3. 节律测验(the rhythm test) 要求被试者听 30 对音乐节律录音,辨别每对节律是否相同,测查注意力、瞬间记忆力和节律辨别能力。此测验有助于了解右半球功能。

4. 手指敲击测验(the finger tapping test) 要求被试者分别用左、右手示指快速敲击计算器的按键,测查精细运动能力。比较左、右手敲击快慢的差异有助于反映左、右半球粗细运动控制功能差异。

5. Halsted-Wepman 失语甄别测验(Halsted-Wepman aphasia screening test) 要求被试者回答问题,复述问题,临摹图形,执行简单命令,测查言语接受和表达功能,以及有无失语。

6. 语音知觉测验(the speech-sounds perception test) 要求被试者在听到一个单词或一对单词的发音(录音)后,从 4 个被选词中找出相应的词,共测 30 个(对)词,测查被试者注意力和语音知觉能力。

7. 侧性优势检查(the test of lateral dominance) 通过对被试者写字、投球、拿东西等动作的询问和观察,判断其利手或利侧,进一步判断言语优势半球。

8. 握力测验(power grip test) 要求被试者分别用左、右手紧握握力计,尽其最大力量,测查运动功能。左、右握力比较有助于反映左、右半球功能和运动功能差异。

9. 连线测验(trail making test) 此测验分甲、乙两式,甲式要求被试者将一张 16 开纸上散在的 25 个阿拉伯数字按顺序连接;乙式除数字系列外,还有英文字母系列,要求被试者按顺序交替连接阿拉伯数字和英文字母。测查空间知觉、眼手协调、思维灵活性等能力。

10. 感知觉障碍测验(test of sensory perceptual disturbance) 此测验包括听觉检查、视野检测、脸手触觉辨认、手指符号辨认和形状辨认等 6 方面,测查有无周边视野缺损、听觉障碍、触觉和知觉障碍,以及了解大脑左右半球功能的差别。

每一分测验有不同的划界分常模,即区分有无病理的临界分。根据划入病理范围的分测验数可计算出损伤指数(impairment index),即属病理的测验数除以总测验数,临床上依据损伤指数的大小来协助判断脑损伤的严重程度。

二、 神经影像学检查

近年来,随着神经影像学技术的发展,越来越多的神经影像学检查方法逐渐用于创伤性脑损伤的诊断、治疗与康复。这些方法不仅大大提高了脑损伤的定性诊断以及预后评估能力,而且很大程度上影响了患者临床康复方案的选择及其预后和长期生活质量。因此,认识神经影像学领域新技术的优劣,对合理选择检查技术,指导患者康复有重要意义。

(一)结构性脑影像技术

1. 计算机 X 线扫描断层摄影(computer tomography,CT) 能根据不同层次各种组织的衰减系数差异,显示人体有关组织器官的解剖学横断面图像,属于结构性影像技术。脑部 CT 可显示脑室大小,如用脑室和大脑面积比值（VBR）表示脑室扩大的程度。CT 也可显示西尔维恩（Sylvian）裂等皮质沟裂增宽和脑实质密度改变，以及脑的对称性异常和局灶性异常等。

2. 磁共振成像技术（magnetic resonance imaging，MRI） 同属结构性影像技术，能清晰地显示不同的脑灰质和白质图像。较之 CT，其优点是对软组织对比度好，如对灰质和白质之间的分辨率高，可作多维多参数成像，电离辐射性损伤小，无须造影剂就能够显示血管等。

（二）功能性脑影像技术

1. 单光子发射计算机断层扫描（single photon emission computed tomography，SPECT） 基本原理是通过检测能发射单光子同位素（^{123}I、^{99}Tc、^{133}Xe 及 ^{77}Br 等）标记的显像剂在体内的立体分布而重建图像，目前主要用于定量、定性地检测脑血流及其变化。此外，尚通过检测受体的放射性配体以了解神经受体的占有率及其功能状况，如多巴胺 D_1 及 D_2 受体、多巴胺转运体、5-HT_2 受体、谷氨酸受体、GABA-A 受体及 M 型胆碱受体等。该技术在临床及科研中已广泛应用，但由于 SPECT 图像取决于化合物发射的单个光子，空间分辨率相对较差。

2. 功能性磁共振成像技术（functional magnetic resonance imaging，fMRI） 狭义 fMRI 就是指血氧水平依赖性测量（blood oxygenation level dependent，BOLD）成像；广义 fMRI 包括 BOLD 成像、MR 弥散加权成像（diffusion-weighted MRI，DWI）、弥散张量成像（diffusion tensor imaging，DTI）、MR 灌注成像（perfusion MRI）及磁共振波谱分析（magnetic resonance spectroscopy，MRS）。目前应用较多的是 BOLD，其成像基本原理是：应用氧合血红蛋白与脱氧血红蛋白有不同的磁敏感性效应，当局部脑皮质在经特定的任务刺激（如感觉、运动、神经心理测试等）后，代谢率增加，血管扩张，血流量明显增加，局部的氧合血红蛋白增加，而局部氧耗量增加不明显，即局部脱氧血红蛋白含量相对较低，从而引起相应大脑组织区域的信号增加。BOLD 成像有两种类型，即布洛克设计（Block design）fMRI 和事件相关 fMRI，相对于 SPECT 及下述的 PET 而言，BOLD 成像无须暴露于放射性同位素环境中，具有较高的时间分辨率及空间分辨率、可重复试验、试验中可实时监测被试者的反应等优点。

3. 正电子发射计算机断层扫描（positron emission tomography，PET） 基本原理是将人工导入人体的不稳定放射性同位素 [如 ^{11}C- 葡萄糖、^{13}N- 氨基酸、^{18}F- 去氧葡萄糖（DG）等] 发射的射线，经释放正电子后稳定化，然后记录、放大和转换成数据，再由计算机重建为不同放射密度的三维图像。其共同的特点在于 C、N、O 等元素是人体组织的基本元素，用这些放射性同位素易于标记体内的各种化合物及其代谢物，而继续保持其生物活性，有利于研究体内各部的生理、生化代谢过程。这是一种能够反映活体内生理、生化过程的功能性影像技术。

第四节 人格与病理心理评估

一、 人格评估

人格是指一个人的思维、情绪和行为的特征模式，以及这些模式背后隐藏或外显的心理机制，即每个人身上都存在的一些持久、稳定的特征。每一种人格理论都假定这种个别差异的存在，并假定这些差异是可以测量的。

测量人格的技术和方法很多,包括观察、晤谈、行为评定量表、问卷法、投射测验等,最常用的方法为问卷法(即自陈量表)和投射法,前者包括明尼苏达多项人格调查表、艾森克人格问卷、卡特尔人格测验等;后者包括洛夏墨迹测验、主题统觉测验等。

(一)明尼苏达多项人格调查表

明尼苏达多项人格调查表(Minnesota multiphasic personality inventory,MMPI),为 Hathaway SR 和 Mckingley JC 等于 1940 年初编制,最初只作为一套对精神病有鉴别作用的辅助量表,后来发展为人格量表。自问世以来,该量表应用非常广泛。MMPI 主要用于病理心理研究,协助临床诊断,在精神医学、心身医学、行为医学、司法鉴定等领域应用十分广泛。

MMPI 适用于 16 岁以上、至少有 6 年教育年限者。1980 年,中国科学院心理研究所宋维真等完成了 MMPI 中文版的修订工作,并已制定了全国常模。1989 年,Butcher 等完成了 MMPI 的修订工作,称 MMPI-2。MMPI-2 提供了成人和青少年常模,可用于 13 岁以上青少年和成人,最近也已引入我国。该量表既可个别施测,也可团体测查。

MMPI 共有 566 个自我陈述形式的题目,其中 1 ~ 399 题是与临床有关的,其他属于一些研究量表,题目内容范围很广,包括身体各方面的情况、精神状态以及家庭、婚姻、宗教、政治、法律、社会等方面的态度和看法。被试者根据自己的实际情况对每个题目做"是"与"否"的回答,若的确不能判定则不作答。可根据被试者的回答情况进行量化分析,或做人格剖面图,现在除手工分析方法外,还出现多种计算机辅助分析和解释系统。MMPI 常用 4 个效度量表和 10 个临床量表。

1. 效度量表

(1)题目 Q(question):被试者不能回答的题目数,如超过 30 个题目以上,则测验结果不可靠。

(2)掩饰 L(lie):测量被试者对该调查的态度。高分反映防御、天真、思想单纯等。

(3)效度 F(validity):测量任意回答倾向。高分表示任意回答、诈病或存在偏执。

(4)校正分 K(correction):测量过分防御或不现实倾向。高分表示被试者对测验持防卫态度。

2. 临床量表

(1)疑病量表(hypochondriasis,Hs):测量被试者疑病倾向及对身体健康的不正常关心。高分表示被试者有许多身体上的不适、不愉快、自我中心、敌意、需求、寻求注意等。条目举例:我常会恶心呕吐。

(2)抑郁量表(depression,D):测量情绪低落、焦虑问题。高分表示情绪低落,缺乏自信,自杀观念,有轻度焦虑和激动。条目举例:我常有很多心事。

(3)癔症量表(hysteria,Hy):测量被试者对心身症状的关注和敏感,自我中心等特点。高分反映自我中心、自大、自私、期待更多的注意和爱抚,与人的关系肤浅、幼稚。条目举例:每星期至少有一两次,我会无缘无故地觉得周身发热。

(4)精神病态性偏倚量表(psychopathic deviation,Pd):测量被试者的社会行为偏离特点。高分反映被试者脱离一般社会道德规范,无视社会习俗,社会适应差,冲动敌意,攻击性倾向。条目举例:我童年时期中,有一段时间偷过人家的东西。

(5)男子气或女子气量表(masmsculity-femininity,Mf):测量男子女性化、女子男性化倾向。男性高分反映敏感、爱美、被动等女性倾向,女性高分则反映粗鲁、好攻击、自信、缺乏情感、不敏感等男性化倾向。条目举例:和我性别相同的人最容易喜欢我。

(6)妄想量表(paranoia,Pa):测量被试者是否具有病理性思维。高分提示多疑、过分敏感,甚至有妄想存在,平时思维方式为容易指责别人而很少内疚,有时可表现强词夺理、敌意、愤怒、甚至侵犯他人。

条目举例:有人想害我。

(7)精神衰弱量表(psychasthenia,Pt):测量精神衰弱、强迫、恐怖或焦虑等神经症特点。高分提示强迫观念、严重焦虑、高度紧张、恐怖等反应。条目举例:我似乎比别人更难以集中注意力。

(8)精神分裂症量表(schizophrenia,Sc):测量思维异常和行为古怪等精神分裂症的一些临床特点。高分提示思维古怪,行为退缩,可能存在幻觉妄想,情感不稳。条目举例:有时我会哭一阵笑一阵,连自己也不能控制。

(9)躁狂症量表(mania,Ma):测量情绪紧张、过度兴奋、夸大、易激惹等躁狂症的特点。高分反映联想过多过快,情绪激昂,夸大,易激惹,活动过多,精力过分充沛、乐观、无拘束等特点。条目举例:我是个重要人物。

(10)社会内向量表(social introversion,Si):测量社会化倾向。高分提示性格内向,胆小退缩,不善社交活动,过分自我控制等;低分反映外向。条目举例:但愿我不要太害羞。

各量表结果采用T分形式,可在MMPI剖析图上标出。一般某量表T分高于70则认为存在该量表所反映的精神病理症状,比如抑郁量表≥70就认为存在抑郁症状。但具体分析时应综合各量表T分高低情况进行解释。

(二)艾森克人格问卷

艾森克人格问卷(Eysenck personality questionnaire,EPQ)是由英国心理学家Eysenck HJ根据其人格三个维度的理论,于1975年在其1952年和1964年两个版本的基础上增加而成,在国际上被广为应用。EPQ成人问卷适用于测查16岁以上的成人,儿童问卷适用于7~15岁儿童。国外EPQ儿童本有97项,成人101项。我国龚耀先的修订本成人和儿童均为88项;陈仲庚修订本成人有85项。

EPQ由3个人格维度量表和1个效度量表组成。

1. **神经质(neuroticism,N)维度** 测查情绪稳定性。高分反映易焦虑、抑郁和较强烈的情绪反应倾向等特征。举例:你容易激动吗?

2. **内-外向(introversion-extroversion,E)维度** 测查内向和外向人格特征。高分反映个性外向,具有好交际、热情、冲动等特征,低分则反映个性内向,具有好静、稳重、不善言谈等特征。举例:你是否健谈?

3. **精神质(psychoticism,P)维度** 测查一些与精神病理有关的人格特征。高分可能具有孤独、缺乏同情心、不关心他人、难以适应外部环境、好攻击、与别人不友好等特征;也可能具有极其与众不同的人格特征。举例:你是否在晚上小心翼翼地关好门窗?

4. **掩饰(lie,L)量表** 测查朴实、遵从社会习俗及道德规范等特征。在国外,高分表明掩饰、隐瞒,但在我国L分高的意义仍未十分明了。举例:你曾经拿过别人的东西(哪怕一针一线)吗?

EPQ结果采用标准分T分表示,根据各维度T分高低判断人格倾向和特征。还将N维度和E维度组合,进一步分出外向稳定(多血质)、外向不稳定(胆汁质)、内向稳定(黏液质)、内向不稳定(抑郁质)4种人格特征,各型之间还有移行型。

EPQ为自陈量表,实施方便,有时也可以作团体测验,是我国临床应用最为广泛的人格测验。但其条目较少,反映的信息量也相对较少,故反映的人格特征类型有限。

(三)卡特尔16项人格因素问卷

卡特尔16项人格因素问卷(16 personality factor questionnaire,16PF)由卡特尔(Cattell RB)采用主成分分析方法编制而成。他认为16个根源特质是构成人格的内在基础因素,测量这些特质即可知道个体的人格特征。16 PF 用来测量以下特质：A 乐群性，B 聪慧性，C 稳定性，E 恃强性，F 兴奋性，G 有恒性，H 敢为性，I 敏感性，L 怀疑性，M 幻想性，N 世故性，O 忧虑性，Q1 激进性，Q2 独立性，Q3 自律性，Q4 紧张性。

16PF 有 A、B、C、D、E 式 5 种复本。A、B 为全本，各有 187 项；C、D 为缩减本，各 105 项。前 4 种复本适用于 16 岁以上并有小学以上文化程度者；E 式为 128 项，专为阅读水平低的人而设计。16PF 主要用于确定和测量正常人的基本人格特征，并进一步评估某些次级人格因素。我国已有相关修订本及全国常模。

A、B、C、D 式均有 3 种答案可供选择：A. 是的；B. 介于 A 与 C 之间；C. 不是的。凡答案与计分标准相符计 2 分，相反计 0 分，中间计 1 分；E 式有两种答案可供选择。条目举例：我感到在处理多数事情上我是一个熟练的人。

16PF 结果采用标准分（Z 分）。通常认为 < 4 分为低分(1 ~ 3 分), > 7 分为高分(8 ~ 10 分)。高、低分结果均有相应的人格特征说明。

（四）投射测验

洛夏测验(Rorschach test)为 Rorschach H 于 1921 年设计和出版,目的是为了临床诊断,对精神分裂症与其他精神病作出鉴别,也用于研究感知觉和想象能力。然而,直到 1940 年,洛夏测验才被作为人格测验在临床上得以应用。1990 年龚耀先完成了该测验的修订工作,现已有我国正常人的常模。

洛夏测验是现代心理测验中最主要的投射测验,也是研究人格的一种重要方法。所谓投射测验,通常是观察个体对一些模糊的或者无结构材料所作的反应,通过被试者的想象而将其心理活动从内心深处暴露或投射出来的一种测验,用于了解被试者的人格特征和心理冲突。

洛夏测验材料由 10 张结构模糊的墨迹图组成,其中 5 张黑色墨迹图,2 张黑、灰外加红色墨迹图,3 张彩色墨迹图。测试时将 10 张图片按顺序一张一张交给被试者,要求说出在图中看到了什么,不限时间、回答数目,尽可能多地说,直到被试者停止回答时换另一张,每张如此进行,该阶段称联想阶段。看完 10 张图后,再从头对每一回答进行询问,问被试者看到的是整张图还是图中的哪一部分,问为什么这些部位像他所说的内容,并将所指部位和回答的原因一一记录,该阶段称询问阶段。这两个阶段后进行分析和评分。

虽然洛夏测验结果主要反映个人人格特征,但也可反映对临床诊断和治疗有意义的精神病指标,如抑郁指数、精神分裂指数、自杀指数、应付缺陷指数及强迫方式指数等,但这些病理指数都是经验性的。洛夏测验是一个颇有价值的测验,但计分和解释方法复杂,经验性成分多,实施起来有相当的难度。

二、 病理心理评估

个体在面临疾病和残疾时,会动员体内心理和生理机制来对抗干扰,进行适应。在这个过程中,个体会表现出各种情绪反应。这些情绪反应会影响康复训练和康复效果。在康复临床中较多的是抑郁、焦虑、恐惧、愤怒及躯体化等。这里仅介绍一些康复心理学中常用的病理心理评估量表。

（一）90 项症状自评量表

90 项症状自评量表(symptom check list 90,SC-90)测查 10 个心理症状因子:躯体化、强迫症状、人际关系敏感、抑郁、焦虑、敌意、恐怖、偏执和精神质,以及附加因子。因子分用于反映有无各种心理症状及其严重程度。每个项目后按"没有、很轻、中等、偏重、严重"等级以 1 ~ 5 分 5 级选择评分,由被试者根据自己最近的情况和体验对各项目选择恰当的评分。评定结果分析总平均水平、各因子的水平以及表现突出的因子，借以了解患者问题的范围、表现以及严重程度等。SCL-90 可进行追踪性测查，以观察病情发展或评估治疗效果。

SCL-90 的具体分析指标有：①总分：将所有项目评分相加，即得到的总分；②阳性项目数：大于或等于 2 的项目数；③因子数：将各因子的项目评分相加得因子粗分，再将因子粗分除以因子项目数，即得到因子分。

根据总分、阳性项目数、因子分等评分结果情况，判定是否有阳性症状及其严重程度，或是否需进一步检查。因子分越高，反映症状越多，障碍越严重。

10 个因子的定义、项目数及其含义：

躯体化：包括 1、4、12、27、40、42、48、49、52、53、56、58 共 12 项，主要反映主观的身体不舒适感。

强迫：包括 3、9、10、28、38、45、46、51、55、65 共 10 项，主要反映强迫症状。

人际敏感：包括 6、21、34、36、37、41、61、69、73 共 9 项，主要反映个人的不自在感和自卑感。

抑郁：包括 5、14、15、20、22、26、29、30、31、32、54、71、79 共 13 项，主要反映抑郁症状。

焦虑：包括 2、17、23、33、39、57、72、78、80、86 共 10 项，主要反映焦虑症状。

敌意：包括 11、24、63、67、74、81 共 6 项，主要反映敌对表现。

恐怖：包括 13、25、47、50、70、75、82 共 7 项，主要反映恐怖症状。

偏执：包括 8、18、43、68、76、83 共 6 项，主要反映猜疑和关系妄想等精神症状。

精神病性：包括 7、16、35、62、77、84、85、87、88、90 共 10 项，主要反映幻听、被控制感等精神分裂症症状。

附加项：包括 19、44、59、60、64、66、89 共 7 项，主要反映睡眠和饮食情况。

(二) 抑郁自评量表

抑郁自评量表（self-rating depression scale，SDS）由 Zung 于 1965 年编制。量表包含 20 个项目，采用 4 级评分方式。该量表使用方法简便，能相当直观地反映患者抑郁的主观感受及严重程度，使用者也不需经特殊训练。

评分：大多数项目为正向评分：① 1 分：很少有该项症状；② 2 分：有时有该项症状；③ 3 分：大部分时间有该项症状；④ 4 分：绝大部分时间有该项症状。但项目 2、5、6、11、12、14、16、17、18、20 为反向评分题，按 4-1 计分。由被试者按照量表说明自己进行评定，依次回答每个条目。

总分：将所有项目得分相加，即得到总分，如果总分超过 41 分可考虑筛查阳性，即可能有抑郁存在，需进一步检查。抑郁严重指数：抑郁严重指数 = 总分 / 80。指数范围为 0.25 ~ 1.0，指数越高，反映抑郁程度越重。

(三) 焦虑自评量表

焦虑自评量表（self-rating anxiety scale，SAS）由 Zung 于 1971 年编制，由 20 个与焦虑症状有关的项目组成。用于反映有无焦虑症状及其严重程度。

评分：每项问题后有 1-4 四级评分选择：① 1 分：很少有该项症状；② 2 分：有时有该项症状；③ 3 分：大部分时间有该项症状；④ 4 分：绝大部分时间有该项症状。项目 5、9、13、17、19 为反向评分题，按 4-1 计分。由被试者按量表说明自己进行评定，依次回答每个条目。

总分：将所有项目评分相加，即得到总分。总分超过 40 分可考虑筛查阳性，即可能有焦虑症状，需进一步检查。分数越高，反映焦虑程度越重。

（四）汉密尔顿抑郁量表

汉密尔顿抑郁量表（Hamilton depression scale，HAMD）由 Hamilton 于 1960 年编制，是临床上评定抑郁状态时应用得最普遍的量表。本量表有 17 项、21 项和 24 项等 3 种版本。评定一次需 15 ～ 20 分钟，主要取决于患者的病情严重程度及其合作情况，如患者伴有严重迟滞所需时间将更长。

评分：HAMD 大部分项目采用 0 ～ 4 分的 5 级评分法，各级的标准为：0 分：无，1 分：轻度，2 分：中度，3 分：重度，4 分：极重度。少数项目采用 0 ～ 2 分的 3 级评分法，其分级的标准为：0 分：无，1 分：轻至中度，2 分：重度。由经过培训的评定者对患者当时或前一周的情况进行评分。HAMD 中，有的项目依据对患者的观察进行评定；有的项目则根据患者自己的口头叙述评分；尚需向患者家属或病房工作人员收集资料。

总分：能较好地反映病情严重程度的指标，病情越轻总分越低，病情越重总分越高。按照 Davis JM 的划界分，总分超过 35 分，可能为严重抑郁；超过 20 分，可能是轻或中等度的抑郁；如小于 8 分，患者就没有抑郁症状。一般的划界分，HAMD 17 项分别为 24 分、17 分和 7 分。

（五）汉密尔顿焦虑量表

汉密尔顿焦虑量表（Hamilton anxiety scale，HAMA）是由 Hamilton 于 1959 年编制的。主要用于焦虑症状严重程度的评定。包括 14 个项目，分为躯体性和精神性焦虑两大因子结构：①躯体性焦虑：由肌肉系统，感觉系统，心血管系统，呼吸系统症状，胃肠道症状，生殖泌尿系统症状和自主神经系统症状等 7 项组成；②精神性焦虑：由焦虑心境、紧张、害怕、失眠、认知功能、抑郁心境及会谈时行为表现等 7 项组成。因子反映了患者的焦虑特点。

评分：HAMA 的评分为 0 ～ 4 分 5 级评分法，5 级为：0 分：无症状，1 分：轻，2 分：中等，3 分：重，4 分：极重。HAMA 无工作用评分标准，但一般可这样评分："1" 症状轻微；"2" 有肯定症状，但不影响生活和活动；"3" 症状重，需加处理，或已影响生活和活动；"4" 症状极重，严重影响其生活。由经过训练的评定员对患者当时或前一周的情况进行评定。

总分：按照全国精神科协作组提供的资料，总分超过 29 分，可能为严重焦虑；超过 21 分，肯定有明显焦虑；超过 14 分，肯定有焦虑；超过 7 分可能有焦虑；如小于 7 分则没有焦虑。一般划界分为 14 分。

第五节　其他评定量表

一、生活事件量表

当前采用较多的生活事件量表是 1967 年由 Holmes 制定的社会再适应量表（SRRS）以及 20 世纪 80 年代由我国学者杨德森、张明园编制的生活事件量表（LES）。

以杨德森编制的生活事件量表为例，他将生活事件按家庭生活方面、工作学习方面及社交与其他方面进行分类，编入了 48 项常见的生活事件。并按事件发生的时间、性质，影响程度和影响持续时间进行评定。LES 总分越高反映患者的应激水平、精神压力大。95% 的正常人一年内的 LES 总分不超过 20 分，

99% 的不超过 32 分。

二、 应付方式量表

应付是指个体面对应激挑战时采取的一种有意识、有目的的调节行为,其主要功能是调节应激事件的作用,包括改变对应激事件的评估,调节与应激事件有关的躯体和情感反应。应付方式的评定多采用应付方式问卷。以国内姜乾编制的特质应对方式问卷为例,此问卷包括 20 项特质应对条目,分为积极应对(如寻求支持,改变价值观念等)和消极应对(如回避、发泄等)两个维度,每个条目采用 1-5 级计分。

三、 社会支持量表

社会支持具体指社会各方面,包括家庭亲属、朋友、同事、伙伴、党团、工会等组织给予个体精神上和物质上的帮助与支援。

对社会支持的评定多采用社会支持量表,以国内肖水源编制的《社会支持评定量表》为例。该量表包括 10 个条目,分为客观支持,主观支持及对支持的利用度 3 个维度,评分方法为第 1 ~ 4,8 ~ 10 条,每条只选一题,选择 1、2、3、4 项分别计 1、2、3、4 分;第 5 条 A、B、C、D、E 四项计总分,每项从无到全力支持分别计 1-4 分;第 6、7 条如回答"无任何来源"计 0 分,回答"下列来源者",有几个来源就计几分。该量表具有较好的信度和效度。

(朱志先)

第五章
康复心理干预方法

康复心理工作者的主要任务是帮助康复对象及家庭去面对和适应伤病以及因伤病而引起的相关问题,本章将介绍康复心理学家所关注的伤病后患者的适应问题及常见心理问题,重点阐述康复心理干预措施的选择和应用及在团队合作中所发挥的作用。

第一节　康复心理干预的临床应用

一、团队模式下的康复心理干预

康复(rehabilitation)被认为是一项团队计划,从很多康复对象必要的治疗需求来看,康复心理治疗师在一定情况下被认为是团队成员的"核心"。现代康复不强调病理,相反是从生物 - 心理 - 社会模式和心理应对角度出发,将人视为一个有机整体,强调人体特征与其所在的社会特征之间的互动关系,从而营造优势和希望来帮助患者面对目前的挑战。这种强调应对方法与策略而不强调自然状况的态度为康复心理工作者界定了工作的范围,即围绕医学、情绪、认知、关系、社交以及法律等相关问题。不论细分还是特定的范围,康复心理治疗师都面临着要参与跨学科团队合作的现实,并存在与其他学科显著重叠的角色和责任。详见以下 3 个案例。

案例一:王先生,65 岁,因左侧脑卒中而导致右侧偏瘫,同时由于语言中枢受损导致言语不清,晚年患病的王先生因无法承受打击而产生抑郁情绪。为治疗和控制疾病,康复医师为王先生开具了抗凝血和降血压的药物处方,建议其调整饮食习惯并进行适量的运动以预防再次复发;另一方面,为了帮助王先生达到卒中后的最佳功能水平(functioning level),除药物治疗以外,还针对王先生的情况设计不同的康复治疗项目,包括物理治疗、作业治疗、言语治疗和心理治疗。物理治疗的目标是使王先生恢复或者接近正常的功能水平,包括关节活动度的训练、矫正异常运动模式和物理因子治疗等。作业治疗是为促进王先生生活独立和有质量的生活,包括按照他的活动需要作出建议与修改,比如在居家出入口加建斜坡以方便进出,同时把门扣换成门把手以方便操作,这些根据患者的环境需求而作出的修整也属于作业治疗的一部分。言语治疗师在对王先生沟通能力作出评估之后,提出治疗目标并制订治疗方案,使王先生的言语功能恢复到最佳水平,以保证正常的生活。心理治疗的目标是使王先生认识和接受疾病对他带来的影响,同时学习应对压力的方法。这些康复治疗项目帮助患者达到适应和发挥疾病后最佳功能水平。

案例二:32 岁的游女士已经有 14 年的双相情感障碍病史,每次发病都接受住院治疗,药物虽然可以帮助她控制病情,但过于沉重的心理压力使她仍无法招架,不能正常地生活和工作,最终回到医院接受治疗。院方开展了精神康复(psychiatric rehabilitation),游女士积极参与,在康复团体中学习到正确的社交技巧、情绪认知和表达方法、压力处理等。由于取得了较好的治疗效果,除了药物治疗以外,她在出院后仍然坚持参与康复治疗。康复治疗师还为她提供了个案管理,设定康复目标(重新回到工作单位)和康复计划(学习应对压力的技巧、改善人际关系的方法、认识疾病和管理方法等),同时进行转介服务(如不同类型的团体和个别治疗)。经过半年的康复训练,游女士回到工作单位,虽然偶尔会感到各方面的压力,但是她已经不再感到无助,相反会尝试面对,当感到压力过大时,会主动寻求康复治疗师的帮助和团体成员的支持,不再因为压力和疾病经常住院并影响工作,而是过着正常和有质量的生活。

案例三:小明,9岁,智能测验显示他的智商为70,属于轻度智力发展迟滞,在普通学校随班就读,但是不能安静地上课,经常扰乱课堂秩序,每次被老师批评后就把桌子推倒,老师束手无策,只好通知小明的父母把他带回家,休学在家已经有一年的时间。小明的父母曾经寻求精神科医生的帮助,医生根据小明的情况开具了精神科药物处方帮助他缓解症状,可是行为问题持续存在甚至恶化,小明无法正常学习和生活。为使小明可以回到学校享受校园生活,职业康复治疗师在评估完小明的功能状况之后,为小明制订了康复计划,包括提升情绪表达能力、改善认知功能和学习方法等,并和校方沟通让其了解小明的能力限制问题,降低对小明学业上的要求,同时采用行为管理的方法帮助他学习理想的行为。

通过以上三个案例,我们清楚地看到团队模式下的康复治疗可以在更短时间内得到更好的治疗效果(图5-1/见文末彩图5-1)。康复团队是以康复对象为中心,在康复医师的领导下,根据患者特性进行治疗(包括发病前的背景和现在的状态)。除了确定患者的问题点,团队还需要挖掘患者的优势、技能和能力以确定目标,即使这会给患者和团队间带来冲突。应用灵活的治疗步骤,使治疗目标达到积极结果的最大化和动力的提升。

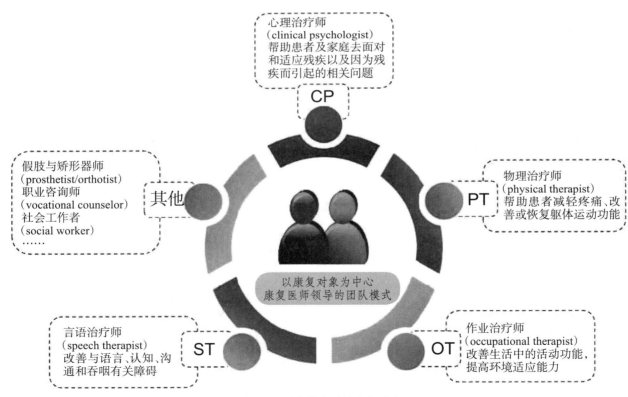

图5-1 团队模式下的康复治疗

二、 康复治疗中的心理干预方法

心理治疗是针对精神和情绪疾病的心理干预技术。常见的心理治疗方法包括精神分析和认知行为治疗等。康复医学中的心理干预更注重健康行为干预,主要针对情感、行为和心理社会问题的改良和干预。

(一)心理治疗

1. **支持性心理治疗**(supportive psychotherapy) 基于心理动力学理论,通过对患者的直接观察,利用诸如建议、劝告和鼓励等方式支持患者的防御(通常应对困难处境的方式),从而减轻患者的焦虑,增加患者的适应能力。适用于慢性疾病和各种危机状态,包括急性危机、适应障碍、躯体疾病、物质滥用、述情障碍等。常用干预措施如下:

(1)倾听:认真倾听患者的问题,使患者感到治疗师在积极关注他的痛苦,消除其顾虑和孤独感,与治疗师建立良好的治疗关系。

(2)表扬与鼓励:治疗师对患者潜在的优势、长处进行积极的表扬与鼓励,使其充分发挥主观能动性,提高应付危机的信心。

(3)保证:治疗师对患者作出恰当、实际的承诺,以促进患者提高自尊。常用于多疑和情绪紧张者。

(4)建议与指导:在建立起良好信任关系的基础上,治疗师以通俗易懂的方式,针对患者目前存在的问题或预期出现的问题给予解释及相应的应对策略。

(5)善用资源:帮助患者审查自身内在或外在的各种资源,加以充分利用,并鼓励患者去接受来自家人、朋友、社会或各种机构的支持和帮助。

2. **精神分析治疗**(psychoanalytic therapy) 奥地利著名精神病学家弗洛伊德所创建的一种心理治疗技术,既适用于某些精神疾病,也可用于解决某些心理行为问题。精神分析治疗的目的是帮助康复患者发展和提升自知力和自觉性,其过程是鼓励患者通过语言来描述自己的思想、联想、梦境等,通过治疗师的分析来发现潜意识中的冲突及其产生的症状与人格问题。"自由联想"与"梦的解析"是进行精神分析治疗的主要技术方法。

3. **行为治疗**(behavior therapy) 以减轻或改善患者的症状或不良行为为目标的一类心理治疗技术的总称。主要以巴甫洛夫的经典条件反射作用原理、斯金纳的操作条件反射作用原理和班杜拉的社会学习理论为基础,具有针对性强、易操作、疗程短、见效快等特点。常用治疗技术如下:

(1)系统脱敏疗法:是行为疗法中最早被系统应用的方法之一,多用于治疗恐怖症、强迫性神经症以及某些适应不良性行为。先引导患者缓慢暴露出导致焦虑的情境,并通过心理的放松状态来对抗这种焦虑情绪,这一过程又称为交互抑制,从而达到治疗的目的。系统脱敏疗法一般包括三个步骤:

1)放松训练:以全身肌肉能迅速进入松弛状态为标准。

2)设计等级脱敏表:即找出使患者感到焦虑的事件,并用 0 ~ 100 表示出对每一事件感到焦虑的主观程度,将标出的焦虑事件按 10 ~ 20 等级程度由弱到强依次排列。以考试焦虑症患者为例的等级脱敏表,见表 5-1。

表 5-1　考试焦虑症患者的等级脱敏表

焦虑等级	焦虑事件	焦虑程度
1	想到距离考试还有一个月	0
2	想到距离考试前一周	20
3	想到考试前一天的晚上	40
4	想到在考场外等候考试	60
5	想到正在考试时	80
6	想到别人交卷时	100

3）脱敏训练：进行焦虑反应与肌肉放松技术的结合训练。系统脱敏可分为想象系统脱敏和现实系统脱敏。想象系统脱敏的过程即让患者处于全身肌肉放松状态下，由治疗师口头描述，让患者进行想象，从最低层次开始，想象 30 秒，停止想象时报告此时感到主观焦虑的等级分数，以不感到紧张害怕为止，再进入下一个层次，如此渐进直到通过最高层次。

（2）厌恶疗法：将靶行为（或症状）同某种惩罚性的刺激结合起来，通过厌恶性条件作用，从而戒除或减少靶行为的出现。临床上多用于戒除吸烟、吸毒、酗酒、各种性行为异常和某些适应不良性行为，也可以用于治疗某些强迫症。

厌恶刺激可采用疼痛刺激（如橡皮圈弹痛刺激和电刺激）、催吐剂（如阿朴吗啡）和令人难以忍受的气味或声响刺激等。例如，要戒除酗酒的不良行为，可以在酗酒者个人生活习惯中最喜欢饮酒的时刻进行，使用催吐吗啡或电击等惩罚性刺激，造成对饮酒的厌恶反应，从而阻止并消除原来酗酒的不良行为。

（3）代币法：又称奖励强化法，是一种通过奖励（即强化）而形成某种期望出现的适应性行为的方法，即当患者出现某种预期的良好表现时，立即给予奖励，使该行为得以强化。代币作为阳性强化物，可以用不同的形式表示，如用计分卡、筹码和证券等象征性的方式。临床实践表明，代币疗法在儿童多动症、药瘾者和衰退的精神病患者康复中都有良好的效果。

（4）暴露疗法：又称满灌疗法或冲击疗法，通过让患者较长时间地想象恐怖的观念或置身于严重恐怖的环境，从而达到消退恐惧的目的。主要用于治疗恐怖症。

（5）松弛反应训练：是通过自我调整训练，使大脑皮质的唤醒水平下降，兴奋性降低，全身肌肉放松，紧张情绪得到缓解，从而增进身心健康。渐进性放松训练的基本步骤：①选择一个安静整洁、光线柔和的房间，让患者舒服地躺在沙发上，闭上眼睛；②体验紧张、放松的感觉，然后逐步进行主要肌肉的紧张和放松练习。每部分肌群的训练过程为集中注意－肌肉紧张－保持紧张－解除紧张－肌肉松弛。松弛反应疗法对于高血压、失眠、头痛、心律失常以及各种由于心理应激（紧张）所造成的疾患都有良好的治疗效果。

4. 人本主义疗法　继行为主义和精神分析之后在心理学发展中的第三势力，主要关注个体的发展，强调个体的主观意义和正面的成长而非病理表现。治疗师认为每个人都拥有自我实现倾向，同时可以发挥最大的潜能，因此治疗师会营造一个完全接纳的治疗关系来帮助患者成长。

5. 认知行为治疗（cognitive-behavioral therapy，CBT）　由 A.T.Beck 在 20 世纪 60 年代发展出的一种有结构、短程、认知取向，同时具有科学循证的心理治疗方法，主要针对抑郁症、焦虑症等心理疾病和不合理认知导致的心理问题。治疗师利用改正认知与行为的技巧来改善患者的情绪反应、认知以及与他人的互动等，这些技巧包括识别扭曲的思想、纠正信念和改变行为等。

CBT 中较有影响力的是 Ellis 的合理情绪行为疗法（rational emotive behavior therapy，REBT），其 ABC 理论模型认为，诱发性事件（A）只是引起情绪及行为反应（C）的间接原因，而人们对诱发性事件所持的信念、看法、理解（B）才是引起情绪及行为反应（C）的直接原因。合理的信念会引起人们对事物的适当情绪和行为反应；而不合理的信念（绝对化要求、过分概括化、糟糕至极）则相反，会导致不适当的情绪和行为反应。当人们坚持某些不合理的信念，长期处于不良的情绪状态之中，最终将会导致情绪障碍的产生（图 5-2/ 见文末彩图 5-2）。REBT 的目的在于帮助患者认清思想中的不合理信念，建立合乎逻辑、理性的信念，以减少个人的自我挫败感，对自己和他人都不再苛求，学会容忍自我与他人。

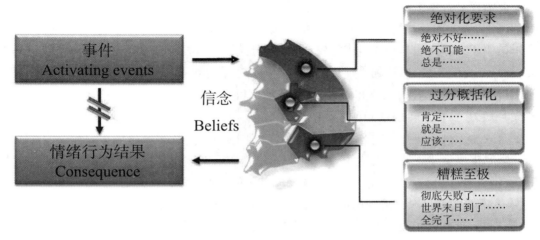

图 5-2 ABC 理论模型

A 是指诱发性事件；B 是指个体在遇到诱发事件之后相应而生的信念，

即对该事件的看法、解释和评价；C 是指特定情景下，个体的情绪及行为结果

6. **简短治疗** 是一些心理治疗方法的统称，简短治疗的特点是不讨论问题的形成原因，相反聚焦在一个特别的问题上，同时针对这个问题来寻求解决的方法，符合经济效益。

7. **家庭治疗** 以家庭为实施对象的心理治疗模式，其特点是以家庭成员的互动关系为聚焦点，从家庭视角去解释患者的心理问题，个体的改变有赖于家庭整体的改变，充分取得家庭成员的协作，帮助执行健康的家庭功能。

8. **团体心理治疗** 以团体、小组的形式，包括治疗师 1 ~ 2 名，治疗对象可由 8 ~ 15 名具有相同或不同问题的成员组成。治疗期间，团体成员对大家所共同关心的问题进行讨论，观察和分析有关自己及他人的心理与行为反应、情感体验和人际关系，从而使自己的行为得以改善。可每周 1 次，每次治疗1.5 ~ 2 小时。

团体认知行为治疗在处理患者的抑郁和焦虑情绪的同时，能显著改善患者与残疾相关的意识。与个体治疗相比，团体治疗有其独到之处，对于不喜欢讨论个人感受的患者，在团体治疗中感受到的压力会降低，同时患者之间的分享可能比治疗师的分享更有价值。

（二）艺术治疗

艺术治疗（art therapy）是治疗师在专业关系里使用治疗性的艺术创作来帮助患有疾病、经历创伤、面对生活挑战或者寻求个人成长的个体。通过在艺术创作的过程中和创作成品，可以提升个人的自我意识、认知能力，同时享受从艺术创造中得到的愉悦。艺术治疗的重点在于通过改善、稳定情绪方面的问题，间接改善不适应性行为。

艺术治疗具有两种取向：一种以心理分析为导向，艺术成为非语言的沟通媒介，配合当事人对其创作的一些联想和诠释来抒发负面情绪,解开心结。另一种则倾向于艺术本质,通过艺术创作,缓和情感上的冲突,提高当事人对事物的洞察力或达到净化情绪的效果。

艺术治疗的特点:以口语为主;稳固的治疗关系;艺术作品体现潜意识的内容;兼具时空的整合性及真实性;促进感官经验与认知思考的整合;提供表达、释放情绪的安全通道;增进互动及凝聚力;长期稳定的支持力量。

1. **音乐治疗**(music therapy) 音乐治疗是通过音乐在治疗关系中改善个体功能、情绪、认知和社交需要的专业治疗。音乐治疗是一个系统的干预过程,治疗师利用音乐体验的各种形式,以及在治疗过程中发展起来的,作为治疗动力的治疗关系,帮助被治疗者达到健康的目的。音乐有非语言特质,音乐治疗中音乐是用于人际沟通与自我表现的媒介,特殊的音乐活动可帮助患者建立自我概念,扩展概念发挥的潜能,使身心有效统合,以达到治疗目的。专业的音乐治疗可参与临床诊断和治疗计划的制订。

音乐治疗师在评估患者的优势和需求后,根据治疗目标,运用音乐创作、歌唱、律动、聆听等形式来帮助患者提升能力、强化及转换技能到生活中。另外,音乐治疗对一些感到难以用言语来表达情绪的人来说是一个有效的工具。研究表明音乐治疗可以有效促进躯体康复、提升个体参与治疗的动机、为患者以及他们的家庭提供情绪支持和表达的渠道。音乐治疗对象包括在医院接受治疗的患者、残疾人、特殊人群(如艾滋病患者、囚犯、戒毒患者)和要达到身心健康的普通人群。

(1)音乐治疗的主要艺术形式:包括听、唱、演奏、创作、律动等。

1)听:主要为接受式音乐治疗。利用聆听的方式促进听觉能力,包括注意力、持续度、记忆力、感受力、辨认能力;引导与刺激想象力,促进内省,如音乐引导想象、音乐同步;音乐放松,如肌肉放松、精神减压、催眠。

2)唱:能增进语言表达时呼吸与肌肉的控制;刺激与提高使用声音的动机;增进词汇与认知能力;提供美好的交互经验。

3)演奏:创建关系、引导主动参与动机;提高肢体动作能力(非语言的表达);培养与团体交互的能力(合作、轮流、配合等);反映身体状态及活动量;表现创意,主要为即兴演奏。

4)运动/律动:增进对身体部位及功能的察觉(位置觉、运动觉);发展空间、方向概念(定向、定位);增进动作能力和动作协调;通过碰触、模仿与他人共舞,促进交互;以身体响应速度、节奏、力度的变化;多感官统合。

(2)音乐治疗的临床作用

1)生理作用:直接刺激身体感官;声音的构成、动作或轻重缓急等物理性质会引起身体变化,具有放松或紧张的功能。

2)心理作用:音乐是情感的语言,可淡化或深化情感,具有传导气氛、诱发情感、镇静、净化等功能。

3)社会功能:作为团体中信息传递媒介,形成团体意识,促进观察学习及自我表现;增进交流、适应社会、促进社会融合。

教育趋向的音乐治疗,在儿童音乐治疗领域得到广泛应用。治疗作用包括:

1)促进知觉:知觉(perception)、动作(movement)与情绪(emotion)三者间形成等边三角形,当某一个环节打破,彼此间就产生了互动,可利用声音刺激,促进动作与情绪的整合。

2)增进记忆力:通过音乐方式可以让儿童更容易保留他所经历的事情,尤其是用歌唱方法,将成串的语句牢记成主动学习的效果。

3)唤起作用(启迪智慧):唤起(provocation)即叫醒与刺激,在音乐治疗中引用一种刺激引起儿童的注意力及维持其关注的兴趣,从而扩大其想象力和理解能力。

4)重复学习:儿童音乐治疗中通常采用短小而又重复的曲式,在不断重复中增强儿童记忆力,并在同一内容中设计多种活动,使儿童主动参与团体学习,更好表达自己的感情。

5)多感官刺激:多感官刺激在中度障碍的儿童教育上非常重要,如打击乐器不仅能提供声音刺激,同时具有视触觉刺激及大小肌肉的运动作用。

(3)音乐治疗的技术方法

1)声音康复:利用声音的频率振动或声音形式促进情绪、生理、精神的和谐健康。

患者接受某种仪器所发出的声音或振动,如电子辐射、超声波等。体感音乐疗法(vibroacoustic therapy,VAT),又称体感振动音响技术。通过"身体感知音乐"的方式,将音乐中 16 ~ 150Hz 的低频信号,经过物理换能转换成振动,通过"骨传导作用"和心理、生理的双重刺激,能有效缓解疼痛、抑制痉挛、改善失眠。

患者以调节身体健康为目的,参与一种发声练习。如:通过呼吸和发声释放自己的嗓音(仅仅发出简单的单音或音程)。

2)音乐康复:利用音乐体验来达到情绪、生理、精神复原和健康的目的。

被动接受式音乐体验:如:聆听音乐、音乐放松、音乐同步等。

主动参与式音乐体验:如:歌唱、演奏乐器、即兴演奏、念诵等。特点:把音乐作为治疗的基本手段,强调治疗对象与音乐的关系。

3)康复音乐治疗:通过音乐体验和在治疗过程中建立起来的治疗关系来促进身心的自我康复。

音乐诱导想象法(guided imagery and music,GIM):从音乐联想的基础上发展而来的一种深层次的音乐治疗方法。实施过程:①通过肌肉放松训练引导治疗对象进入一种"转换状态";②在音乐背景下,通过对话引导治疗对象产生各种各样的想象,包括多感官的自由联想;③通过自由联想深入自己的内心世界,体验更深层的情感世界,获得领悟,释放被压抑的情绪情感。

创造性音乐治疗:以即兴演奏为主要手段。核心理念:①治疗对象通过即兴乐器演奏,唤起和使用自己的内部力量(内心矛盾的转化与释放:把自己内部的冲动转化为合理的音乐活动,并使之处于意识控制之中);②体验自我表达和人际互动的感受,消除焦虑与恐惧。

2. **绘画治疗**　让绘画者通过绘画的创作过程,利用非言语工具,将潜意识内压抑的感情与冲突呈现出来,并且在绘画的过程中获得纾解与满足,从而达到诊断与治疗的良好效果。无论是成年还是儿童都可在方寸之间呈现完整的表现,又可以在"欣赏自己"的过程中满足心理需求。

3. **舞蹈治疗(dance therapy)**　舞蹈/动作治疗聚焦在治疗关系中的动作行为上,包括表达性、沟通性和适应性行为。躯体动作就是舞蹈的核心成分,也是舞蹈治疗的评估和干预工具。舞蹈治疗能够帮助个体改善其发育、躯体、社交、功能和心理发展问题,运用对象广泛,包括患有精神疾病和躯体疾病患者,也适用于老年人、学生和犯人等,没有年龄或者种族的局限。

心理是认知的调整,行为是动作的调整。舞蹈治疗强调身心合一。患者在舞蹈动作中,既可以释放压力,又可以对感知觉、行为与思维的统合进行训练,同时,舞蹈是人类最直接、最浓烈的情绪表达方式之一,动作的美感具有欣赏和感悟的作用,具有一定的临床价值。

(三)心理教育

心理教育是通过教育的方法来促进患者的康复,该方法的核心元素包括:教育患者认识自己的疾病、解决问题训练、沟通训练、自主训练,需要时也会邀请患者的家属参与。心理教育是一个统称,衍生出多种模式,包括疾病管理和恢复(illness management and recovery)、家庭心理教育(family education)等。有研究显示,心理教育能通过技巧的建立来改善患者的情绪健康,一些肢体残疾的女性在参与自我形象工作坊后,抑郁水平有所下降而自我认同感相对提高,同时也可以帮助处理物质滥用问题。

（四）个案管理

个案管理源于一般疾病管理,通过结构性的过程,有计划地支持和帮助患者协调服务,并达到康复目标。在医院和医疗系统中的个案管理是以合作模式进行的,其中包括患者、护士、社会工作者、医生、其他专业人员、照料者和社区工作人员。在有效协调资源的同时,个案管理也发挥了沟通和促进照顾的作用。个案管理的目标是使患者达到最佳的健康和得到最佳的照顾,同时在善用资源的情况下,过着自主独立的生活。个案管理的功能包括识别患者、发起服务、评估、计划、联系、观察、争取和推动。

（五）远程康复和心理干预

随着现代科技的不断发展和融合,通过高科技手段的介导为有需要的患者提供了面对面的康复服务,其中包括电话、计算机和视频会议等。有研究通过电话为多发性硬化症患者提供认知行为治疗,结果显示可以有效缓解抑郁情绪;一些患有脑外伤的患者在接受了电话咨询和心理教育后,其功能水平和生活质量均有所提升。在康复服务有限的情况下,患者只能在住院期间接受有限的康复治疗,而出院后难以维持,其主要原因是家庭与康复治疗不能有效衔接,阻碍患者的功能康复。利用完善的通信系统,通过电话或者计算机进行心理康复干预,患者只需安装基本的装置,特别适合因肢体残疾而导致交通不便的患者,为康复治疗提供了便利服务。

第二节　创伤后酒精及相关物质使用障碍的干预

一、　概述

酒精及相关物质使用障碍一直是全球关注的公共健康问题。在国外,创伤后人群的物质使用障碍问题更受到特别的关注,相对正常人群而言,创伤性颅脑损伤（traumatic brain injury,TBI）和脊髓损伤（spinal cord injury,SCI）的个体更容易存在物质使用障碍,并且这些潜在的问题可能会导致继发性障碍,从而影响个体的康复及预后。本节重点介绍创伤后物质使用障碍的评估和干预。

国外不同研究显示,一些创伤性脑损伤和脊髓损伤的个体,他们在损伤之前已经存在超出正常人群常模的酒精滥用和酒精依赖问题,分别为 16% ~ 66% 和 44% ~ 66%。颅脑损伤和脊髓损伤患者在出现损伤时酒精中毒的比例分别为 36% ~ 51% 和 29% ~ 40%,且研究显示有 37.7% 脑部受损的患者存在药物使用问题。国外一些纵向研究显示,颅脑损伤或者脊髓损伤患者在意外发生后的几个月,物质滥用的情况明显下降,但在之后的 1 ~ 2 年会有回升的趋势。这些资料说明创伤性脑损伤和脊髓损伤患者更容易存在物质滥用问题,且在损伤前就已经存在并有持续的倾向,尤其急性期后和职能康复期的患者更加严重,从而影响他们融入社会、产生额外的心理和社会服务需求。

二、 诊断、筛查与评估

（一）物质依赖诊断标准

物质依赖（substance dependence）是指对于个体在使用某种或某类物质已极大优先于其他曾经比较重要的行为，是一组生理、行为和认知现象，个体在过去一年的某些时间内体验过或表现出下列至少3项：

（1）对使用该物质的强烈渴望或冲动感。

（2）对物质使用行为的开始、结束及剂量难以控制。

（3）当物质的使用被终止或减少时出现生理戒断状态，或为了减轻或避免戒断症状而使用同一种（或某种有密切关系的）物质的意向。

（4）耐受性：必须使用较高剂量的物质才能获得过去较低剂量的效应。

（5）因使用物质而逐渐忽视其他的快乐或兴趣，在获取、使用该物质或从其作用中恢复过来所花费的时间逐渐增加。

（6）固执地使用物质而不顾其明显的危害性后果。

（二）物质滥用诊断标准

物质滥用（substance abuse）是对健康引起损害的一种精神活性物质的使用类型，损害可能是躯体性的或精神性的。在过去一年因为反复出现物质使用而出现以下一项或者多于一项的情况：

（1）急性损害已经影响到使用者的精神或躯体健康。

（2）有害使用的方式经常受到他人的批评，并经常与各种类型的不良社会后果相关联。

（3）物质的有害使用遭到他人或文化处境的反对或导致负性社会后果。

（三）筛查

针对创伤后职能恢复期的患者，准确识别其酒精及相关物质使用障碍的不适应性行为，是康复心理有效治疗的前提，可使用一些简易且信效度高的初筛量表。

1. **CAGE 问卷** 是一种快速鉴别在康复阶段酒精依赖的初筛量表，通常被用于筛查住院患者的饮酒问题，关注饮酒的后果，而不是实际饮酒量，主要针对长期稳定的饮酒行为，而不是短期或最近的变化，具有较高的信效度，是目前应用最广泛的调查问卷。CAGE 是四条问题的缩写：

C= 你有没有想过要戒断（Cut）饮用量？

A= 你有没有因为饮酒被批评而感到烦闷或者生气（Annoyed）？

G= 你有没有因为饮酒问题而感到难过或者内疚（Guilty）？

E= 你有没有试过早上起来的时候需要用饮酒来稳定神经或者摆脱宿醉（Eye opener）？

上述问题中肯定回答为 1 分，共计 2 分及以上者说明有临床意义。

2. **酒精使用障碍认同测试** 酒精使用障碍认同测试（the alcohol use disorders identification test, AUDIT）由世界卫生组织（WHO）编制，用于初级医疗中饮酒问题的早期鉴定，能够有效识别饮酒问题。测试包含 10 项条目，其中 3 项关于酒精使用情况、4 项关于酒精和相关生活的问题、3 项关于酒精依赖症状相关的问题。每个条目分值范围 0 ~ 4 分，得分 ≥ 8 分则与有害的或危险的饮酒有关，若女性得分 ≥ 13 分，男性得分 ≥ 15 分则表明可能有酒精依赖。目前 AUDIT 是唯一用于筛查危险饮酒和有害饮酒的量表,此量表经测定具有较高的信度和效度,已在世界上广泛应用。见表5-2。

表 5-2 酒精使用障碍认同测试(AUDIT)

问题	分值					得分
	0	1	2	3	4	
1. 您每隔多久会饮用含酒精饮品?	从未有过	每个月少于1次	每个月2~4次	每周2~3次	每周多于4次	
2. 您1天会饮用多少杯含酒精饮品(1标准杯=14g纯酒精)	1~2	3~4	5~6	7~9	10以上	
3. 您每隔多久会1次性饮用6标准杯或者更多?	从未有过	每个月不足1次	每个月1次	每周1次	几乎每天	
4. 最近1年内,您有多久一旦开始饮酒就难以停下来?	从未有过	每个月不足1次	每个月1次	每周1次	几乎每天	
5. 最近1年内,您是否有因为饮酒而耽误正事?	从未有过	每个月不足1次	每个月1次	每周1次	几乎每天	
6. 最近1年内,您是否在宿醉后第二天早晨醒来时需要饮酒?	从未有过	每个月不足1次	每个月1次	每周1次	几乎每天	
7. 最近1年内,您是否在饮酒后感到内疚或懊悔?	从未有过	每个月不足1次	每个月1次	每周1次	几乎每天	
8. 最近1年内,您是否有过因为醉酒而忘记饮酒时发生的事情?	从未有过	每个月不足1次	每个月1次	每周1次	几乎每天	
9. 是否有人因为您醉酒受伤害?	没有	只在1年之前有过	最近1年有过			
10. 是否有关心过您的亲戚、朋友或是医生,建议您减少饮酒?	没有	只在1年之前有过	最近1年有过			

注:(1标准杯 = 半两白酒 =2 瓶啤酒)

评分 ≥ 8 为阳性,前 3 个问题高分而其余不见高分者则提示严重危害性饮酒;问题4、5、6 高分则表示酒精依赖;最后部分高分说明饮酒有伤害

常用物质使用障碍的检查量表,还包括简易密歇根酒精依赖筛查测试(short Michigan alcoholism screening test,SMAST)和物质滥用简易筛查问卷(substance abuse subtle screening inventory,SASSI)。

初筛后需要进行详细的评估以方便诊断、激发患者改变的动机和制订治疗方案。评估应该包括至少 3 个维度:患者物质使用的方式、依赖的症状和由使用物质而产生的生活问题,物质滥用评估量表在选择时要对临床需要、时间的限制、评估人员的专业背景等内容进行考虑,有些量表需要提供患病以前的数据,但脑外伤并伴有认知障碍的患者较难提供该类信息。

三、 康复心理干预措施

目前酒精和相关物质滥用的康复治疗处于发展中。过去物质滥用一直被认为是单纯的生理和心理疾病,因此治疗模式比较单一,一般以药物治疗为主,偶尔辅以心理治疗,治疗方法一般都是要求患者立即戒断。近年来,物质滥用治疗模式向多元化发展,其中包括:①在有效的单一治疗形式里为患者提供治疗;②根据患者的病情而提供合适的治疗;③在筛选后将患者转介到其他服务机构;④先提供小剂量的药物治疗、评估疗效和调整治疗以达到目标的阶梯式治疗。该问题的治疗和康复模式可视为有连续性和等次性的过程。国外有科学循证依据的有效治疗方法包括:简短干预(brief interventions)、动机增强治疗(motivational enhancement therapy)、应对和社交技巧训练(coping social skills training),以及社区强化方法(community reinforcement approach)。

1. **简短干预** 其本身就是一种治疗的方法,同时可以有效提升其他治疗的成效,简短干预的一些元素可以缩写为 FRAMES:F= 回馈(feedback)、R= 责任(responsibility)、A= 建议(advice)、M= 选择菜单(menu of options)、E=empathy(共情)、S= 自我效能(self-efficacy)。一般来说,治疗师通过患者在评估过程中的回馈来认识和了解其受损程度以及因物质滥用而引起的相关问题,治疗师同时会强调患者再改变的责任,然后提供清晰的建议来帮助患者改变饮酒的行为,同时还会提供给患者一个改变饮酒行为的策略菜单,这些都是在一个共情、理解、非批判性的气氛下进行,同时治疗师会强化患者的希望和自我效能。干预元素的应用如下。

(1)回馈:治疗师向患者提供针对诊断或问题的具体客观的反馈,反馈向患者提供有效信息,包括诊断及问题的影响,以及许多问题之间可能存在的交互作用,这些信息可能促使患者同意接受专门的治疗。对于物质使用问题,明确的化验结果就是一种有效的回馈。

(2)责任:作出寻求帮助或改变的决定,是患者应尽的责任。虽然治疗师会针对治疗方案或改变策略向患者提供建议,但患者自己必须对疾病承担责任并作出接受治疗的决定。针对患者物质使用诊断和问题的明确而具体的反馈,可以使患者形成内疚感并且激励其产生寻求进一步帮助的责任。

(3)建议:针对如何处理问题,治疗师可向患者提供具体的建议。例如,对一个酒精成瘾的患者,治疗师可以说,"我们遇到过像您一样难以控制饮酒的患者,专业建议让他受益匪浅。我强烈建议您来接受帮助,并且推荐您加入 ×× 的方案。"或者说,"您说您很担心您的饮酒问题,并且它严重影响您的健康和家庭。我建议您停止饮酒,这样您的肝脏才有机会康复,而且您和妻子的问题才可能得到解决。我想您可以在 ×× 治疗中受益"。

(4)选择菜单:不同的治疗方案和改变计划都将提供给患者,患者可以从中进行选择。

(5)共情:积极的治疗关系是建立在和患者共情的基础上。这取决于治疗师能否接纳、理解并衷心地希望帮助患者,而且能很好地传递给患者这些信息。如果酒精或其他物质滥用问题被看做是个体不良的行为和缺点,而不是严重的生理心理障碍,那么治疗师就不可能很专业地去帮助那些深受其苦的患者。

(6)自我效能:治疗师要在患者随时可能作出积极变化的时候支持他们的信念。要向患者传递事情可以变得更好的现实乐观态度。例如,治疗师可能告诉患者,"你很诚实,几乎又要开始饮酒了。但事实上你没有,虽然你非常想饮酒。这是一个非常好的开始,表明你不仅有意愿而且有能力保持清醒。让我们谈谈更多可以帮助你保持戒酒并且防止复发的事情。"

2. **动机增强治疗** 近年来,动机在行为改变中的作用越来越受重视。动机是个体改变行为的愿望,并非内在个性特征,个体的动机可以被影响,并朝着特定的方向发生改变。通过对酗酒者的心理治疗,在对动机重新认识的基础上发展出促进行为改变的新方法。动机增强治疗是一种以患者为中心的直接干预方法，主要针对那些不愿意改变自己，或者对于是否改变犹豫不决，处于矛盾状态的患者，通过提高患者的动机来促进其行为改变。

动机增强治疗主要是基于美国心理学家 Di Clemente 博士提出的改变阶段理论，根据酒精依赖者的内在动机，将康复过程分为六个阶段，见表5-3。

表 5-3 改变阶段理论

改变阶段	特点
前注意阶段	未意识到问题，不愿发生改变
注意阶段	意识到问题，考虑改变的可能性
准备阶段	准备采取行动，但对于改变处于矛盾中
行动阶段	积极采取行动，对问题认识更加深刻
巩固阶段	继续积极地改变，努力防止复发
终止阶段	之前的问题不再出现，并具备处理相关问题的技巧和信心

动机增强治疗认为改变过程是动态连续的，患者的心理、生理及所处的社会环境等因素与患者所处的阶段和时间有很大的关系，治疗师可以通过治疗技巧帮助患者改变所处的阶段。酒精依赖的康复过程呈螺旋式上升过程，患者会经过多次反复与倒退，在从多次失败中不断地吸取经验，直至最后戒酒成功。动机增强治疗对不同康复阶段患者的策略：

（1）前注意阶段：表达共情；建立和谐关系；自我评估；扩大差距；探讨使用利弊；提供反馈；引导患者思考问题。

（2）注意阶段：权衡改变利弊；外部动机转化为内部动机；承认矛盾正常；强调患者责任；自我效能；自我动机表述；对改变的自由选择；总结。

（3）准备阶段：澄清改变的目的；建议和指导；分析潜在威胁；多种改变策略；增强克服障碍的信心；建立社会支持；强调责任；自我效能；分享成功案例。

（4）行动阶段：分解目标；识别高危情形；发展相应的策略；承认早期改变的困难；评估其社会支持系统；自我效能；提供多种选择策略。

（5）巩固阶段：寻找替代方法；控制高危情景出现；肯定支持改变；自我效能；回顾长期的目标；预防复发。

（6）终止阶段：无须进行干预。

动机增强治疗中，主要采取动机访谈（motivational interviewing，MI）的基本技术，通过反馈、责任、建议、多种选择、共情、增强自我效能感等干预元素，提升患者的改变动机和解决矛盾，其特点是不采取逼迫以及评价患者的方式，而在充分尊重患者以及其行为的基础上，使其真正认识到问题的严重性和由此带来的隐患；另一方面，通过帮助患者预见美好的未来，使患者从内心激发其自身的改变潜能，从而达到彻底改变行为的目的。主要的治疗策略是开放式问题的使用、倾听、肯定、总结和诱发患者改变的谈话。很多研究显示动机访谈是有效的干预方法，对于脑部创伤患者的治疗效果同样显著。

3. 应对和社交技巧训练 是以社会学习为基础的干预方法，它的基本假设是认为一些有酒精问题的个体缺乏调整正面和负面情绪的技能与处理人际关系如婚姻、工作和亲子关系等能力，因此人际关系单元的核心内容包括拒绝饮酒的技巧、提供正面回馈、给予评价、接受关于物质滥用的批评、聆听技巧、对话技巧、冲突处理等。另外，情绪管理单元的主题包括处理负面情绪和应对与饮酒相关的信念以及刺激物。应对和社交技巧的训练已被证实适用于脑损伤患者和有严重酒精依赖的个体。下面以"处理负面情绪"为例,进行介绍。

对负面情绪状态的无效回应是最常见的复发诱因,他们向正在康复的患者提出了一个挑战。躯体戒断反应、生活问题、压力和人际交往困难都会加重负面情绪。此外,负面情绪对复发会产生影响,如愤怒、抑郁、焦虑、厌烦、孤独、内疚或羞怯等负面情感会导致痛苦,同时对人际交往造成困难。

(1)针对负面情绪治疗师需要关注和讨论的问题

1)患者负面情绪状态是如何对复发、生活不如意、健康问题或不良人际关系产生影响的。

2)患者处理在不依赖物质情况下出现的负面情绪的难易程度。

3)患者对负面情绪的一般应对方式,如否认、回避、压抑等。

(2)治疗师帮助患者处理负面情绪的干预策略

1)帮助患者处理具体的不良情绪。需要患者能够认识自己的情绪状态,并确认与情绪有关的问题及所应对的方式。例如,用被动攻击的行为压抑和表达愤怒往往会导致人际冲突和不满。

2)帮助患者寻找特定的情绪,有助于问题的解决。例如,由于不良的家庭关系而出现的抑郁情绪,如果能够改善这种不良的家庭关系,患者就可以改善抑郁情绪。

3)检查和纠正患者错误的信念和认知,这些信念和认知可能对特定的情绪冲突有影响。例如,关于抑郁的认知,"我不能犯错误""最可怕的事情就要发生了",这些认知可以变成"犯错误是正常的,何必那么在意自己的错误?"

4)鼓励患者在恰当的时候对他人直接表达自己的情绪,或者与一个值得信赖的朋友分享这些情绪。对很多患者来说,学习揭露自己的感受比较困难,有些患者需要学习与他人分享自己的感受。某些情况下,患者需要学会自信,以便更好地处理负面情绪。

5)指导患者改善日常生活结构。空闲时间过多,特别是没有目标的生活状态,对很多物质使用者而言是一个高危的状态。结构化的生活,特别是有娱乐活动的生活状态,可减少焦虑、厌烦和抑郁等情绪。治疗师可鼓励患者定期参加体育活动、社交活动和娱乐活动。

6)提供具体的推荐用书或康复指南,鼓励患者阅读与情绪有关的内容。

7)指导患者进行冥想或祈祷等"内省"的活动。这些活动可以减少负面感受,增加力量和改变人生观。

8)与患者讨论正面情绪。虽然许多患者与负面情感进行斗争,但帮助患者提高分享正面感受(比如爱)的能力,尤其是这些积极的感受带给他们良好感觉的时候,适当的分享可以改善他们的人际关系。因此,治疗师的干预不应仅仅局限于负面情感。

9)患者在使用上述策略之后仍然持续存在一些负面情绪(如焦虑、抑郁),可考虑使用药物治疗。

4. 社区强化方法　是基于行为干预的方法,强调以患者的环境如家庭、配偶、朋友、工作、余下活动等作为自然的强化物来改变饮酒的行为。干预从分析饮酒和不饮酒的行为开始,再由治疗师和患者协商一段戒断的时间,CRA还会讨论到一些如婚姻、职业等议题,研究显示成效显著。最理想的运用对象是一些患有酒精使用障碍但拒绝求助的患者,治疗师可以对患者的家属或朋友训练有关行为管理和沟通的技巧以说服患者求医,研究显示这些方法效果显著,可以有效地帮助患者求助和参与治疗。

动机访谈和技巧训练是治疗的重点,患者一般缺乏治疗动机、应对技巧及处理人际关系的技能。另外,患者及家属对物质依赖的成因存在误区,偏向认为物质依赖是躯体疾病,治疗以缓解症状为主,从而忽略了心理和社交干预的重要性,导致反复住院而问题无法解决。康复心理工作者可以从多方面进行干预,包括加强患者的认知水平、加大关于疾病以及全面康复的知识宣教、提高患者治疗动机,拟订一个现实的康复计划,同时开展家庭及社区教育工作,使康复治疗水到渠成,患者也一定能够享受到康复带来的喜悦。

第三节　心理治疗干预

心理治疗是康复心理学中不可或缺的一部分,因此,康复心理工作者需要具备一定的临床心理治疗技能来帮助患者及家庭适应残疾,其中包括一些心智不成熟、参与治疗动机不强的患者和由于脑神经损伤而导致认知和语言受损的患者。传统心理治疗重视寻求问题的根源,康复心理治疗更重视具体心理干预措施的运用。

康复心理工作者的主要任务是帮助患者及家庭去面对和适应残疾以及因为残疾而引起的相关问题,所谓适应残疾是指在患者理解疾病或者受损所带来的功能性缺损的情况下接纳残疾同时继续生活。躯体的改变可以影响内心世界,患者必须改变终身的应对方法(如情绪和认知的自我管理技巧)和重新审视自己的观点(如自我认同)。另外,与患者相关的人群,如家庭成员、朋友、同事也需要应对患者的改变,在情绪和生活习惯等方面作出相应的调整。由于患者需要重新建立个体、家庭和社会关系,因此单纯的心理适应过于狭隘,应充分考虑包括环境、法律、文化及社会政治等其他方面。

一、常见临床问题的心理治疗干预

由于疾病、受伤致残而引起的常见临床问题,包括悲伤、抑郁、焦虑、否认、神经行为和认知障碍、人格障碍、物质使用障碍、家庭压力和负担等。

1. 悲伤(bereavement)　虽然残疾会导致悲伤情绪,却没有足够科学依据证明悲伤情绪对康复的影响。有研究指出当躯体的"损失",如将疼痛肢体截肢可以提高患者的生活质量,这些"损失"就不一定会引起过度的悲伤。另外,性别差异与文化认同对悲伤反应有一定的影响。

面对因残疾而产生悲伤情绪的患者,康复心理工作者可以提供支持性心理治疗,通过聆听和共情来让患者感受到被关心和理解,从而获得安全感,千万不要急于强迫患者接受或者表达情绪,在此阶段,建立良好的治疗关系比任何干预方法都重要。

2. 抑郁(depression)　抑郁在康复人群中十分常见,研究指出在1/3的截肢患者、50%的卒中患者、11% ~ 30%脊髓损伤的患者都存在不同程度的抑郁障碍。抑郁不仅有身心上的困扰,还会减缓康复的进度和降低功能水平。患有躯体疾病与抑郁症共病的患者其死亡率较其他没有抑郁症的患者更高;另外,抑郁与心脏病、癌症和其他躯体疾病的预后都有一定的相关性,这些资料说明抑郁不仅是一种情绪问题,也是严重的疾病问题。

认知行为治疗对抑郁有明显的治疗效果,有些患者的抑郁来自错误的或不合理的观念,治疗师可针对患者不合理的观念给予纠正,从而改善适应不良的行为。研究发现,为期7周的团体心理治疗能有效改善多发性硬化症患者的抑郁情绪,对缓解疼痛也有一定的帮助。另外,社区与家庭支持及患者的投入也是影响康复的关键因素。在考虑治疗方法的同时,康复心理工作者需要监控患者情绪的变化,如果患者出现自杀企图或者需要药物辅助治疗应及时转介,当出现自残或者自伤的情况,也应该按照危机进行处理。

3. 焦虑(anxiety)　伤残是产生焦虑的催化剂,大约1/4脑卒中、脊髓损伤和轻度脑外伤患者在发病后都有明显的焦虑情绪,发病率较正常人群无明显差异。急性应激反应常见于康复患者,部分患者会发展为创伤后应激障碍(posttraumatic stress disorder, PTSD),有3% ~ 27%的脑外伤者和7% ~ 17%的脊髓损伤患者会发生创伤后应激障碍,包括焦虑情绪的体验和回避反应。

针对有焦虑情绪的患者,康复心理工作者应先了解患者焦虑的原因,同时给予适当的心理干预,如支持性心理治疗、认知行为治疗、放松训练等。在遇到创伤后应激障碍的患者,康复心理工作者可以按照悲伤的处理方法,再评估是否需要其他的帮助。如他们已经达到临床疾病的水平,应及时转介到精神科以接受诊断和相关的治疗。

4. 否认(denial) 康复过程中较常见,表现为对疾病认知的下降,分为心理性的和脑神经性的病觉缺失(anosognosia)两种,因否认而缺乏对治疗的认识或者失去希望都会影响患者的康复,因此康复心理工作者必须与治疗团队及家庭合作,帮助患者接受现实并促进其康复。

对于心理性的否认(一种心理防御反应),康复心理工作者应了解原因,对于完全否认的患者,应鼓励患者参加长久性的康复训练,避免强迫患者承认;对于部分性否认患者,应给予关怀,并公开讨论患者的身体状况和治疗计划,帮助患者控制情绪。对于脑神经性病觉缺失(脑损伤后,神经功能缺损所致),康复心理工作者除了需要提供支持性心理帮助以外,还要与患者的家属和照料者沟通,可以参考悲伤的处理方法。

5. 神经行为和认知障碍(neurobehavioral and cognitive disorders) 脑损伤患者中认知障碍和痴呆的发生率较高,研究发现,脑卒中后 1 年的患者,有 72% 产生认知障碍,另外 28% 出现痴呆。非脑损伤的脊髓损伤患者也有 55% 的概率产生认知障碍。认知障碍会降低患者的理解力、注意力和记忆力,从而导致患者难以被准确地评估,而且在沟通上存有一定的困难,心理干预效果会大打折扣,其他的补偿策略效果甚微。

神经行为症状包括情感淡漠和情感逃避,表现与抑郁症相似,评估时应有效鉴别,心理干预主要强调功能性的技巧,如情绪表达方法、沟通技巧、社交技能等。康复心理工作者在治疗时要充满想象力和创造力,包括调整治疗的时间长度来适应患者的注意能力,或运用书面语言促进交流。保持思路的清晰,随时关注患者在沟通时的变化和反应,当患者存在失语症或语言障碍时,言语表达并不是唯一的沟通途径,可选择其他的方式,如手势、面部表情、姿势、音乐、绘画等。

6. 人格障碍(personality disturbances) 人格是康复服务中非常重要的因素,患者的人格可能会增加其受伤的概率,研究发现脑损伤患者在患病前存在反社会性和强迫性人格障碍的比率较高,一些外向型或喜欢追求刺激的人受伤概率更大,尤其是有物质滥用问题的个体。此外,脑损伤可能会导致人格的改变,研究显示 23% ～ 66% 的患者在脑损伤后被诊断有人格障碍,这个数字远超于正常人群。康复心理工作者需要高度关注人格在康复过程中的重要性,患者的人格往往会影响医患沟通、药物治疗和康复训练的实施,延缓康复的进程。

在面对有人格困惑和障碍的患者,康复心理工作者需要充分了解患者的人格特点,加以理解和包容,建立接纳的治疗环境和健康的治疗关系。采用支持性心理治疗方法,耐心细致地做好解释工作,消除患者的多疑心理,稳定和改善患者焦虑和紧张的情绪,避免因情绪冲动而发生不利于康复的行为,通过良性的暗示调动其康复的积极性。

7. 物质使用障碍(substance use disorders) 物质滥用在意外受伤的康复中受到高度的关注,研究显示,50% 脑损伤者和 40% 脊髓损伤患者在受伤住院期间存在物质中毒,40% ～ 80% 的脑损伤患者有近期使用物质不当的记录,并且在康复后期仍然有持续使用物质的倾向。在处理共病(残疾和物质使用障碍)的患者,康复心理工作者应该采取多学科治疗方法。研究显示,团队治疗比单向治疗(如精神科独立处理物质使用障碍、康复科独立处理残疾问题)的效果更佳(详见本章第二节)。

8. 家庭压力和负担(family stress and burden) 在意外事件发生以后,患者的家庭结构将面临各方面的改变,如情感支持和家庭事务管理,家庭成员需肩负新的角色和功能,可能需要花费大量的时间去寻求社会支持,家庭照料者也会出现巨大的压力,其压力程度会受不同因素的影响,包括照料者的家庭角色、社会支持途径、解决问题的技巧以及患者的功能水平,如患者记忆受损程度和理解能力。家庭结构及家庭成员状况同样直接影响患者的康复,一项报道中提到脑卒中患者的家庭成员所提供的情绪支持和生活照料(避免过分的保护),有利于患者社会功能和情感上的康复。因此康复心理工作者可以开展家庭工作,包括对照料者提供心理治疗和心理健康教育,也可以开展支持性团体和自助团体,为患者和照料者营造有利的康复环境(详见本章第五节)。

二、 心理治疗的条件与方法的选择

实践证明,心理治疗作为康复计划中的一部分,对患者的康复起到积极的作用。康复心理工作者在提供相关服务时需要个体化,根据患者的既往史和目前的功能水平,了解与患者应对方式有关的各种问题,处理由残疾带来的信息加工、沟通交流与人际关系问题,设计和调整治疗内容,参考最新研究结果,选择最佳治疗方案(如传统心理治疗、心理教育、认知行为技巧训练等),并具有广阔的视野(如环境、社会、甚至公共政策的影响),从患者的优势出发,给予希望以促进康复。

1. 康复心理工作者需要关注患者在残疾之前是否存在精神病史,这一因素将直接影响患者康复计划的实施。

2. 治疗师需明确对患者的取向,当考虑到患者的生理情况与应对压力相关时,可选择心理教育和相关的心理干预方法,帮助患者提升应对压力的效能。

3. 针对拒绝治疗的患者,康复心理工作者可尝试向患者解释治疗规则,使用通俗的语言和患者讨论改善症状的方法,正常化个人的心理需要(如处理压力),接受患者不参与的决定和给予时间,使用心理教育的方法,鼓励参与集体活动。

4. 针对否认疾病的患者,康复心理工作者应了解患者的病因,监控患者的认知与行为上的表现,鼓励患者参与康复计划,使用符合现实的希望作为让患者参与康复的动机。

5. 康复心理工作者需要善用环境策略,教育家庭成员与患者相处的方法以促进康复,利用环境提示来提醒患者的自我管理技巧,帮助患者与社会环境重新得到连接如工作、学校、社区等。

6. 康复心理工作者应根据患者在不同阶段的心理活动情况,采取适当的干预方法(图 5-3/ 见文末彩图 5-3)。

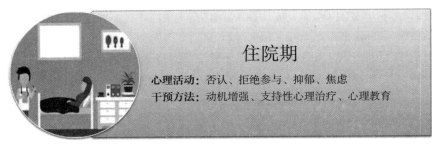

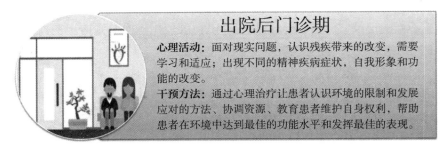

图 5-3 患者在不同阶段的心理活动情况与干预方法

第四节　认知及行为的辅助技术

由于疾病或者意外而导致功能障碍的个体在生活中会面对极大的困难,其中包括表达(语言、文字)困难和动作(行动以及生活自理和操作用具如计算机)困难,为解决这些困难使康复患者达到无障碍的生活,国际上一直大力推动辅助技术(assistive technology)。与国际相比,当前我国的辅助技术发展相对落后,通过学习国际经验,使更多的康复机构或组织得以发展,康复科技不断更新,促进与创建和谐社会。本节将重点介绍认知及行为辅助技术(assistive technology for cognition and behavior,ATCB)的干预特点与应用。

(一) ATCB 的概念与特点

认知及行为辅助技术(ATCB)是一种使用电子设备,促进个体在功能活动中表现的干预技术。ATCB 是以科技为导向的认知康复方法,应用的核心是计算机设备和系统,可通过无线网络与个体在家庭和社区中动态交互及监测个体行为,实施中需要人工的指导和支持,环境中的传感器在逐步的改良过程中,可增加个体与社会的有效接触。

(二) ATCB 干预类型

作为补偿性的工具,ATCB 的干预类型分为以人为导向(person-oriented)和以环境为导向(environment-oriented)。

1. **以人为导向的干预**　由个体在需要时提出或是替代中枢神经系统通路而产生的理想表现,其中包括注意力、记忆力、执行功能、视觉空间功能、语言和沟通、理解等,例如通过使用技巧记忆的策略,帮助有地形定向障碍的患者识记街道名称和地点;利用强制性使用方法或者重复进行功能性训练,提高大脑的神经可塑性及功能重组。

2. **以环境为导向的干预**　适合于需要外部补偿策略的个体,例如使用改编的电子邮件程序帮助认知障碍的患者通过 e-mail 进行交流,增加社会互动;使用文字和数字寻呼系统来促进个体参与功能性的活动。

(三) ATCB 干预应用

认知及行为辅助技术(ATCB)在功能性活动中的应用包括:

1. **管理或数据追踪**　如个人电子助理系统(personal digital assistant system,PDA),又称计划与执行助理和训练系统(planning and execution assistant and training system,PEAT),该系统可以重新安排或者推迟日程项目;另外一套名为自动照料者(autoMinder)的智能管理系统,可以按照活动的优先顺序安排时间,并通过无线网络将数据保存在服务器中。此外,ATCB 也可以运用在社交和行为技巧上,例如具有定时提示功能的程序化沟通模式的设计,可以有针对性地对特定的行为进行识别,并提供指定时间间隔进行提示。

2. **对复杂的信息作出决策**　ATCB 能够因情况帮助使用者做决定,如下午六点钟,邮局已经停止营业,则该项任务可以略过不执行;通过精密的感应技术来引导患有轻度认知障碍的患者在改良的洗手盆里完成洗手动作;通过呈现在 PDA 屏幕上的彩色圆圈与治疗设备上彩色圆圈的匹配顺序,为定向认知障碍的患者提供连续性的提示,帮助引导方向。

3. **在社区中使用,同时对使用者或环境的需要作出反应** 如"Opportunity Knocks"系统,可以获取和记录使用者的常规路线模式,并在识别怀疑出错的时候提供帮助。在有公共无线网络设施的社区,患者可依靠"Opportunity Knocks"系统,更有效地融入和参与社区活动。

(四) ATCB 干预评估

虽然 ATCB 的应用具有广泛性和便捷性,但同一种方式可能并不适用于每一位康复对象。为了满足不同个体的需求,康复心理工作者需要在使用 ATCB 前进行评估,包括环境因素的影响、个体的需求与喜好、功能水平和对 ATCB 的适用性等方面,这些因素可概括为环境、个人和技术(milieu,personal,and technology,MPT),其主要考虑个体与技术之间的匹配;对个体使用后的功能水平进行评估,可明确下一步训练计划,也可以比较患者治疗前后的效果。不同的因素均有可能影响到患者使用 ATCB,使用前需进行多方面评估,见图 5-4。

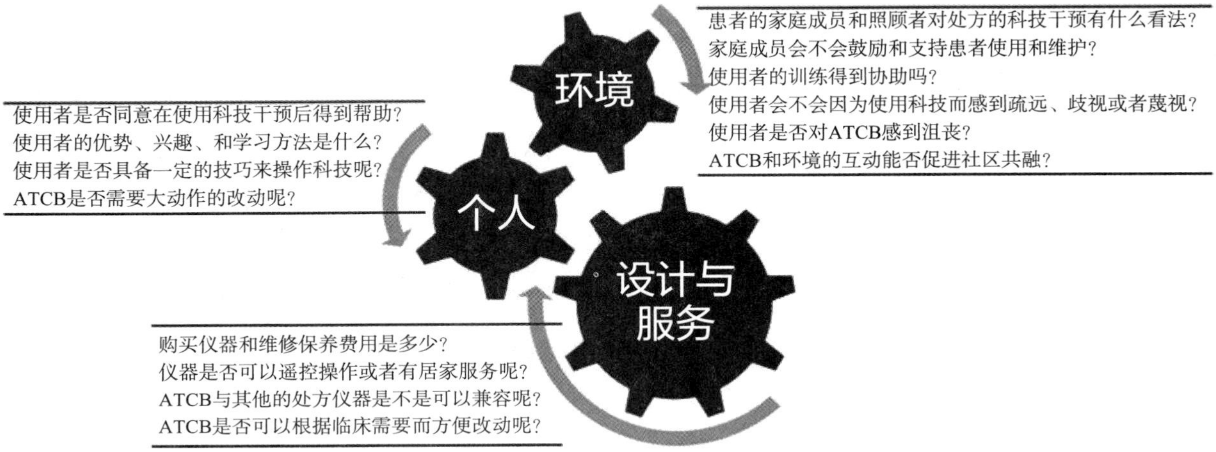

图 5-4 ATCB 配对考虑

(五) ATCB 干预设计

ATCB 应用程序的设计一般会考虑以下几方面:①获得性:即是否容易获取所需信息或是否易于操作;②个体必备的使用能力;③是否符合个体的使用特征或是否能完成目标活动;④支持长期使用资源:是否可随时间和场所的改变进行改良。

ATCB 是通过患者使用而产生功能性的改变,系统与个体之间能否有效交互是干预设计的重点部分,系统的设计包含了设备接口和任务接口。设备接口主要考虑软件和硬件的特点,设计需关注的问题包括"设备用多少个按钮来发挥最佳的功用""按钮应该用文字还是图标来显示""到底需要一步还是多步操作来达到相同的效果""利用多少步来查找特定功能"等,也必须考虑使用者的躯体和认知水平。在设计任务接口时,任务程序必须经过分析与评估,任务可以通过执行的步骤、使用的对象、使用语言或者颜色编码、空间的调整、降低环境的干扰进行简化。例如一个患有严重认知障碍的患者在使用 ATCB 设定闹钟时,经常误解闹钟上的标示,最后利用颜色编码按钮配对来完成闹钟设定的任务。根据临床经验,症状越严重的患者需要越多的步骤来完成任务,由于存在个体的限制性,ATCB 干预不一定适合所有认知障碍患者。

认知及行为的辅助技术是一种针对脑功能障碍而设计的补偿工具,目的是促进使用者的认知表现和提升适应行为,在设计和使用时需要注意:

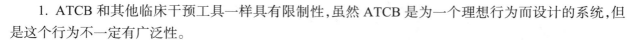

1. ATCB 和其他临床干预工具一样具有限制性,虽然 ATCB 是为一个理想行为而设计的系统,但是这个行为不一定有广泛性。

2. ATCB 只是临床工具,作为一种干预方法,不能支持某一特定理论观点,缺乏科学循证依据。

3. ATCB 属于高科技产品,造价昂贵,如果缺乏使用上的支持,最终会导致使用者的放弃。因此,康复心理工作者在评估和使用 ATCB 时需要认真考虑。

4. 新兴技术在 ATCB 中的应用是目前发展的趋势,如加利福尼亚大学伯克利分校电子工程和计算机科学部发明一个名为 TinyOS 的操作系统。虽然 TinyOS 系统仍然没有正式被纳入到康复服务中,但是为临床的研究和运用提供了机会,应借鉴国际经验,积极开发相关技术以造福有需要的功能障碍者。

第五节　家庭照料者健康问题及干预

根据国家照料联盟和美国退休人员协会(National Alliance for Caregiving & American Association of Retired Persons)在 2004 年的调查,估计全美国有 44.4 百万的人口为年龄超过 18 岁的个体提供非正式的照料,其中有 79% 的被照料者是年龄 ≥ 50 岁的老年患者或者躯体疾病患者,他们由成年的儿女或者孙儿女照顾。美国劳动统计局进行的调查报告显示,有 9% 的 45 ~ 56 岁的女性同时为孩子和年迈的父母提供照顾。一般而言,家庭的主要照料者是配偶或者女儿。照料者对有需要的家人除了提供工具性生活帮助(如交通、购物、家务、安排活动等)和基础性生活帮助(如洗漱、穿衣、移乘等),同时也提供情感的帮助(如社会支持、鼓励)、社交的协助(如为个体与医护人员交涉)以及经济的协助(如财务管理)。美国是一个强调个人主义的国家,家庭照顾的数字尚如此庞大,相信这种情况在强调家庭和集体主义的中国可能更为突出。

(一) 家庭照料者常见健康问题

照料者面对不同年龄(包括儿童、成年人、老年人)和存在不同类型疾病(从发展性障碍、躯体疾病、创伤性意外到精神疾病)的家属,所提供的照顾范围和类型也有所不同。由于长期面对病患,照料者常存在心理社会和躯体健康问题,包括幸福感下降、抑郁、焦虑、社交孤立、职业生涯受影响以至经济损失等。另外,照料者也会存在头痛、胸闷气短、溃疡、免疫功能下降、高血压、血常规结果异常、心律不齐等问题。

家庭照料者对患者康复的意义及重要性:①照料者对疾病的认识和态度直接影响患者;②照料者与患者的良好互动关系对患者的康复有促进作用;③完善的医生 - 患者 - 家属 - 健康服务体制对照料者有着重要的影响。

(二) 干预内容

家庭照料者需要有独特的知识、技能与资源,才能发挥最佳作用并保持健康。干预内容取决于照料者的文化结构、护理阶段、照料者与被照料者的关系以及被照料者的状况。

1. **知识**　照料者需要具备有关护理程序与角色方面的知识,以便能在不同阶段满足各种需求。照料者还需要有关被照料者状况与治疗方案等方面的知识。

2. **技能**　照料者需要特定的护理技能(比如使用医疗设备或辅助器具、日常医疗的维护)、行为管理技能(如脑外伤患者攻击型行为的管理)和各种沟通与交流的技能;除此之外,最具影响力的是照料者解决社会问题的技能,包括提高自我效率、获取相关信息的能力、思考可能解决方案时表现出的创造力、对可能解决方案进行有效选择以及对个人努力结果的评估能力。

3. **情感** 照料者会经历各种负面情绪,使其易于陷入心理困境(如抑郁、焦虑),干预策略中应包括对负面情绪的管理及压力的缓解与释放。

4. **社会支持** 以社会支持为取向的干预通常有支持团队的介入,照料者聚集组合成团队能增强支持力度。照料者应学习获得扩大支持网络(识别潜在支持者并让其参与社交技能的培训)规模与影响的技能。

(三)干预方法

通过全面分析,相关学者总结出六种帮助照料者的干预方法:①心理教育;②心理治疗;③支持性干预;④被照料者训练;⑤成年人日间托管;⑥多元干预。这些干预方法从六方面进行检验:①照料者的负担;②照料者的抑郁状况;③照料者的整体健康水平;④照料者的知识水平;⑤照料者的身体状况;⑥被照料者的症状出现情况。

1. **心理教育** 是一种有科学循证的干预方法(evidence-based practice),通过反复的临床对照试验已证实具有较高的信度和效度。心理教育的基本假设是通过提升患者和照料者对疾病的理解与认识来增加他们对治疗的参与率。心理教育干预的主要作用包括:①改善症状;②减少住院;③降低复发率和复发的严重程度;④改善生活的质量;⑤提升社区融合。照料者心理教育的课程内容包括提升照料者的知识或者处理患者与疾病相关的技能,课程由专业的导师系统性地开展,有大班授课、讨论、作业和多媒体等多种形式。

2. **心理治疗** 认知行为疗法(CBT)在帮助照料者克服非理性信念(如不相信自己有时间或应该值得花费时间进行自我照料)以及管理负面情绪方面有特殊成效,且效果已得到证实。另外,放松训练可有效缓解照料者的心理压力。

3. **支持性干预** 支持性干预的主要目标是让照料者感受来自社会的支持而并非独自面对困境。支持团队给予照料者随意的机会进行倾诉其所面对的挑战与烦恼,而并非集体讨论更深层次的心理学程序,对减轻照料者负担和提高知识及能力方面有一定作用。

4. **被照料者训练** 目前对被照料者训练的研究主要针对痴呆患者,训练项目包括恢复记忆与相关活动,可有效提高照料者的幸福感,尤其在患者异常行为给照料者带来巨大压力的情况下,该措施更具有价值。

5. **成年人日间托管** 成年人日间托管的主要目的是让照料者能够从繁忙的照料工作中暂时得以休息。可在家庭或其他场合为被照料者提供帮助,以减轻照料者负担,改善其抑郁情绪。

6. **多元干预** 多元干预结合了多种干预类型(如心理健康教育、心理治疗、支持性干预与休息)。研究显示多元干预比单一的干预方式更为有效,尤其在提高照料者知识与能力、幸福感以及减轻照料负担方面效果显著,且具有持续性。

一个完整的康复治疗计划应该包括对患者和家庭及其照料者的治疗,干预方法则应该按照患者和照料者在评估中得出的结果来界定。随着人口老龄化,需要照顾的患者越来越多,美国早年就已经出现了照料者危机(caregiver crisis),该问题在中国可能更为严峻,康复心理工作者应给予高度的关注,见图5-5。

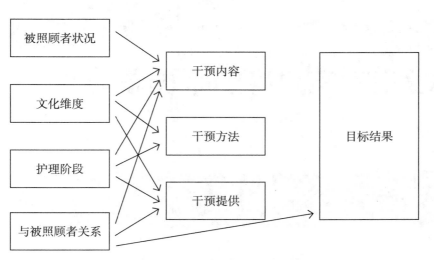

图 5-5　制定照料者干预方法需考虑的维度和关系

（李　丹）

第六章
应激相关障碍的心理康复

第一节　概述

一、应激学说的发展过程

应激学说以心理生理学派为主要代表,它的发展主要受梅耶(Meyer)等精神生物学研究和巴甫洛夫生理学研究的启发,经历了两个阶段。前期是奠基阶段,研究的重点是生理应激反应。19世纪中叶,法国生理学家贝纳德(Claude Bernard)最早将生物体输入营养物和运出废物的全部体液循环称为"内环境"(milieu interieur),认为无论外环境如何变化,机体内环境一定会保持稳定,这是生物机体的基本特征。20世纪50年代,坎农(Cannon)在此基础上进一步提出了"内环境稳态"学说(homeostasis theory)。动物实验证明了自主神经系统在维持内环境稳定中发挥了重要的作用。坎农认为,机体处于危险、紧张状况时,自主神经系统会自动调节,作出适当反应,出现一系列交感神经活动占优势的生理现象,即"紧急反应",以保持和维护机体的内环境稳定状态。H.G.Wolff在《应激与疾病》(1952)一书中阐述了心理应激和刺激性生活变迁在人类疾病发病中的重要作用。他强调以实验室证据和临床观察的研究方法作为理论概括的基础。

应激学说发展的第二个阶段是后继的研究者们对应激反应基础的研究,主要包括对应激的躯体基础、情绪基础和人格基础的研究。20世纪50年代后,马索(Mason)、西蒙(Simeons)、弗兰克哈塞(M. Frankenhaeuser)、拉扎路斯(RS. Lazarus)等将认知心理学引进应激研究。加拿大学者塞里(Selye)引用物理学中"应激"(stress)一词于生理学的研究,描述了动物处于不同应激状况下,机体的生理和病理学方面的变化。他发现无论外界刺激性质如何,机体的反应都是非特异性的,可称为"全身适应综合征"(general adaptation syndrome,GAS)。他们观察到,被剥夺食物的猴子在看到其他动物进食时,尿内皮质类固醇水平升高,而如果仅以无营养价值的拟似食物满足其心理需要,其皮质类固醇水平就会降低,这说明在刺激与反应之间存在着心理的中介成分。观察又表明,丧失意识的动物能忍受躯体的创伤而不会出现GAS反应,所以,可以认为GAS主要是由心理因素引起的,而不是物理应激源的直接后果。这证实了心理因素和社会因素在应激中的重要作用,将应激模式从刺激-反应(S-R)发展为刺激-机体-反应(S-O-R)模式。

20世纪60年代以后,学者们注意到了社会文化因素在心身疾病发病机制中的作用,如罗切(Ruosch,1958)的研究证明了社交障碍的人容易发生心身性疾病,发现生活事件的改变超过一定的程度便有可能导致心身性疾病的发生。

二、 应激的生理反应

一般认为,应激反应的构成主要有应激源(S)、机体认知评价(O)和应激反应(R)三个要素。根据塞里的学说,应激反应可分为三个阶段:第一个阶段是警觉期,此时,机体或尚未产生适应性,暂时处于休克状态,肌紧张丧失,体温降低,血压下降;或表现为搏斗或逃跑的防御性反应,如心率加快,心输出量增多,血压升高,呼吸加快,血糖升高。第二个阶段是阻抗期,急性和强烈的警戒反应之后,机体就转向应激反应的低水平形式,以应对应激源慢性的或长期持续的刺激,机体调动和不断消耗全身的防御资源。第三个阶段是耗竭期,如果过强的应激源不能在阻抗期被排除,机体获得的应激手段或能量就会逐渐耗竭,进而可导致疾病或死亡。

"应激(stress)"一词的原意为作用于某一物体并会导致它产生张力或出现状态改变的力量,根据不同的使用环境,它还可以译为"压力、心理刺激、痛苦、张力和紧张状态等"。塞里(Selye H,1936)通过临床观察和动物实验还发现,GAS 反应的发生是机体自身面对刺激,通过兴奋腺垂体 - 肾上腺皮质轴(后来发展为下丘脑 - 腺垂体 - 肾上腺皮质轴)所引起的一系列生理变化过程,是机体对有害刺激所作出的防御反应。许多处于不同疾病状态的个体,均会表现出一组极为类似的症状,处于失血、感染、中毒等有害刺激作用下以及其他紧急状态下的个体,都可以出现肾上腺的增大、肾上腺素分泌的阶段性升高,胸腺、脾和淋巴结缩小、胃肠道溃疡、出血的现象。目前已经知道,导致耗竭的生理原因主要是钾离子的缺失,肾上腺皮质激素耗竭和器官功能的衰竭。在大多数情况下,应激只引起第一阶段警觉期、第二阶段阻抗期的反应变化,并且变化是可逆的。应激本是进化而来的一种防御性反应,但过度的反应却损害机体自身,因此,应激可以分为良性应激(eustress)和不良应激(distress)两大类。良性应激能使人振奋,提高人的工作能力;不良应激则消耗能量,增加机体负担,在后一种情况下,机体先对应激刺激产生适应性变化,若适应调节失效,机体组织可由功能性变化发展到器质性病理变化,从而产生适应障碍、急性或延迟性应激障碍或心身性疾病。

三、 应激的心理反应

心理应激是人们经常提及的一个名词,不同的人在使用它时,所希望表达的含义会有所区别,但其代表的总体是指个体所感受到的来自周围环境的压力。

通常人对应激事件的反应包括三部分:伴有躯体症状的情绪反应、应对策略和防御机制。①情绪反应:主要是指焦虑反应和抑郁反应,研究认为焦虑反应与威胁性事件有关,抑郁反应则与丧失或分离性事件相关;②应对策略:是指那些用于减轻应激源对自身的影响,从而力图维持个体正常的行为;③防御机制:Freud 最早提出了防御机制的概念,作为对应激性事件的反应,最常采用的机制包括压抑、否认、替代、投射和退行等。

并非所有的应激事件都引起精神障碍,也并不是所有应激事件引起的反应都是异常的。对于突如其来的强烈生活事件,如地震、车祸、火灾、亲人的突然离去等,很多人在最初会表现出震惊、茫然和不知所措,但很快他们就会学会面对现实、调整心态、重组生活;但也有部分人反应十分强烈,异常的心理行为症状持续时间较长,很难适应日常生活。应激相关障碍(stress-related disorder)是指一组由心理社会因素引起的异常心理反应而导致的精神障碍。决定本组精神障碍的因素有:作为直接病因的生活事件和生活处境、社会文化背景、人格特点、受教育程度、智力水平以及生活态度和信念等。根据临床特点,应激相关精神障碍可分为:①急性应激障碍:强调障碍的出现是个体对突发强烈应激所作出的短期反应;②创伤后应激障碍:是指个体对异乎寻常的威胁性或灾难性打击后所表现出来的长期的异常心理反应;③适应障碍:是个体在生活环境变化的适应性方面所表现出来的心理行为异常。

第二节　重大应激的临床表现特征和治疗

应激又称心理压力,是指来自心理的、社会的、文化的各种事件,被大脑皮质接受,在认知、人格特征等因素的作用下,大脑将刺激信号加以转换成为抽象观念,并进行加工、处理、储存,再通过神经 - 内分泌 - 免疫系统间的相互作用而导致各种疾病。心理危机是指由于突然遭受严重灾难、重大生活事件或精神压力,使生活状况发生明显的变化,尤其是出现了用现有的生活条件和经验难以克服的困难,以致使当事人自己既不能回避,又无法用自己的资源和应激方式来解决时而陷于痛苦、不安状态,常伴有绝望、麻木不仁、焦虑,以及自主神经症状和行为障碍。

一、急性应激障碍

急性应激障碍(acute stress disorder)是指在遭受躯体或心理严重的创伤性应激后出现的短暂精神障碍,常在几天至一周内恢复,一般不超过 1 个月。如果应激源及时消除,症状往往历时短暂,预后良好。有作者报道,13% ~ 14% 的车祸幸存者,33% 的大屠杀目击者,19% 的犯罪行为受害者会出现急性应激障碍。

(一)临床表现和特征

本病起病急骤,在重大应激事件的影响下,患者可表现为以下 3 种症状:

1. **意识障碍**　患者在遭受突如其来的重大应激事件时,表情茫然,感觉头脑里一片空白,表现为不同程度的意识障碍,可发现有定向障碍,言语紊乱,对外界的刺激失去反应能力,动作杂乱而无目的性,可见冲动行为。还可出现分离症状,不认识亲人,有人格解体和现实解体。事后有部分遗忘,不能回忆创伤的重要情节。

2. **精神运动性抑制**　患者表现为沉默寡语,表情"茫然",长时间呆坐或卧床不起,不吃不喝,对外界刺激缺少反应,情感反应迟钝,有时类似木僵或亚木僵状态。

3. **精神运动性兴奋**　患者表现为伴有强烈情感体验的不协调性精神运动性兴奋,言行紊乱,无目的性。言语增多,其内容与发病因素或个人经历有关。

上述 3 种症状可以混合出现或相互转换。患者还通过反复的梦境、错觉、触景生情等方式反复体验创伤性事件,回避是最常采用的应对策略。患者常回避能引起创伤性回忆的刺激,如不愿谈起有关的话题,甚至回避那些能勾起回忆的事物等。否认是患者最常采用的防御机制,患者觉得事情并未真的发生,或者回忆不起当时的情景。患者还可能出现警觉性增高的一些症状,如入睡困难、易激惹、注意力不集中、坐立不安、对声音过敏等,可伴有自主神经系统症状,如心慌、手脚发麻、出汗、震颤等。

(二)心理康复方法

由于急性应激障碍多起病急、症状持续时间短暂,因此很多患者可能首先被送到综合医院的急诊室,由内外科医生或全科医生进行诊断和处理。

1. 药物治疗　表现为精神运动性兴奋的患者,可以使用抗精神病药物,如氟哌啶醇或奥氮平等镇静,减轻患者机体的损耗;表现为精神运动性抑制甚至木僵的患者,要注意每日供给充足的营养支持耐心照顾以及解除木僵的药物。有焦虑或抑郁症状的患者,可给予抗焦虑药或抗抑郁药治疗。注意药物剂量不宜过大,疗程不宜过长。

2. 心理治疗　治疗的目的是降低情绪反应和帮助患者更有效地应对环境,支持性的心理治疗往往有效。与患者建立良好的治疗关系,鼓励患者倾诉,同时给予患者一些切实的建议以帮助其应付应激事件所带来的影响。

有研究表明,短疗程的认知行为治疗对治疗急性应激障碍以及预防其发展成为创伤后应激障碍有效。认知行为治疗的步骤包括:

(1)对创伤性事件所引起的反应进行解释:鼓励当事人尽量把自己的感觉表达出来,不要觉得难为情。与当事人讨论在创伤事件中发生了什么(如看到什么,当事人是怎样做的,感觉到了什么或那时在想什么),帮助当事人减少对自己在创伤事件中反应的任何负性评价。例如,一些患者可能会对自己在创伤事件中没有做任何阻止创伤事件的努力而感到自责,事实上,这种负性评价在创伤事件过后是一种常见的反应。告诉当事人,在大多数情况下,面临这种创伤时要作出任何其他形式的努力几乎是不可能的。鼓励当事人通过对家人或朋友讲述有关的经历来面对这种创伤。在这个过程中,共情的倾听与交谈是非常重要的。注意语速要慢一些,要耐心一些,察觉要敏感一些,不要用缩略语或专业术语。在倾听时,要特别注意听当事人想告诉你什么,想让你如何帮他的信息。积极回应当事人为保持安全感所做的努力;当必须要通过一个翻译进行沟通的时候,一定要看着并跟你要帮助的那个人交谈,而非翻译。

(2)渐进性的肌肉放松训练:建议当事人不要用药物或酒精来应对创伤反应,训练当事人学习诸如深呼吸、生物反馈、肌肉放松等放松方法和从事建设性的活动来应对应激反应的焦虑和紧张。

(3)对与恐惧相关的信念进行认知重建:提供心理创伤相关知识的普及教育,传授积极的应对方法,但不要把自己的观念和方法强加给那些灾难幸存者,要让他认为他自己的方法是最好的。告知受害者,在经历强烈的精神创伤性事件后会出现哪些正常的情绪反应,如何看待和控制自己的内疚感、愤怒感和自卑感。不要用病理学用语看待和评价那些在不正常情况下的正常应激反应,不要认为这些反应是"症状""病理"或"障碍"等。

(4)逐级的现场暴露:在做好充分心理准备的基础上,陪伴当事人去事发现场并进行脱敏训练,以逐渐减轻应激反应。

二、 创伤后应激障碍

创伤后应激障碍(PTSD)是指个体在遭受异乎寻常的重大应激后延迟性出现并持续性存在的精神障碍。应激源通常是非常强烈的,这种应激可以是对个人的(如遭到强暴、绑架等),也可以是对整个社会的(地震、洪灾、烈性传染病流行等社会恐怖事件)。临床症状出现于创伤发生后 3 个月内,部分患者可以在数个月甚至数年后起病,半数的患者可在 1 年后康复,也有近 1/3 的患者在数年后症状仍然保持。

国内外采用不同方法及对不同人群的社区调查发现,创伤后应激障碍的患病率为 1% ~ 14%,对高危人群如美国参加越南战争的退役军人、火山爆发或暴力犯罪的幸存者进行研究,发现患病率为 3% ~ 58%。创伤后应激障碍可发生于任何年龄,包括儿童,最常见于青年人。

（一）临床表现和特征

临床表现为一系列在遭受重大心理打击后特有的表现：

1. **创伤性体验的反复出现** 患者以各种形式反复体验创伤性情景，如脑海中像放电影一样常控制不住地反复出现创伤性情景，反复做与创伤性经历有关的噩梦，反复出现创伤性经历的感受，这称为闪回发作（flash back episode）。

2. **持续的回避** 患者表现出尽量地回避与创伤有关的人、事件、物品，对日常生活失去兴趣，与外界疏远，对亲人冷淡，让人难以接近。

3. **持续的警觉性增高** 患者可表现为易激惹、注意力不集中、学习和工作效率减低，入睡困难或睡眠易醒，遭遇类似创伤性情景时，会出现明显的自主神经功能紊乱的症状，如心悸、出汗、面色苍白等。

4. **对创伤性经历的选择性遗忘** 不愿去回忆相关的场面。

附：PTSD 国际诊断标准（ICD-10-E）

在 2007 年的《疾病和有关健康问题的国际统计分类第 10 版修订本》（ICD-10-E）中，创伤后应激障碍的诊断标准如下：

创伤后应激障碍，是对异乎寻常的威胁性或灾难性应激事件或情境的延迟的和（或）延长的反应，这类事件几乎能使每个人产生弥漫的痛苦（如天灾人祸，战争，严重事故，目睹他人惨死，身受酷刑，成为恐怖活动、强奸、或其他犯罪活动的受害者）。人格特质（如强迫、衰弱）或既往有神经症性疾病的历史等易感因素，可降低出现这类综合征的阈值或使其病情更重，但用这些易感因素解释症状的发生既非必要也不充分。

典型的症状包括：在"麻木"感和情绪迟钝的持续背景下，不断地在闯入的回忆（"闪回"）或梦中反复再现创伤，与他人疏远，对周围环境漠无反应，快感缺乏，回避易使人联想到创伤的活动和情境。一般而言，有可能使患者想到原来创伤的线索都是害怕和回避的对象。偶尔可见戏剧性的急性暴发恐惧、惊恐或攻击，这些是由一些突然唤起对创伤或原来反应的回忆和（或）重演的刺激起扳机作用而促发的。

通常存在自主神经过度兴奋状态，表现为过度警觉、惊跳反应增强、失眠。焦虑和抑郁常与上述症状和体征并存。自杀观念也非罕见。另一个使情况复杂化的因素是过度饮酒和服用药物。

创伤后，发病的潜伏期从几周到数个月不等（但很少超过 6 个月）。病程有波动，大多数患者可望恢复。少数病例表现为多年不愈的慢性病程，或转变为持久的人格改变。

本障碍的诊断不宜过宽。必须有证据表明它发生在极其严重的创伤性事件后的 6 个月内。但是，如果临床表现典型，又无其他适宜诊断（如焦虑或强迫障碍，或抑郁）可供选择，即使事件与起病的间隔超过 6 个月，给予"可能"诊断也是可行的。除了有创伤的依据外，还必须有在白天的想象里或睡梦中存在反复的、闯入性的回忆或重演。常有明显的情感疏远、麻木感，以及回避可能唤起创伤回忆的刺激。但这些都非诊断所必需。自主神经功能紊乱、心境障碍、行为异常均有助于诊断，但亦非要素。

（二）心理康复方法

近年对创伤后应激障碍的治疗有大量的研究，发现心理治疗和药物治疗的结合有助于快速缓解病情，回归社会。

心理治疗和康复：主要的治疗方法是认知行为治疗，鼓励患者面对刺激，表达和宣泄相应的情绪，缓解焦虑、抑郁等；同时帮助患者发现非适应性的负性评价，改变患者的不合理认知，帮助患者寻求可资利用的资源，学习并利用积极、适应性的应对方法。

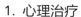

1. 心理治疗

（1）通过尊重、倾听、积极关注，帮助受助者倾诉：要帮助他们度过正常的悲伤反应过程，需要允许并鼓励其反复地哭泣、倾诉、回忆，但工作节奏把控方面需要尊重其意愿，循序渐进。这种表达方式不限性别和年龄。

（2）放松训练 - 呼吸放松和冥想技术：练习放松技术，正向地报告自己愤怒的减少及控制愤怒的方法与经验，提高自我控制感。配合眼动脱敏和再处理技术：眼动脱敏治疗（eye-movement desensitization reprocessing，EMDR）是一种相对较新且有争议的治疗。患者在注视前后移动的治疗师的手指的同时，让患者睁眼想象创伤有关的情景。在进行数次眼动后，患者将和治疗师一起讨论有关的认知和情绪反应，减少对创伤事件的情感反应。

（3）系统脱敏疗法：教当事人使用主观痛苦单元方法，将每次创伤性记忆按从轻到重的顺序进行1～10级分级排列。在心理医生的帮助下，患者首先回忆较为轻微的创伤性记忆（即较少引发焦虑的记忆），引发焦虑之后，再运用肌肉渐进放松法予以对抗。进而，引导患者逐步回忆较为强烈的创伤性经历，引发焦虑之后，再运用肌肉放松法予以对抗。经过逐级的训练，直至当事人对相关应激刺激不再敏感为止。通过想象暴露于创伤性事件中，进行系统脱敏训练，减轻 PTSD 症状和痛苦体验，包括减少闯入性的回忆、伴有的自主神经反应、与创伤相关的回避行为、梦魇和睡眠障碍。

（4）心情日记：心情日记也有利于情感的表达和宣泄，并能寄托哀思，重建希望，尤其适合不善于言语表达的受助者。日记可以采用文字、符号、图形、色彩或者受助者认可的其他表达形式。

（5）其他形式的心理治疗：包括心理动力学治疗、催眠治疗、集体心理治疗等。心理动力学治疗的重点在于帮助患者理解与患者以前经历、人格有关的创伤性事件的意义，治疗目标是解决创伤性事件所激发的无意识的冲突。有研究表明催眠治疗对治疗创伤后应激障碍有效，治疗可以让患者重新体验创伤性的情景，减轻创伤有关的情绪反应和高警觉性的症状。集体心理治疗：对于有同样创伤经历的人可进行集体心理治疗。在心理医生的催化下，鼓励患者面对事件，表达、宣泄与创伤事件相伴随的情感，与组员一起分享应激事件的危机经历，讲述自己的故事和感受，在互相支持和理解的团体动力下，讨论应对的经验，鼓励面对现实而不是沉浸在过去的痛苦中。

2. 药物治疗

药物治疗研究最多的是抗抑郁药。多数研究表明，SSRI 类药物如帕罗西汀、氟西汀、舍曲林等能有效地治疗创伤后应激障碍的回避、警觉性增高、麻木等症状，优于其他的药物治疗。但是 SSRI 类药物并不是对所有的创伤后应激障碍患者有效。

3. 治疗中需注意的几个问题

创伤后应激障碍的患者常有睡眠障碍和注意力集中困难，而有时又必须接受事后的有关调查或心理及躯体方面治疗，当再次面对创伤相关的场景时会令患者感到非常痛苦；另外，长期的噩梦也会影响患者的康复，因此改善睡眠障碍是首要的康复治疗方式。

建立良好的治疗关系在创伤后应激障碍的治疗非常重要，只有当患者感觉足够安全的时候才能去尝试改变目前的状况。创伤后应激障碍的治疗较为困难，因为患者的主要症状有持续性的回避，从而影响患者的社会功能。医生发现很难与患者提起创伤性的经历，患者有时也不按时参加治疗或避免谈及创伤中最坏的情景，因此治疗师应更多地共情（empathy）、不断地鼓励患者采用何种方式面对创伤性的经历，从而更好地正视这样的问题，在治疗师的帮助和支持下逐渐走出阴霾。

三、 适应障碍

适应障碍（adjustment disorder）是在生活环境改变或重大应激性生活事件的影响下，出现的反应性情绪障碍同时伴有适应不良的行为或生理功能障碍，影响患者正常的社会功能。起病通常在发生环境改变或重大应激事件 1 个月内,症状的程度较轻,一般不超过 6 个月。可发生于任何年龄,但青少年最常见,成年人中单身女性的患病风险最高。

(一)临床表现和特征

适应障碍的临床表现以情绪障碍为主,如可以出现抑郁情绪或焦虑情绪等,亦可出现适应不良的行为和生理功能障碍。以抑郁症状为主者,在成年人中常见,表现为情绪低落、对生活丧失信心、自责自罪,可伴有食欲减退、睡眠障碍和体重减轻。以焦虑症状为主者,表现为紧张不担心、难以适应环境,可伴有心慌、震颤等躯体症状。可出现适应不良的行为,如不愿与人交往、不讲究卫生,从而影响日常生活的正常进行。躯体症状在儿童和老年患者中常见,如头痛、胃痛、乏力和其他不适。儿童可出现尿床、吸吮手指等退行现象,青少年可伴随出现品行障碍,表现出侵犯他人、违反社会规范的一些行为。

(二)心理康复方法

近年对适应障碍的治疗有大量的研究,发现心理治疗和药物治疗的结合有助于缓解病情,回归社会。

1. 药物治疗 对于情绪障碍明显的患者,应首先根据病情使用抗抑郁药和抗焦虑药快速改善情绪,再结合心理治疗有助于回归社会。临床上常用的药物有选择性 5- 羟色胺再摄取抑制剂(selective serotonin reuptake inhibitors,SSRIs)类药物,如帕罗西汀(20 ~ 60mg/d)、氟西汀(40 ~ 60mg/d)、舍曲林(50 ~ 200mg/d)等是治疗抑郁情绪的首选药物,苯二氮䓬类药物则常用于治疗伴有焦虑的适应障碍。

2. 心理治疗 对适应障碍心理治疗的重点在于减轻或消除应激源、增强应对能力和建立相应的支持系统,可根据患者的特点和要求选择相应的治疗。帮助当事人脱离创伤事件及情境,找到安全住所或暂时避开与创伤场景有关的刺激。如果灾难性危机事件尚未结束,它所造成的不良后果,如生活环境的改变正在继续给当事人造成心理创伤,可通过相关组织和社会支持给当事人提供实际的帮助,迅速脱离创伤事件现场,这有助于避免进一步受到创伤的可能性。

心理治疗的方式包括精神动力学治疗、认知行为治疗、家庭心理治疗、团体心理治疗和支持性心理治疗等。

认知行为治疗是比较实用而有效的方式,它主要是通过对自动思维的监测,帮助患者识别对应激源和应对能力的不合理认知,并重建适应性的行为,从而有效地克服适应障碍。尽快协助当事人建立社会支持系统。研究表明,良好的家庭、社会支持和保险状况是阻止创伤后应激障碍发生的保护因素。个体对社会支持的满意度越高,创伤后应激障碍发生的危险性就越小。相反,面对各种突发灾害事件,受害者如得不到足够的社会支持,会增加创伤后应激障碍的发生概率。社会支持包括家庭亲友的关心与支持、保险投保情况、心理工作者的早期介入、社会各界的热心援助、组织的劳保福利、政府全面推动灾后重建的措施等,这些都能成为有力的社会支持,可极大缓解受害者的心理压力,使其产生被理解感和被支持感。因此,心理干预者必须协助当事人尽快找到可能的社会支持来源与促进其他人提供物质和精神支持,鼓励当事人接受别人的关心和协助。

第三节 应激后躯体功能障碍

一、概述

根据世界卫生组织的解释:健康不仅指一个人身体没有出现疾病或虚弱现象,而是指一个人生理上、心理上和社会上的完好状态。具有社会适应能力是国际上公认的心理健康首要标准,全面健康包括躯体健康和心理健康两大部分,两者密切相关。躯体健康是指能够顺利完成日常工作,没有疾病和残疾,具有良好的健康行为和习惯。躯体功能障碍是指身体生理结构正常,经检查亦排除器质性因素,却出现各种不适反应,从而不能适应正常的日常生活和工作的表现。

共病(comorbidity)这一概念,它的定义为同一患者患有所研究的索引疾病之外的其他任何已经存在或发生在索引疾病过程中的疾病。在医学领域,"共病"一词可以指同时或者独立存在于另一种疾病的疾患,也可以指一种相关的疾患。在精神诊断中,这种不精确的界定饱受争议,也是当前精神医学研究的热点。共病到底是两种独立疾病在同一个体共存,还是有别于独立疾病的一种新的疾病种类,或是一种疾病发展过程中出现的几类症状的重叠? 这有待于进一步探究。共病研究是有其积极意义的:①构成共病的这几种相互独立的疾病,可能存在一些内在的联系,这对研究共病的发病机制有指导意义;②如果共病普遍存在,那么排除性的诊断标准的正确性将受到挑战,这也会进一步引起诊断标准的改变;③如果诊断为某种疾病的患者,出现比以往治疗更加困难,医疗费用增加,住院时间延长的情况,那么进一步推断是否存在共病情况;④共病的概念治疗原则的改变,即单一治疗转变为综合治疗。

"精神障碍"这一术语总意味着和身体障碍的区分,这种区分犯了精神躯体二元论的错误。健康研究需要将躯体、精神结合起来,才能反映个体的健康状况。在过去的几十年中,躯体和精神之间的区别也在健康问题的研究中扮演着重要的角色。在美国,越南战争结束后,大约90%应激后的研究集中在PTSD和个体症状构成的PTSD障碍。这种实质性的关注导致20世纪80年代PTSD得到正式认可。海湾战争后政府对军事研究积极鼓励,研究者对退伍军人的身体症状,尤其是医学无法解释的症状的关注增加了。然而,作为一个笛卡尔二元论思维的结果,只有很少的研究会集中在躯体和精神疾病及对相互的、有因果关系的影响上。那些不被众人所知的创伤后的身体症状可能会比精神障碍持续更长的时间。

二、应激与躯体功能障碍的关系

在应激不同时期,躯体功能障碍的表现也不尽相同。目前研究者关注了创伤发生前、发生时、发生之后的健康问题。创伤发生之前就存在的躯体健康状况,特别是慢性病,可能会加重创伤期间和创伤后由于压力及过度关注造成的躯体症状。然而,研究也发现,在创伤发生前就有慢性病的幸存者并不会持续地有健康问题,或者出现与创伤前无慢性病的幸存者不同的精神健康问题。创伤发生时出现的躯体健康问题可能会有持久的影响。创伤发生时的躯体健康问题包括脑外伤、烧伤、骨折、伤口,以及其他有关症状,如地震后的挤压综合征、急性肾衰竭,东京沙林毒气袭击后的眼睛问题,图卢兹爆炸后直接导致的听力问题,福伦丹迪斯科舞厅火灾后的烧伤,以及纽约世贸中心袭击后的咳嗽。除了受伤,许多幸存者在创伤后的第一天和第一周还会出现一些精神问题和躯体化症状,如创伤发生后的不确定性、恐惧和一般性压力,以及由他们自己的躯体和自主神经引起的焦虑和抑郁。

精神问题和躯体症状经常密切交织在一起:幸存者试图重新掌控自己的生活,那个时候,无论医生诊断他们的问题是心理的(焦虑、抑郁的感觉)还是躯体的(颈部疼痛、疲劳)都不重要了。这些症状和问题往往被认为是异常事件中的正常反应。相比创伤后的第一周,创伤事件发生一年后出现的更多躯体健康问题主要是一些慢性躯体症状。很多幸存者在创伤发生几个月后的躯体健康情况可能会或多或少地得到缓解,其余的人可能会出现 PTSD、抑郁症,或一个广泛的焦虑症。躯体症状和 PTSD 的共病也普遍存在于受灾居民中。

尽管有广泛的健康问题与创伤,但幸存者通常是可恢复的,并且大多数会在一段时间内恢复。2001年美国"9·11"恐怖袭击事件后对于幸存者的研究中,超过一半(57%)的参与者一年内症状消失。有证据表明,人们在经历了一年中所有标志性日子(如生日、圣诞节和纪念日)后都趋于正常。创伤后影响幸存者精神健康恢复的原因是复杂的。例如,是否能迅速恢复正常的生活、工作;是否及时得到补偿;任何化学物质释放及其可能对健康造成何种影响等信息是否有效传达,以及权威部门的行动是否透明。大多数的灾难幸存者并没有长期健康问题。然而,少数幸存者出现慢性症状(如疲劳、背部疼痛)和疾病创伤(如高血压、糖尿病),通常他们将恶化的躯体健康归因于灾害暴露。创伤之后躯体健康因素,可分为灾难发生前的因素(如人口学特征、个体特征),与灾害相关的因素(如受伤、搬迁、财产损失和私人物品等)以及灾后因素(如精神健康问题)。性别是在创伤后被研究最多的一个风险因素,研究人员发现,在不同类型的灾害中,女性幸存者比男性报道了更多的躯体健康症状。此外,一些研究表明,社会经济地位低下也是幸存者引发躯体健康症状的一个风险因素。

三、 应激后躯体功能障碍的心理康复

心理治疗是主要治疗形式,其目的在于让患者逐渐了解所患疾病的性质,改变其错误的观念,减轻心理因素的影响。

(1)支持性心理治疗:给予患者解释、指导、疏通,令其了解疾病症状有关的知识,对于缓解情绪症状、增强治疗信心有效。

(2)心理动力学治疗:帮助患者探究并领悟症状背后的内在心理冲突,对于症状的彻底缓解有效。

(3)认知治疗:对于疑病观念明显且有疑病性格的患者,予以认知矫正治疗,有远期疗效。

(4)森田疗法:使患者了解症状实质并非严重,采取接纳和忍受症状的态度,对于缓解疾病症状、提高生活质量有效。

(王晓红)

第七章
常见心身疾病的心理康复

第一节　心身疾病概述

在临床实践中可以看到不少疾病的发病与心理因素有关,有调查统计表明,在综合性医院就诊的初诊患者中,原发性高血压、糖尿病等典型的心身疾病患者比例高达 30% 以上,各发达国家调查统计的心身疾病发病率则高达 60%。对于心身疾病的研究也越来越受心理学家的重视。现在,心身疾病所包含的内容已成为与躯体疾病和精神疾病并列的第三类疾病,心身医学及心身相关的理念作为"生物 - 心理"模式的精髓。

一、心身疾病的概念

心身疾病(psychosomatic diseases)或称心理生理疾病(psychophysiological diseases),它的发病、发展、预后、转归以及预防和治疗都与心理社会因素密切相关。随着现代医学模式及多因素发病理论的推进,心身疾病的定义也在不断扩展,有广义和狭义之分。广义的心身疾病是指心理社会因素在发病发展过程中起重要作用的躯体器质性疾病(如原发性高血压等)和躯体功能性障碍(如偏头痛等);狭义的心身疾病是指其发病、发展、转归和防治都与心理因素密切相关的躯体器质性疾病。因此,"心身疾病"就是指"由心理社会因素引起的,持久的生理功能紊乱及其所致的器质性疾病"。

二、心身疾病的特点

1. 以躯体症状为主,有明确的病理生理过程。
2. 某种人格特质是疾病发生的易患因素。
3. 疾病的发生、发展与心理社会因素有关。
4. 生物或躯体因素是某些心身疾病发病的基础,社会因素起"扳机"的作用。
5. 心身疾病一般发生在自主神经支配的系统或器官。
6. 心身综合治疗比单用生物学治疗效果好。

三、与心身疾病相关的危险因素

心身疾病由多种因素引起,且各因素之间又互相联系和影响。目前认为,在心身疾病发生和发展过程中,生理因素、心理因素与社会文化因素联合作用,共同构成了心身障碍发病的危险因素。

1. **生理因素**　又称生物躯体因素,主要包括微生物感染、理化和药物损害、遗传和老化、营养代谢障碍、器官功能障碍、免疫和变态反应，以及性别、年龄、血型等。心身医学理论认为，生理因素决定个体对疾病的易患性及所患疾病的种类，是心身疾病的物质基础；心理社会因素主要通过对生理变化的调节，最终导致或加重躯体疾病。

2. **心理因素**　心理因素指影响人类健康和疾病过程的认知、情绪、人格特征、价值观念以及行为方式等。国内外大量研究表明，心理因素可致个体产生损失感、威胁感和不安全感，是心身障碍的重要致病因素。

在社会中，人们对信息刺激会作出认知和主观评价，合理的认知和评价可导致积极的情绪体验，而不合理的认知和评价则可能导致消极的情绪体验，而后者若强度过大、持续时间过久，则可能造成个体心血管系统功能紊乱，出现心律不齐、高血压、冠心病及胃肠道恶性肿瘤的发生。

近代的研究资料也证实，人格特征和行为类型对心身疾病的发生、发展和病程的转归具有明显影响。同样的刺激因素作用于不同人格特征和行为类型的个体，可导致不同的生理生化改变，引发不同类型的心身疾病。

此外，个体不适应的价值观念，也会导致强烈负面情绪体验和不良行为方式的产生，进而诱发心身疾病。

3. **社会文化因素**　人既是生物有机体，又是社会成员，必然受到各种社会文化传统的影响、规范或制约。这些因素主要包括社会制度、经济条件、文化传统、宗教信仰、风俗习惯、种族、生活和工作环境、生活方式、职业、人际关系、家庭状况等。在这些特定的社会文化环境中，个体可能会由于适应不良而产生心理冲突，继而影响机体的生理状态，严重且持久的影响则可能造成机体内稳态的失调，由此引发心身疾病。

流行病学调查表明，社会文化背景不同，心身疾病的发病率也不同。工业化水平高的国家和地区高于发展中国家和地区，城市高于农村。相同社会文化背景下的个体，由于社会分工的不同，心身疾病的发病率也不尽相同。我国曾以 7000 多名 40 岁以上人群为对象进行调查，结果发现脑力劳动者中冠心病的发病率为 15.45%，体力劳动者仅为 1.72%。众多调查资料也显示，居住环境拥挤、敌对氛围、低收入等因素与高血压的发病率密切相关。吸烟、职业性致癌因子、压力等因素与癌症发病高度相关。这些结果都证明了社会文化因素在心身障碍发病中的作用。

总之，以上三方面的因素在心身疾病的发生和发展过程中相互作用、互相影响，经过心理、生理中介机制而导致某些器官和组织疾病的发生。

四、　心身疾病的发病机制

当前，心身疾病的研究并不拘泥于某一学派，而是综合心理动力学、心理生理学和行为学习理论互为补充。心身疾病的发病机制涉及心理、生理和社会因素等许多方面，尽管已经取得进展，但很多细节问题尚待进一步研究和证实。心身疾病的发病机制综合起来可以分为如下方面：

1. **心理社会刺激信息传入大脑**　心理社会刺激信息传入大脑皮质并得到加工处理和储存，形成抽象观念。此过程在中介因素，诸如认知评价、人格特征、观念、社会支持、应对类型和资源等综合作用下完成。其中认知评价是关键，人格特征是核心。

2. **大脑皮质联合区的信息加工**　传入信息通过联合区与边缘系统的联络，转化为调节内脏活动的信号及情绪，通过与运动前区的联络，传达随意运动的信号。

3. **传出信息触发应激、应激相关系统并引起生理反应**　即下丘脑-腺垂体-肾上腺皮质轴和交感神经-肾上腺髓质系统，引起神经-内分泌-免疫的整体变化。

4. **心身疾病的发生** 遗传和环境因素决定个体的薄弱环节，机体适应应激，需求的能量储备过度使用就会耗竭，在强烈、持久的心理社会刺激的作用下就会产生心身疾病。未来心身疾病研究将会有很大的发展，特别是心理神经免疫学和计算机图像处理与影像技术的快速发展与应用，将帮助人们更加清楚地认识研究心理、情绪与疾病的通路。

五、 心身疾病分类

心身疾病不是一组独立的疾病单元，它已经包含在有关躯体疾病或其他疾病分类体系之中，迄今尚未有国际公认的心身疾病分类方法，所以对其范围也有着不同的看法。目前较有代表性的心身疾病分类包括美国精神病学分类法（DSM 分类系统）、世界卫生组织国际疾病分类法（ICD 分类系统），以及日本精神身体医学会分类法。

1. **心血管系统** 冠心病、原发性高血压、急性心肌梗死、心脏性猝死、二尖瓣脱垂症、雷诺病、心绞痛、心脏性偏头痛、情绪性心律失常、神经性低血压等。

2. **消化系统** 消化道溃疡、慢性胃炎、慢性胰腺炎、神经性厌食、神经性呕吐、过敏性结肠炎、肠易激综合征、胆道系统疾病等。

3. **呼吸系统** 支气管哮喘、过度换气综合征、神经性咳嗽。

4. **内分泌系统** 糖尿病、甲状腺功能亢进（甲亢）、单纯性肥胖、心因性多饮多尿多汗症、甲状腺功能减退（甲减）、艾迪生病等。

5. **神经系统** 偏头痛、自主神经功能紊乱、眩晕症、紧张性头痛、脑血管功能障碍、面肌痉挛等。

6. **生殖系统** 功能性不孕不育、无菌性前列腺炎、性功能障碍等。

7. **内科其他心身障碍** 类风湿关节炎、坐骨神经痛、系统性红斑狼疮、痛风、过敏性紫癜、胃癌、原发性肝癌、乳腺癌、食管癌、肺癌等。

8. **妇产科** 功能失调性子宫出血、月经失调、经前期紧张、心因性不孕、乳腺增生、原发性痛经、产后综合征、更年期综合征等。

9. **儿科** 哮喘、儿童溃疡病、儿童肥胖、神经性厌食、神经性呕吐、遗尿、心因性发热、心因性呼吸困难、肠道功能紊乱、夜惊、口吃等。

10. **骨伤及外科** 骨科外科疼痛、肋软骨炎、骨质疏松、肩手综合征、术后肠粘连、术后精神障碍等。

11. **皮肤科** 神经性皮炎、银屑病、荨麻疹、瘙痒症、多汗症、斑秃、湿疹等。

12. **眼科** 原发性青光眼、眼睑痉挛、上睑下垂等。

13. **耳鼻咽喉科** 梅尼埃病、慢性鼻窦炎、突发性耳聋、咽部异物感等。

14. **口腔科** 口腔黏膜溃疡、心因性牙痛、颞颌关节炎、牙周炎等。

15. **其他** 如焦虑症、抑郁症、疑病症、重型精神病所表现出的心身障碍、职业中毒性心身障碍、与生活相关的心身疾病等。

我们必须明白，即使是同一种"心身疾病"，在不同的个体身上，其心理社会因素的作用程度也是有相当大的差别的。

六、 心身疾病的诊断与鉴别诊断

（一）心身疾病的诊断

心身疾病在临床上非常多见,在我们诊断前,首先需要通过病史、体检及其他辅助检查,排除单纯的躯体疾病。根据美国精神协会(1980)出版的《精神障碍诊断与统计手册》第3版(DSM-Ⅲ),同时具备下述3条标准即可判定为心身疾病:①具有由心理社会因素引起的躯体症状;②有明确的器质性病理改变,或者有已知的病理生理学为基础;③不是焦虑障碍或精神病。这3条标准基本上适用于没有躯体症状的隐匿性心身疾病以外的所有心身疾病。要注意的是,有时心身疾病和焦虑障碍可以同时出现在一个人身上。

（二）心身疾病的鉴别诊断

在鉴别诊断方面,诊断心身疾病时必须首先排除以下诊断:

1. **一些本身包括躯体症状的精神障碍**　如转换型障碍,其躯体症状是由于心理冲突所致。
2. **躯体化障碍**　这种躯体症状没有器质性病理基础。
3. **疑病症**　患者对自己的健康过度关注。
4. **经常与精神障碍相关联的躯体主诉**　如在恶劣心境中,患者常有肌肉无力、虚弱、疲劳等。
5. **与物质滥用有关的躯体不适**　如与吸烟有关的咳嗽。

七、 心身疾病的预防

心身疾病是生理因素和心理社会因素综合作用的结果,所以心身疾病的预防也应同时兼顾心、身。心理社会因素大多需要长时间刺激才会引起心身疾病,故心身疾病的心理学预防应及早做起。

具体的预防工作包括:对心理素质具有明显弱点的人,应用心理行为技术予以指导矫正;对那些生活和工作环境中存在明显应激源的人,应及时进行适当的调整,减少或消除心理刺激;对出现情绪危机的正常人,应及时进行心理疏导;至于某些具有心身疾病遗传倾向的人群(如高血压遗传史)或已经有心身疾病先兆征象(如临界高血压)的人群,则更应注意加强心理健康教育。

八、 心身疾病的康复治疗

心身疾病的治疗要兼顾到患者的生物学和心理社会因素诸方面。一方面要采用有效的生物医学手段在身体水平上处理实在的病理过程,另一方面必须在心理和社会水平上加以干预或治疗。

对于急性发病而且躯体症状严重的患者,应以躯体疾病治疗为主,辅之以心理治疗。例如对于急性心肌梗死患者,综合的生理性救助措施是解决问题的关键,同时也应对那些有严重焦虑和恐惧反应的患者实施术前心理指导;对于过度换气综合征患者,在症状发作期间必须及时给予对症处理,以阻断恶性循环,否则将会使症状进一步恶化,导致呼吸性碱中毒,出现头痛、恐惧甚至抽搐等。

对于以心理症状为主、躯体症状为辅的疾病,或虽然以躯体症状为主但已呈现慢性过程的心身疾病,则可以在实施常规躯体治疗的同时,重点安排心理治疗。例如高血压和冠心病患者,除了给予适当的药物治疗外,应重点做好心理和行为指导等各项工作。

心理和社会水平上的干预、治疗，主要围绕 3 个目标：①努力帮助患者从客观上消除致病的心理社会因素，例如消除应激源；②提高患者对应激的认识水平，增强患者的应对能力；③努力矫正由应激引起的生理反应，以减轻其对身体器官的冲击。具体方法如下：

（一）个体层面

个体康复在心身障碍的康复过程中发挥着非常重要的作用。个体康复主要是指提高个体认知能力。

1. **制订个性化康复教育方案**　根据患者的疾病特点、文化程度等选择合适的教育内容、教育时机，进行疾病相关知识的个性化康复指导，使其了解治疗方法、预后、自护方法等，并进行健康生活方式的指导。

2. **提高自我认知能力**　加强个人修养，提高辨别能力，并学会从不同角度观察问题。

3. **培养健全的人格**　人格是在一定遗传素质的基础上，在特定的社会制度、文化传统和家庭、学校、社会的教育和影响下，以及个人实践中逐步形成的。因此，个体康复应依据社会文化背景特点，加强家庭和学校教育，有目的地陶冶情操，健全人格。

4. **保持良好的情绪**　有目的地培养个人心理防御机制，提高个体抵御挫折的能力，在应激条件刺激下，减弱或消除紧张、不安和痛苦等负面情绪，恢复心理平衡。

5. **提高社会适应能力**　调整心理和行为，使之适应社会的要求，做到人与社会和谐；有目的地丰富个人生活经历，提高自身适应环境的能力；掌握正确的认知评价模式，提升个人社会容忍度。

（二）心身层面

鉴于心理因素在心身障碍发生、发展过程中的重要作用，从心身两个层面加强心身障碍的治疗与康复已得到高度重视。

1. **心理治疗**　根据患者自身及疾病特点，灵活采用多种心理治疗方法，影响患者的人格、应对方式，调整其情绪，减轻过度心理紧张引起的生理异常。

2. **身体治疗**　身体治疗的基本手段之一是药物治疗，目前认为在心理咨询和心理治疗的同时，采用适当的药物治疗，对调节心身障碍或情绪活动非常重要。国内外研究已证实，引发心身障碍的主要情绪障碍是抑郁和焦虑情绪，这些负面情绪水平过高或持续过久时，选用某些改善情绪的药物，如抗焦虑药、抗抑郁药来有效改善患者的情绪状态，控制过度的心理生理反应，对于促进疾病康复具有显著的疗效。

（三）社会层面

每个人无论年龄、性别、职业、社会地位如何，都有可能遭遇各种各样的心理应激，从而影响疾病的康复。因此，应通过全社会的力量，创造一个良好的工作环境和心理环境，形成良好的社会氛围，消除心理社会因素的不良刺激，避免人为的精神创伤，促进心身障碍患者早日康复。

心身疾病的心理干预手段，应视不同层次、不同方法、不同目的而决定，松弛训练、支持疗法、环境控制、生物反馈、认知治疗、行为矫正疗法和家庭疗法等心理治疗方法均可选择使用。

第二节　常见心身疾病的心理康复

一、原发性高血压的心理康复

原发性高血压（primary hypertension）是一种以循环动脉血压升高为主要表现，以全身细小动脉硬化为基本病变的被最早确认的心身疾病。高血压作为一种心身疾病，其治疗措施不能仅仅局限于药物治疗，近些年来开始的心理治疗可以消除心理社会刺激的因素，改善情绪状态。

心理治疗的目标是协助降低血压，减少药物用量及靶器官损害，提高体力活动能力和生活质量，帮助建立有效的社会支持体系。原发性高血压的预防包括调节情绪，减少工作和生活应激，矫正不健康行为，注意培养健全的人格等。

（一）发病原因

一般认为，原发性高血压是一种多因素导致的疾病，除与高钠膳食、遗传缺陷等原因有关外，心理社会因素在本病的始动机制中起主要作用。

1. 情绪因素　情绪对血压的影响特别明显，长期的忧虑、恐惧、愤怒常导致血压的持续升高。1971年，Hokanson 等对愤怒导致高血压的研究表明，在激怒的被试者中，那些必须压抑敌对反应而不允许发泄愤怒的人比允许发泄愤怒的人血压要高。愤怒情绪如果被压抑，造成心理冲突，对原发性高血压的发生有很大影响。

2. 环境因素　世界上不是所有人群的高血压发病率都相同，也不是所有人的血压都随着年龄增长而升高。有人提出，差别的比例归因于文化不同和所受到的压力不同。血压较低的人群多半过着较少"心理紧张"的生活，保持着稳定的传统的社会生活，如农村人群的高血压发病率比城市人群的高血压发病率要低。当语言、文化、经济、风俗习惯、人际关系甚至气候、居住、工作等环境发生变化时，紧张、不安全感、再适应困难都会促进高血压的发生。不同的工作环境和工作性质造成不同程度的心理紧张，那些持续性的心理社会紧张刺激，在原发性高血压的发生上有一定的意义。

3. 人格特征　关于高血压患者的人格特征是有争论的，有学者认为高血压患者具有被压抑的敌意，攻击性和依赖性之间的矛盾，焦虑乃至抑郁。高血压是多型性的。换言之，原发性高血压患者的个性特征并非是特异的，可以发生在各种个性特征的人，但经常焦虑和易于发生心理冲突的人更容易发生高血压，主要表现为对事物敏感、性情急躁、不安全感、长期压抑自己的愤怒与敌意。

此外，人们发现，原发性高血压患者多有易焦虑、易冲动、求全责备、主观好强的 A 型性格特点，而临床对高血压的观察也表明：药物配合心理治疗的效果明显高于单纯药物治疗。

（二）原发性高血压患者的心理反应

1. 脑衰弱综合征　高血压初期，有部分患者出现脑衰弱综合征，表现为头部不适，跳动，情绪易激惹，心跳加快，心前区不适。出现入睡困难，睡眠不安，噩梦及易惊醒。患者易疲乏，注意力不集中，记忆力差，工作能力受影响，工作不能持久。

2. 焦虑、恐惧、抑郁状态　患者过分关注自己的病情，或对病症发作感到恐惧、忧虑甚至产生死亡焦虑和疑病观念。在高血压中期阶段伴随着血管痉挛，血压升高，可呈明显发作性的焦虑和忧郁，亦可伴兴奋、烦躁和不安。

3. 高血压危象和高血压脑病时的精神症状

(1)意识障碍:常突然发作,以夜间为多,发作前数天可有头痛、失眠、情绪不稳等前驱症状,继而出现朦胧、谵妄或精神错乱状态,还伴有恐怖性的幻觉或片段的妄想,甚至自伤、伤人、兴奋、冲动、言语不连贯、定向力丧失等。意识障碍的程度时深时浅是本病的特点,有时可与周围环境保持部分联系,发作可持续数日至数周,恢复后可有遗忘。

(2)假性脑肿瘤样综合征:发生在高血压晚期,主要由于脑血管器质性改变而渐现意识混沌,表现为精神萎靡、乏力、无兴趣、表情呆板、思维贫乏、反应迟钝、动作缓慢,同时伴有神经系统症状,如头痛、呕吐、视盘水肿等颅内压增高征象。

(3)幻觉妄想综合征:多见焦虑、紧张、恐惧后出现幻听、被害妄想及疑病观念。幻觉及妄想的内容常相互联系,但妄想缺乏系统化。

(三)原发性高血压患者的心理康复

1. **提高应对能力,稳定情绪** 要让患者了解原发性高血压的相关知识,找出引起疾病的原因,提高其应对心理社会应激源的能力,有条件者应隔离紧张刺激,缓解心理压力。

2. **配合心理治疗** 近年来,在原发性高血压的治疗方法上主张采用药物治疗的同时,积极配合松弛疗法、生物反馈疗法、行为矫正疗法等心理治疗,有较好的效果。心理治疗贵在长期坚持。

(1)松弛疗法:是目前治疗高血压比较常用的一种行为治疗方法,尽管各种松弛训练的含义和模式各不相同,但以下几种是共同的训练特点:①松弛疗法是对神经、肌肉达到放松的过程,包括排除杂念、全身放松、深慢呼吸等;②松弛疗法需要患者反复长期的训练,掌握了全身主动放松时的体验,逐渐做到很容易地再现这种心身状态,结果,血压成为一种能被患者"随意"操作的内脏行为,从而达到降压目的。另外,有研究发现,使用音乐松弛训练,能使高血压患者产生即时降压效应,下降幅度有显著统计意义。一般认为,对于有高血压倾向的人,松弛训练则可作为一种预防手段。松弛疗法用于临界型高血压和不稳定型高血压效果最好,可以代替药物治疗;对严重高血压,松弛疗法也可与药物一起使用,以减少药物使用量和不良反应。松弛疗法一般每周训练 1 次,每次 15 ~ 20 分钟,并要求患者回家后按训练程序继续练习,每天 2 次。

(2)生物反馈疗法:近年来,生物反馈应用于高血压的研究越来越多,这种治疗高血压的方法较早的报道者是米勒(Miller,1972 年)。目前,我国用于治疗高血压的生物反馈方法多为肌电生物反馈。这种训练的直接目的不是使血压下降,而是使全身放松,间接地达到降压的目的。此方法是利用生物反馈学原理使个体更容易学会放松反应,因此被称为反馈辅助的放松训练。1984 年,美国预防、检测、评估与治疗高血压全国联合委员会将生物反馈疗法推荐为轻至中度高血压治疗的首选方法,成为中至重度高血压治疗的一种辅助手段。生物反馈疗法多与松弛训练结合使用。

(3)行为矫正疗法:行为矫正疗法治疗高血压,应首选那些因行为习惯和生活方式不健康而致病的患者。如高盐饮食、少动和高热量食物、肥胖、酗酒等。可选用条件操作法,当患者行为和生活习惯改变时,给予奖赏,予以强化,使患者逐步建立健康的行为方式和良好的生活习惯,逐渐消除症状,以收降压之效。

(4)其他:如运动疗法、药物治疗、音乐疗法及相关治疗,对高血压的治疗也有较好的效果。

1)运动疗法:越来越多的证据证明,对轻度高血压患者可选用运动疗法,其中耐力训练和有氧训练均有较好的降压作用,如快走、慢跑、骑自行车、游泳等训练方法,均具有一定的降压、减肥和减少心脏并发症的作用。重度高血压患者在使用一定降压药物后仍可结合进行低强度的运动训练,但应注意药物的不良反应限制了运动量。

2)对伴发的精神障碍进行积极治疗：对持续存在焦虑和抑郁的患者，需要选择适当的抗抑郁药物如5-羟色胺再摄取抑制剂（SSRIs）和抗焦虑药物进行治疗。

3)对失眠、睡眠呼吸暂停综合征的患者也要积极对症治疗。

二、 冠状动脉粥样硬化性心脏病患者的心理康复

冠状动脉粥样硬化性心脏病，简称冠心病（coronary heart disease，CHD），是当今世界上危害人类健康和生命最严重而且死亡率最高的疾病之一。鉴于其病因的多元化，单纯用遗传、高血压、高血脂等生物因素不能完全解释冠心病的发生发展，当今有相当多学者的研究表明吸烟、活动过少、心理社会压力、不良情绪以及 A 型行为等心理社会因素，同样是冠心病的重要危险因素。A 型性格行为者：勤奋努力、争强好胜、苛求自己与他人、易激惹、人际关系紧张、常有过度敌意，其发生 CHD 的人数 3 倍于 B 型行为者。

（一）发病原因

1. 心理应激 迄今为止，多数学者认为心理应激在冠脉痉挛的发生中起重要作用，情绪应激促发冠脉痉挛时，可引起严重心绞痛、急性心肌梗死、恶性心律失常，甚至猝死等。研究表明心理社会紧张刺激与冠心病有着密切的关系。人际关系紧张、职业的变化、恋爱挫折、婚姻不幸福、亲人的死亡等均可导致冠心病的发生。鲁塞克（Russek）和佐曼（Zohman）对 100 名冠心病患者调查发现，患者的工作、饮食、生活习惯和生活方式与 100 名健康人的主要差异是紧张的生活体验，91% 的患者在症状出现前都曾经从事负担过重、长时期的紧张工作。

2. 行为类型 弗雷德曼（Friedman）等把人的行为特征分为 A、B 两型。A 型行为的表现特点是好胜心强、雄心勃勃、具竞争性、努力工作而又急躁易怒，即具有时间紧迫感和敌对倾向等特征；相反，表现为心地坦荡、不争强好胜、从容不迫的做事者属 B 型行为类型。1978 年，美国心肺和血液研究所宣布确认 A 型行为是引起冠心病的主要危险因素之一。冠心病患者具有 A 型行为者常伴有交感张力增高、儿茶酚胺释放过多，引起高血压和心率增快、心律失常以及冠状动脉痉挛等后果。现认为 A 型行为对冠心病康复不利的主要成分为：敌意和抑制性愤怒。

3. 行为危险因素 行为危险因素如吸烟、缺乏运动、过食与肥胖，以及对社会压力的适应不良与冠心病的发生有密切关系。这些因素往往是在特定社会环境和心理环境条件下行为学习的结果。例如，一定的经济条件、饮食习惯、文化背景易造成肥胖；特定的工作条件和技术的进步常造成运动的缺乏等。行为危险因素则又进一步通过机体的生理病理作用促进冠心病的形成。由此可见，社会因素与行为危险因素对于冠心病是两类既互相联系又互相独立的致病危险因素。认识这一点，对于如何预防冠心病具有重要意义。

（二）冠心病患者的心理反应

1. 对诊断和症状的心理反应 许多患者常常在不知不觉中患上冠心病，在没有症状和被诊断前通常无心理反应。一旦出现胸痛、胸闷症状而被确诊后，患者就会出现不同的心理反应，其反应特征与患病前个体的人格特征及对疾病的认识有关。倾向于悲观归因模式思维的患者常常紧张焦虑不安，甚至出现惊恐发作，在他们的生活中充满对预期死亡的焦虑，部分患者继发抑郁，整个生活方式发生重大的改变，疾病行为成为他们生活中的主要行为，这样可能加重冠心病，诱发心肌梗死。部分患者则采用"否

"认"的心理防御机制,导致就诊的延误。

2. 冠心病患者急性期心理反应 国外对冠心病监护病房(CCU)患者的研究发现,至少80%患者有不同程度的焦虑、58%出现抑郁情绪、22%产生敌对情绪、16%表现不安。通常,第1天为焦虑;第2天有部分患者呈现"否认"的防卫反应;第3～5天主要为抑郁,并成为患者的主要情绪反应,其持续时间比焦虑长。近年来的研究发现,重度抑郁与冠心病的患病率及死亡率有关,冠心病患者中抑郁症的患病率是普通人的3～4倍。在冠心病病房中的患者约33%请过精神科会诊,理由依次为:焦虑、抑郁、行为问题、敌意、谵妄、睡眠障碍、征求用药意见等。这些心理因素对疾病的发展又起着重要的作用。焦虑情绪主要是由于担心突然死亡、有被遗弃感和对各种躯体症状的反应。在CCU,由于患者突然处于一个陌生环境,并被当作一种"物体"固定在床上接受治疗,一系列监护仪器连续记录其身上的各种数据并以此评价患者的医学状态,这一切都无法被自己所控制,若周围有患者死亡或接受抢救,情绪反应可能更加严重。而在心肌梗死急性期采用"否认"机制则有利于患者对疾病的适应。

3. 冠心病患者康复期心理反应 冠心病康复期患者最常见的主诉是疲乏、焦虑、抑郁、睡眠障碍、对性生活的担心、不敢恢复工作等。衰弱感容易导致患者长期活动减少,而渐致肌肉萎缩,进一步加重疲乏感,疲乏又常被理解为心脏损害的症状。因此,对大多数病例,主张在恢复早期即指导其进行渐进性活动锻炼以及各种心理行为干预,必要时进行抗抑郁治疗。

(三)冠心病患者的心理康复

1. 健康教育 在冠心病的不同临床阶段,针对患者的不同临床症状和心理反应,开展有针对性的健康教育指导工作,帮助患者认识疾病、减少焦虑,以利于疾病的康复。

2. 矫正危险的A型行为 通常采用松弛训练、改变期望、时间管理指导与康复训练相结合的综合方法。松弛训练可采用想象放松法、深呼吸放松法等;康复训练多采用分阶段康复训练方法,根据患者不同临床阶段制订不同的康复训练计划,帮助患者逐渐克服恐惧心理。

3. 改变生活和应对方式 建立健康的生活习惯和行为方式,合理调配膳食结构,控制脂肪及蛋白质的摄入,低盐、低糖饮食,多食水果、蔬菜,戒烟限酒,适量运动。养成良好的生活习惯和行为方式能够帮助患者采取积极的应对方式,有助于提高患者的行为能力。

4. 焦虑、抑郁的治疗 一旦患者出现明显的焦虑、抑郁表现,则需要有针对性地进行药物和心理治疗。抗焦虑药可选择苯二氮䓬类,如地西泮等;抗抑郁药可选择单胺氧化酶抑制剂(monoamine oxidase inhibitors,MAOIs)、三环类抗抑郁药(tricyclic antidepressants,TCAs)和选择性5-羟色胺再摄取抑制剂(SSRIs),以SSRIs为首选,如氟西汀、舍曲林等。

三、糖尿病的心理康复

糖尿病是由各种原因引起的以慢性高血糖为特征的代谢紊乱,是常见病、多发病,其患病人数正随着人们生活水平的提高、人口老龄化、生活方式的改变以及诊断技术的进步而迅速增加。随着医学模式向"生物-心理-社会"医学模式的转变,心理因素在糖尿病的发生、发展、治疗和预后中的重要作用越来越受到人们的关注。

糖尿病是一种自我管理性疾病,诊疗护理过程中,心理反应十分复杂。一般情况下,疾病影响患者的心理,而心理反应又可积极或消极地影响疾病的进展。由于患者所受社会环境影响和个人文化素养不同,而对疾病的认识态度也截然不同。一旦发现疾病,思想受刺激,精神受压力,又处于特定的环境之中,更需要特殊心理的需求。糖尿病已经成为全球公认的心身疾病。

(一)糖尿病发病原因

糖尿病的病因尚未完全阐明,是复合病因所致的一种临床综合征,一般认为与遗传因素、自身免疫因素及环境、心理、社会方面等因素有关。这里主要讨论环境、心理、社会方面的因素。

1. **应激状态** 临床观察和研究发现,强烈的生理应激和精神创伤,可以通过下丘脑 - 垂体 - 肾上腺轴系统,使肝糖原分解、糖原异生,或延缓体内糖类的处理,致使血糖升高,出现或加重糖尿病。已经发现,心理应激可以使正常人显示糖尿病的某些症状,如糖耐量减低、血糖升高、尿中糖和酮体含量增多。与糖尿病患者不同的是,正常人在应激解除后很快恢复正常,而糖尿病患者则很难恢复。动物实验发现,在应激状态下,生长激素、皮质类固醇、肾上腺素、去甲肾上腺素和胰高血糖素被释放出来,抑制胰岛素的作用,阻止了血中葡萄糖转化为脂肪,使血糖增高,易于产生糖尿病。以上说明,强烈的生理应激或应激的持续状态可以诱发糖尿病。

2. **生活环境** 许多研究发现,生活环境的变化与糖尿病发病及病情有一定的关系。Rahe(1969)的调查表明,在指定的时期生活变化单位分数越大,糖尿病患者的病情就越严重。其他研究证实,安定、良好的情绪状态可使病情缓解,而紧张、抑郁和悲愤等常常导致病情加剧或恶化;而稳定的生活环境往往带给人安定、良好的情绪,反之,会使人紧张和抑郁,甚至悲愤。

3. **人格因素** 有调查发现,情绪不稳、神经过敏、适应力差、内向、被动、依赖、幼稚、不安全感、优柔寡断、缺乏自信和有抑郁心理的人较正常人易发糖尿病。

4. **社会因素** 随着现代物质生活水平的提高,膳食营养结构发生了巨大变化,体力劳动减少,致使营养过剩,肥胖者日益增多,2 型糖尿病患者逐渐增加。

(二)糖尿病患者的心理反应

1. **青少年发病者的心理反应** 1 型糖尿病患者多为青少年,他们往往难以适应糖尿病所带来的变化,其病情更易波动。对饮食和药物治疗的严格要求对于一个正在成长中的孩子来说是一个沉重的负担。糖尿病影响了他们与同龄人之间的交往,妨碍了他们完成这一年龄阶段的心理发展过程。因此,在青少年期发病的患者中常可见到激动、愤怒、抑郁与失望的情绪反应,也可见到孤僻和不成熟的性格特点,少有亲密的社会关系,并且很少对其社会关系发表意见,表现出对密切关系的恐惧。因此,如何帮助青少年适应糖尿病所带来的变化,顺利完成心理发展过程,是需要关注的问题。

2. **成年期发病者的心理反应** 成年期发病的患者多为 2 型糖尿病,其患病后心理反应的性质、强度和持久性取决于许多因素,主要包括病情的严重程度、既往健康状况、生活经历、社会支持、对疾病的认识和对预后的评估以及应对能力和性格等。需要特别指出的是,由于糖尿病患者的病情易于发生波动,所以患者的应对努力和预防病情波动的措施不一定总是导致病情稳定或好转。在这些情况下,患者就会感到失望、无所适从、悲哀、忧愁、苦闷,对生活和未来失去信心,应对外界挑战和适应生活的能力下降,甚至导致自杀行为。自杀意念的发生与抑郁严重程度和治疗依从性相关。不良的情绪对糖尿病的代谢控制和病情转归又会产生消极的影响。

3. **抑郁** 糖尿病是一种慢性长期疾病,长期的饮食控制、血糖监测、胰岛素的服药或注射,都极大地降低了患者的生活质量。糖尿病患者心理压力大,容易产生抑郁情绪,抑郁发生率高于 25%,并发现抑郁和高血糖显著相关。

4. **人格障碍** 有些青少年罹患上糖尿病后,表现出敏感、多疑、隐瞒病情和恐惧,与周围人群的交往逐渐减少,易形成孤僻性格和不成熟的人格。有些成年患者把自己置身于"糖尿病患者"这一固定角色,长期依赖于治疗和他人的照顾,这种心态一方面阻碍了疾病的康复,另一方面使患者的性格发生变化。

5. 糖尿病对中枢神经系统的影响近年受到关注 由于高血糖对血管内皮的损伤,导致血-脑脊液屏障功能下降和中枢神经系统的缺血缺氧,故对人心理活动会产生全面的影响,包括认知功能、情绪、性格、运动能力等,并影响患者的社会功能,这些功能的受损又会影响患者的血糖控制。

6. 糖尿病还可引起性功能障碍 主要表现为性欲下降、性兴奋降低、勃起能力下降及性交次数减少,进而性满意度下降,影响人际关系。其原因与血糖控制不良、躯体并发症、神经系统受损和抑郁情绪有关。

总之,糖尿病是一种慢性复杂疾病。帮助青少年糖尿病患者适应糖尿病所带来的变化,顺利完成心理发展过程非常重要。对所有糖尿病患者,在帮助改变生活方式时要更多地关注他们患病后的情绪反应和生活质量。

（三）糖尿病患者的心理康复

糖尿病患者心理干预的主要目的是改善患者的情绪反应,帮助建立有效的社会支持系统,提高他们对糖尿病医疗计划的依从性和康复的主动性,从而提高生活质量。

1. 认知行为治疗

(1)认知治疗:由于糖尿病的患病人群大,其治疗过程漫长甚至终身,因此只有通过糖尿病的康复教育,把疾病的防治知识教给患者,帮助患者和家属了解糖尿病的基本知识,消除不适当的预测、误解和错误信念,消除各种消极情绪反应,充分发挥患者的主观能动性,积极配合医护人员,进行自我管理,自觉地执行康复治疗方案,这对有效预防和控制并发症的发生和发展有重大意义。通过宣传教育,使患者通过自己和家属的共同努力,改变自己不健康的生活习惯(如吸烟、酗酒、摄盐过多、过于肥胖、体力活动太少等),通过自身行为的改变,控制危险因素和疾病的进一步发展,帮助患者科学合理地安排生活、饮食和体力活动。定期随访,树立其治愈疾病的信心。

(2)行为疗法:为帮助患者遵从复杂的治疗计划,可采用行为疗法。与患者一同制订"行为协议",为医生和患者规定一系列的责任和相互期待的行为。其中,医生的责任是根据患者的病情,为患者安排治疗和食谱;患者的责任是执行医嘱,严格控制饮食,按处方用药。医生与患者必须相互配合,共同为患者负责。也可以让患者每天记录治疗日记,记录内容包括患者每天的饮食、活动、用药、血糖和尿糖等详细情况,自我监测治疗行为,医生定期检查和复核,以提高患者的遵医行为。

2. 支持性心理治疗 患者由于长期受疾病折磨,容易丧失治疗信心,治疗师要关心、体贴患者,耐心细致地了解患者心理状态,通过支持、解释、疏导、鼓励等方法缓解患者的焦虑紧张心理,帮助患者树立生活和治疗的信心;指导患者建立有规律的生活方式,科学地安排饮食和体力活动,针对患者的各种不良情绪做好应对指导工作。

3. 放松疗法 精神和身体的松弛是治疗糖尿病的一个有效的辅助治疗方法,有助于胰岛素分泌增加,血糖水平下降,改善糖耐量,增加外周血流量,改善微循环。患者可以通过听音乐、深呼吸、散步和按摩等方法使自己放松。

4. 治疗不良情绪 糖尿病患者的焦虑、抑郁情绪均可导致血糖波动,影响糖尿病的稳定。轻者可通过松弛疗法和生物反馈疗法来稳定情绪,降低血糖;重者需遵医嘱服用抗焦虑、抗抑郁药物。

5. 糖尿病并发症的治疗 对反复出现复杂并发症的糖尿病患者,在进行有效临床治疗的同时,还应及时向患者提供心理支持。

总之,糖尿病患者除了需要合理用药和精心护理外,患者和家属都要对糖尿病有全面的认识,配合医生治疗,除了坚持服药、控制饮食、加强运动等方面外,还要从心理上进行疏导,使患者从心理上得以康复,才能事半功倍。要纠正患者对糖尿病的错误认识,使他们认识到糖尿病并非不治之症,以解除其精神压力,克服心理失衡状态,树立起战胜疾病的信心,积极配合治疗和护理,达到最佳效果。

四、癌症的心理康复

癌症是威胁人类生命的重要疾病之一,目前已公认心理因素与癌症的发生、发展和转归有着不可忽视的联系。

(一)发病原因

某些理化因素和刺激、病毒、慢性感染、遗传、药物、激素、老年等因素都与癌症有关,而社会心理紧张刺激这一重要的致病因素不容忽视。

1. **个性特征** 早在公元 2 世纪就有人注意到了抑郁的妇女较性格开朗者易患乳腺癌。现代的一些行为医学专家们认为许多癌症患者的人格特征是:过分谨慎、回避冲突、过分合作、屈从让步、情绪不稳定而又不善于宣泄自己的负面情绪,追求完美、生活单调等,上述特征被称为 C 型人格特征。这种过于顺从忍让的个性,会使自己处于失望和无助悲伤之中,长期下去,会破坏体内免疫功能,最后导致癌细胞的生长、繁殖。所以有些心理学家把这种性格称为"癌前性格"。

2. **负面情绪** 回顾性研究发现,长期具有负面情绪(主要是抑郁、不满、愤怒、敌视、不安全感和难以宣泄的悲痛等),明显比对照组更容易患癌症,其中抑郁情绪与癌症关系最密切。引起这些负面情绪的应激源多来自各种生活事件,如家庭或社会人际关系不和、遭受失去亲人或朋友的打击等。早期或青少年时期的精神创伤在癌症发病中有一定意义,病前重大不幸事件更有着重要意义。调查表明癌症患者发病前(尤其是 1 年内)受到过近亲丧亡冲击者达 72%,而对照组仅 10%。有人对 1400 对配偶作癌症的心理冲击调查表明,配偶一方患癌症或死于癌症的心理应激可引起另一方患癌症。

癌症患者所产生的负面情绪主要与"重要情感的丧失"有关。所谓重要情感,是指对一个人来说很重要的情感,主是指对爱人、对子女及对其他有亲密关系的人的情感。这种重要情感的丧失主要发生在中老年,中年的离婚和老年的丧偶丧子等,使得他们内心极度悲哀和孤独,这种丧失很难像年轻人那样可以通过再婚或再生育来得到补偿,这就有可能使得他们长期处于不良情绪中。当这种不良情绪达到不可控制的程度时,他们就会处于一种失控状态,也许正是这种状态所导致的躯体内环境的变化很适合癌细胞的生长,使得他们很容易罹患癌症。

3. **不良的生活环境和习惯** 河南林州食管癌高发,广东西江地区鼻咽癌高发,江苏启东和湖北江汉平原肝癌高发:均与当地环境、居民的饮食生活习惯等有关。食管癌、胃癌高发区居民冬季好吃酸菜、咸菜等含有高浓度亚硝酸化合物,缺乏维生素 C 的食物;吃饭"粗、硬、热、快""暴饮暴食"及吃饭时生闷气都是消化道癌的促发因素。此外,由于现代社会生活压力增加,精神紧张,不少人试图以大量吸烟、酗酒、过度进食来缓解焦虑,增加了消化道癌、呼吸道癌的发病率。性生活紊乱、性滥交等是各类性器官肿瘤的促发因素。

(二)癌症患者的心理反应

1. **诊断初期的心理反应** 癌症患者多对于突如其来的癌症诊断难以接受,存在侥幸心理,通过各大医院反复检查,以否定诊断。一旦确诊,就会感觉焦虑、抑郁、恐惧和绝望,进而导致食欲、睡眠、行为异常,部分患者甚至还会有自残行为、自杀念头。随之出现被动依赖性增强,疑心加重,夸大身体的变化或过分警觉,自尊心增强,行为变得幼稚,渴望得到关怀和照顾。

2. **治疗康复阶段的心理反应** 患者对不同治疗措施会产生不同的心理反应,担心疾病能否治愈,对治疗缺乏信心,甚至回避手术或寻求其他解决方法。

3. **复发阶段的心理反应** 患者对治疗的信任感明显降低,努力寻求其他的非医学治疗方法者更为常见。在终极阶段常见的情绪反应是恐惧和绝望。

(三) 癌症患者的心理康复

近年的动物实验研究和临床研究结果均已证实,具有下列心理、行为特点的癌症患者,平均生存期明显延长:①始终具有治愈或康复的信心;②能及时表达和宣泄负面情绪;③能积极参与有意义的或能带来快乐的活动;④社会支持来源广泛,与周围人保持密切的联系。相反,悲观失望、抑郁焦虑、封闭孤独等消极的心理、行为则可加速病情的恶化过程。因此,及时、恰当的心理干预,对于帮助患者尽快适应疾病、配合治疗,以及帮助患者减轻心理痛苦、提高生活质量具有重要的意义。

1. **认知疗法** 虽然"癌症不等于死亡"的观念已为不少人所接受,然而"谈癌色变"者仍很普遍。研究表明,凡能正确认识癌症、保持良好心态的患者,5年生存率明显提高。故纠正癌症患者的错误认知,维护其积极乐观的情绪乃是癌症患者心理干预的第一要素。具体措施:加强癌症知识的科学宣教,使患者了解癌症发生与负面情绪、生活方式等之间的关系,了解目前治疗的进展、治疗过程中可能出现的各种不良反应和并发症、疾病预后等。介绍时既不否认癌症的严重危害,又要让患者相信积极的治疗、良好的心态有助于战胜癌症,纠正患者对癌症的不合理认知,帮助患者了解疾病,接受患病事实,及时进入和适应患者角色,增强康复的期望和信心。

2. **支持性心理治疗** 对提高癌症患者的生活质量举足轻重,特别是患者家庭成员的支持。因患者的家庭成员最了解其性格、心理需求、行为方式及生活习惯,提供的关爱和支持为他人所难以替代。因此,应积极鼓励患者家属参与患者的心理康复。此外,鼓励患者保持人际交往,尽可能寻求社会支持资源,如来自朋友、同事、领导的支持等,使其感受到尊重、温暖和关怀,克服悲观、失望情绪,积极配合治疗。以乳腺癌患者为对象的研究发现,得到配偶或知己高质量的情感支持、得到医生支持、积极寻求社会支持等因素能显著影响自然杀伤细胞(natural killer cell,NK cell)的活动水平。

3. **情绪疏导** 癌症确诊后,患者可能会处于负面情绪状态,而长期的负面情绪可使机体的神经-内分泌-免疫网络系统进入负面调节,免疫功能急剧降低,加速癌症恶化,而病情恶化又会使情绪进一步恶化,从而形成恶性循环。阻断这种恶性循环的关键在于解决患者的情绪问题。

针对否认心理,应允许患者在一段时间内采用否认、合理化等防御机制,使其有过渡时间去接受严酷的事实。但是,长时间的"否认"则可能延误治疗,故应积极加以引导。研究表明,癌症患者真正意义上的"否认"并不多见,大多数属于情感压抑,患者只是有意识克制情绪,表面平静,但内心却极其痛苦。支持性心理治疗、疏泄性心理指导,可帮助患者宣泄压抑的情绪,减轻紧张和痛苦的情绪。

4. **生物反馈疗法** 通过生物反馈,使患者很好地掌握松弛技术,使身体肌肉放松,进而使心理放松,减轻癌症对心理造成的巨大压力。

5. **团体治疗** 针对癌症患者存在的心理问题类型组成团体心理治疗小组,制订合理的计划、明确的目标和可操作的措施,鼓励参加者互相交流,共同探讨关心的问题,彼此鼓励、支持,使他们在信任、温暖的团体氛围中获得支持性信息,宣泄负面情绪,体验生存的意义,从而提高生存质量。

6. **运动疗法** 研究已证明,运动可使体内T淋巴细胞、B淋巴细胞、吞噬细胞等免疫细胞明显增加,增强机体的抗癌能力。所以,运动不仅能够防癌,还可降低癌症患者的病死率。研究发现,对于女性来说,每周坚持10小时以上的步行或徒步旅行,是预防乳腺癌的有效方法,可使乳腺癌发生率降低43%。此外,人体在运动过程中,大脑细胞可产生一种吗啡样物质,使人产生欣快感,从而有效减弱或消除患者的抑郁、烦躁、焦虑等不良情绪,促进癌症患者康复。因此,应鼓励患者积极参加户外活动、娱乐活动、游泳、太极拳等有益的活动。

7. 焦虑和抑郁的治疗　可采用认知疗法纠正患者的错误认知,再结合支持性心理治疗、放松技术、音乐疗法等,降低患者的焦虑和恐惧情绪。严重焦虑、恐惧的患者,可适当使用抗焦虑、抗抑郁药物治疗。

五、　肥胖症的心理康复

肥胖症(obesity)是一种常见的能量过剩状态的营养代谢性疾病,多余热量以脂肪形式储存于体内,超过正常生理需要量而逐渐演变为肥胖。单纯性肥胖是最常见的一种,研究表明,肥胖与健康密切相关。据估计,大约有 1/3 的人是由于过度肥胖而减少了期望寿命,肥胖是诱发许多疾病的危险因素。我国超重和肥胖人口的比例也呈上升的趋势,正成为影响我国人群健康的主要病因。

临床医学一般将体重超过应有体重 20% 者视为体重超常,超过应有体重 50% 者视为肥胖症。肥胖会导致超重,但超重不一定是肥胖。例如,一些职业运动员,他们的肌肉比一般人多,体重较同样身高的人可能要重得多,他们的"超重"归结于其结实的肌肉组织,不能称之为"肥胖"。超重或肥胖可用体重指数(body mass index,BMI)来衡量,即 BMI:18.5 ～ 23.9 为适宜范围,24.0 ～ 27.9 为超重,28.0 以上为肥胖。

(一)肥胖症发病原因

这里主要讨论肥胖症发病的心理社会因素。

1. 心理因素

(1)心理应激:心理应激是人在面临压力的情况下产生的一种特殊的心理状态。心理应激下的许多情绪反应,包括焦虑、愤怒、恐惧、忧郁和失望等,都是消极的情绪,这些情绪也会影响到人的食欲和进食量。许多人认为,人在情绪好的时候吃得多。然而,科学的观察和研究发现,各种类型的心理应激都可以引起一些人过多地进食,甚至达到入迷的地步。消极的情绪之所以导致某些人多吃和肥胖,是由于他们需要通过进食活动来缓解焦虑。

(2)人格因素:有的人之所以吃得很多,是因为他们有需要通过进食才能解决的人格问题,或者说对进食有病态的情绪依赖,通过进食来满足自己对安全和自尊的需要。另外,通过研究发现,正常体重者主要依赖内部线索(如自己是否感到饥饿)调节自己的进食活动,而肥胖者则主要依靠外部线索(如食物的色、香、味,吃饭的时间等),而不是依赖于身体的自然需要或内部线索。肥胖症患者大多有神经质性格,存在体象障碍,认为自己不丰满,进食快且多,易引起肥胖。

2. 社会因素　在我国,社会工业化和人民生活水平的提高导致人们的生活方式发生了显著变化,现代人追求高营养、高消费、高享受,多食、精食、饱食,脂肪甜食过多;生活方式无规律,出门以车代步,缺乏运动,体力活动不足而致肥胖者逐渐增多。动物实验表明,限制身体的活动实际上可以增加食物的摄入量;当动物增加身体的活动时,食物的摄入量减少。在人类肥胖者身上也观察到类似的规律。

(二)肥胖症患者的心理反应

1. 认知错误　有些肥胖者对减肥抱有不切实际的幻想,大多数人在治疗时对减去 10% 的体重不接受,希望减得越多越好。因此,在减肥时往往操之过急,强制参加运动与减少进食,但是经不起时间的考验,不久又贪食,前功尽弃,反而容易发生焦虑、抑郁。另外,无条件的节食可致厌食症或形成周期性贪食而加重病情。

2. 适应困难 患者因长期负重,活动受限,少动少言,社会活动与交往减少,渐渐导致社会适应困难。病程的长短也会影响到患者的心理,病程越长,心理负担越重,尤其重度肥胖患者会影响生理功能,从而造成患者苦恼、焦虑和抑郁,甚至轻生。

(三)肥胖症患者的心理康复

1. 环境和社会干预 肥胖是一个公共卫生问题,必须从人群或社会看待肥胖。在整个社会创建一个良好、合理的饮食风尚和体育活动环境是肥胖干预的重要手段。此外,相关部门或组织还应该推广膳食标准,提倡家庭食物制作。对不同的人群,提供不同的社会服务、社会干预与群体预防。

2. 认知干预 帮助患者改变不符合实际的目标和不正确的想法;正确认识自己的体重,主动改变自己的内心期望,使自己的想法更接近实际;正确处理周围人群对自己体重的看法。通过认知指导让个体掌握有关摄食行为与肥胖关系的科学知识,让肥胖者改变不良的饮食行为习惯。同时应该指导超重和肥胖患者合理减肥,防止药物滥用,指出减肥产品(减肥茶、减肥霜等)往往解决不了根本问题。

3. 行为干预 行为治疗是帮助肥胖者改变不良的生活习惯,建立健康的饮食和运动习惯,达到减轻体重,成功维持体形的治疗方法。肥胖作为一种重要的行为问题,其干预的关键是饮食行为和运动行为的改变。行为矫正疗法有其重要的实际意义,其主要目的是改进膳食习惯。个人行为干预包括:自我监测、自我奖励、刺激控制、社会支持、预防反弹和随时调整对体重控制的不良想法和态度。因为肥胖是一种不易治愈的慢性状态,所以行为干预一方面需要覆盖面广,包括生存质量、良好的心理素质、较低的心血管危险因素等,另一方面需要持久的干预,而非短暂的、限时的治疗模式,否则很难收到长期的疗效。

(1)自我监测:指行为模式以及行为反馈的观察和记录。具体方法是观察和记录自己每天的行动,包括总热量、运动日记、每天的体重变化日记等。记录的目的并不只是为了回顾具体的数值,而是要使肥胖者更多地注意自己的行为与改变这些行为后所获得结果之间的关系,增强治疗的信心。自我监测是非常有效的行为干预,应积极鼓励患者使用这种方法。

(2)刺激控制:指识别与不良生活方式有关的环境因素。帮助肥胖者改善这些因素有利于成功地控制体重,也称控制刺激。具体地说,如患者诉说工作忙无时间运动,就应该帮助患者寻找时间,或早起,或步行上班等,养成习惯后部分患者就能坚持下去。

(3)自我奖励和惩罚:医师与患者商定一个较为合理的、具体的饮食行为模式,要求患者遵照执行,如果患者能按照要求做一天,就给予一定的奖励,如果不能遵照执行,每出现一次要纠正的目标行为就给予惩罚(可与患者商定奖励和惩罚的形式)。

(4)厌恶疗法:用一些令人厌恶刺激来对抗多食行为,可选择一些与肥胖有关的厌恶刺激,如大腹便便、行动笨拙的漫画,肥胖危害的张贴画,若干条肥胖危害的句子,讽刺、嘲笑胖人的顺口溜等,每当患者出现超过合理进食量、吃零食、夜食等不良饮食行为时就呈现上述厌恶刺激,以降低进食欲望,控制多食行为。

(5)示范训练:可借用录像放映设备播放良好进食行为、户外运动、健美训练等内容,以此向患者提供模仿对象,让患者通过模仿学习获得良好的饮食行为。还可请饮食适量、爱好运动、体态健美的人向肥胖者讲述自己的饮食习惯、日常生活内容及对饮食营养等问题的看法,促使肥胖者形成良好的饮食行为。

(6)小组训练:由多名肥胖者组成治疗小组,定期交流减肥的体会和经验,共同制订和实施减肥计划,相互促进,相互监督,一起控制多食行为。团体心理训练的各种优势在该方法中都会体现,运用这些团体互动因素能较快达到治疗目的。

4. **应对应激处理**　应激主要与反弹和过多摄入有关,可触发不健康的饮食行为。应激处理是教会患者识别和应付应激及紧张。减压在治疗中是有效的。应激处理的手段包括全身放松、运动、膈肌呼吸、仔细思考等,这些方法有助于患者减轻紧张,减弱交感神经兴奋,从应激环境中转移出来。应激处理可以有效地帮助患者应付高危环境,避免过多摄入。

5. **心理疏导法**　不良情绪、现实问题等心理社会因素可能是某些肥胖者多食的原因,遇到这种情况应找到心理症结所在,针对心理矛盾进行情绪调节及应对方式调节。情绪调节的方法有倾诉、转移、放松、宣泄等,可在治疗中选择使用。

6. **社会支持**　个人的生活是无法脱离社会环境而独立存在的,减肥虽属个人行为,离不开家庭成员、朋友及同事的支持和监督,否则减肥不易成功,即使成功也无法持久。

（宋振华）

第八章
肢体功能障碍的心理康复

第一节　临床表现和心理特征

一、脊髓损伤后的临床表现和心理特征

（一）脊髓损伤概述

1. 脊髓损伤定义　脊髓损伤（spinal cord injury，SCI）是指由于外界直接或间接因素导致脊髓损伤，在损害的相应节段出现各种运动、感觉和括约肌功能障碍，肌张力异常及病理反射等的相应改变。

2. 发病特征　世界各国的 SCI 发病率大致相同，一般为每百万人口每年新发 30～40 例，我国每年约发生 5 万例。发生 SCI 致瘫痪的患者中以青壮年居多。造成损伤的原因多为车祸、高空跌落、外力冲击等突发事件。

3. 常见并发症及后遗症　SCI 致瘫痪多为突然发生，当事人也多为青壮年，因此患者常常出现各种精神心理障碍，包括：情绪障碍（抑郁、焦虑等）、创伤后应激障碍（PTSD）。SCI 患者行动能力下降，常见并发症及后遗症包括：脊髓休克、膀胱功能障碍、感觉障碍、肺功能下降、压疮、泌尿系统感染、性功能障碍等。上述症状会加重或诱发更严重的心理障碍。

（二）脊髓损伤后情绪障碍

1. 抑郁

（1）发病特点：抑郁是脊髓损伤后最常见的情绪障碍，即使是恢复期患者抑郁发病率仍为 11.4%。半数脊髓损伤患者在损伤 1 年内均会出现不同程度的抑郁症状；损伤 7 年内，2/3 会伴有抑郁。

SCI 并发症或继发症也可能引发抑郁，如：压疮、泌尿系统感染等。研究显示 SCI 发病至病后 2 年，抑郁严重程度与住院时间具有一致性，且住院期间的抑郁程度超过了临床显著的抑郁症状。出院后 2 年内抑郁水平下降并低于临床平均水平。

（2）严重性：重度抑郁障碍会限制患者的功能康复、降低功能独立性、延长住院时间。重度抑郁障碍不仅与人口学特征或 SCI 特征有关，还与较低的生活满意度和较严重的日常角色功能缺陷有关。

（3）影响因素：许多个人原因会导致 SCI 后的抑郁，包括：损伤前就患有心理障碍疾病，损伤后药物或酒精滥用，损伤前应对生活事件能力存在问题等。相反，具备良好的问题处理技术、具有强烈生活动机的患者抑郁得分也低。其他积极因素包括：有工作、较高的社会支持水平以及在 SCI 后积极参与各种轮椅运动，特别是各种体育活动。

（4）自杀倾向：SCI 患者因自杀导致的死亡率为 5%～10%，而一般人群自杀死亡率为 1.4%。SCI

患者自杀相关因素包括:酒精滥用、药物滥用、犯罪史、精神病史、家庭问题、发病或住院期间存在自杀企图。白种人、年轻患者、不完全性截瘫的自杀率最高。自杀率随着 SCI 病史的增长而逐渐下降,损伤 5 年后自杀率显著下降。与此同时,研究还发现 SCI 有时还给患者带来积极的改变,如:使家庭关系更加紧密、懂得共情等。因此,临床中不仅需要监督和减少脊髓损伤患者自杀危险因素,同时还要强化一般人群预防自杀的积极因素。

2. 焦虑

(1)发病特点及影响因素:SCI 患者的焦虑问题研究较少,其焦虑多源于损伤发生时的创伤情境。但 1 年以上的患者,其焦虑水平仍高于一般人群。25% 的 SCI 患者焦虑水平高于平均标准,而一般人群仅为 5%。除此之外,焦虑并不随着病程的延长而下降。同一研究,病程 2 年以上的患者,其焦虑水平仍高于一般人群并且没有下降。年龄与 SCI 患者的焦虑水平无关。焦虑多源于生活压力。

(2)社交焦虑:SCI 患者会出现不同程度的社交焦虑甚至社交恐惧。SCI 患者的社交焦虑与年龄有关,而与损伤类型或者发病时间无关。特别值得关注的是,无论损伤类型和病程有何差异,年龄越大,焦虑程度及表现形式越严重。

(三)创伤后应激障碍

1. 发病特点 SCI 本质上也是创伤,患者很可能会患上创伤后应激障碍(PTSD)。美国 SCI 后 PTSD 目前的诊断率是 14.3% ~ 16.7%,终身诊断率是 33.6% ~ 34.9%。这与其他 PTSD 患者诊断率一致。

2. 相关因素 应对策略中"聚焦和宣泄情绪"以及"不接受"与 SCI 后 PTSD 相关。

(四)适应问题

1. 相关因素 研究表明,与低水平的适应能力相关的因素为负面情绪反应,如抑郁、焦虑,应对方式中的隔离,以及损伤严重性和影响。以提高心理调节能力为导向的团体心理干预可以改善 SCI 患者的适应问题。年龄、损伤水平、性别以及应对方式与干预效果无关。自我知觉和发病时间与干预效果相关。关于应对和调适,其最可能的心理动力学实质是——适应不是一个单一的事件,而是一个发展的过程。损伤患者的评估、情感反应和应对行为的改变和发展依赖于改变的环境,涵盖急性期临床护理、康复和社会再适应等过程。

2. 社会再适应 SCI 患者回归社会及家庭后,生活质量随着时间的推移越来越好。多数患者能够逐渐接受创伤现实,并且适应新的生活方式。患者采取的应对策略是对 SCI 后果的反应,这一过程在决定体验到的心理痛苦的程度方面是重要的。越来越多的证据表明应对策略与心理痛苦水平之间的高度相关性:抑郁和焦虑常常是"逃避"策略的结果,而积极的情绪状态常常与接受、积极应对和问题解决策略相关。

曾有 SCI 后适应模型,强调了损伤前因素的重要性,如:情感史、以往的脆弱性、患者对残疾的信念和应对的能力。经过初级和二级评价,患者会决定采用焦点解决的应对方式还是逃避的应对方式。焦点解决的应对方式会带来控制感、自我效能感和创伤后的成长。相反地,逃避的应对方式会导致焦虑、抑郁、自我忽视和物质滥用问题。初级和次级评价贯穿于损伤的早期阶段,并决定是采取解决的还是逃避的应对方式。

适应不良的应对策略与下述方面有关:紊乱的行为和精神活动方面的改变、酒精和药物滥用、否认、逃避策略、情感宣泄、低水平的社会支持。

3. 脊髓损伤心理适应阶段 震惊阶段、否定阶段、抑郁反应阶段、对抗独立阶段、适应阶段。

（五）认知障碍

SCI 并发认知功能障碍的原因包括：①脑外伤既往史；②学习功能障碍；③长期酒精或药物滥用史。

约有 50%SCI 患者存在意识障碍或创伤后昏迷，需要确定是否有伴发的脑外伤。如果存在认知障碍，可能脑部存在弥散性病灶。在 SCI 急性期康复期间，伴发脑外伤的康复效果要比单纯 SCI 差。

如果患者的认知功能良好，康复计划就可以制订为改善到最大程度。例如：单纯一个成分的指令、使用视觉标记、避免过度刺激、为伴发脑外伤的患者提供充足时间去处理必要的信息。因为认知能力随着时间推移会有所改变，因此需要持续的监督、不断调整策略。尽管轻度伴发的脑外伤可能不会有长期并发症，但是更多的中至重度患者可能有持续的认知和行为障碍。这会使脊髓损伤患者在人际关系方面的个人和社会功能产生明显的障碍。

（六）疼痛

1. 发病特点　发病率估计为 48% ~ 94%。较大差异可能是不同的功能表现以及评价方法不同。目前尚不清楚为什么有的 SCI 患者会并发疼痛而有的没有。慢性疼痛与低水平的生活质量相关。

2. 相关因素　尽管很难确定 SCI 后慢性疼痛的原因，但是心理社会因素是肯定的相关因素。发病原因中，枪击后脊髓损伤是最可能产生疼痛的；较低的社会经济水平也是最可能的相关因素之一。SCI 初期的物质滥用以及康复后重新物质滥用是常见的原因之一。麻醉剂滥用或者其他具有潜在滥用可能的药物如地西泮（安定），上述这些人群都是疼痛的高危人群。因为疼痛自行给药或者酗酒也是疼痛的高发人群。

（七）酒精和物质滥用

酗酒在 SCI 康复期患者中发生率为 21%。SCI 并发症常导致酗酒，包括：疼痛、压疮、住院康复时的功能进展以及继发损伤的危险。SCI 患者中损伤前有 35% ~ 57% 的人酗酒，因此对于这些患者，急性期和住院康复很可能像一个"戒毒"过程。许多 SCI 康复项目强调通过心理教育团体解决物质滥用，然而患者的接受程度各异：一方面患者否认酗酒，或者觉得没必要接受治疗，因为已经戒酒几个星期了；另一方面，患者深刻认识到酗酒问题的严重性并做好准备改变。

除了损伤前后的物质滥用，临床医务人员还需要防止开具可能导致物质滥用的处方，包括：地西泮（常用于改善痉挛）、成瘾类止痛药、抗焦虑药以及抗精神病药物等。中枢性疼痛缺乏有效治疗，当患者持续需要强镇痛药时，可能需要进行脱瘾治疗。

（八）性功能障碍

由于 SCI 患者男性多于女性，因此男性性功能障碍被研究得更多。SCI 会导致性生理或性行为机制障碍。和其他康复项目一样，评估和治疗这一重要生活功能的目标是作出最佳的改变来适应性功能方面生理和心理的变化。

1. 男性性功能障碍　最主要的问题是产生心因性勃起功能障碍（勃起由精神或非触觉刺激引起）；生育力也可能受损。临床医生试图首选口服药物治疗，若无效再依靠侵入性治疗，如注射和移植。

2. 女性性功能障碍　主要问题是子宫和阴道的收缩障碍、阴道润滑障碍、暂时性激素和月经周期紊乱。由于盆腔感觉障碍和损伤早期月经停止，许多女性 SCI 患者错误地认为自己不会怀孕，因此她们需要进行计划生育咨询。

3. 性传播疾病　因为感觉障碍，SCI 患者缺乏 STDs 症状，如瘙痒、疼痛等。

二、截肢后的临床表现和心理特征

(一)概述

1. **发病特征** 美国190万成年肢体缺失者中近90%是下肢截肢,最常见的原因是周围血管病,大多是由2型糖尿病引起。大多数截肢患者是65岁或者更年长的人。其他原因还包括:严重感染和创伤、肿瘤、先天肢体发育异常、神经疾病或外伤引起的肢体运动感觉功能障碍合并营养障碍。

2. **截肢预后** 大多数死亡发生在年老患者伴有多种医学疾病,特别是继发于心脏病,其中40%～60%的下肢截肢患者在手术后2年内死亡。此外,单侧截肢的患者15%～20%在2年后有失去对侧腿的危险,4年后有40%的风险。

(二)截肢患者的心理适应

多数截肢患者能够成功进行心理再适应。小部分截肢患者伴发抑郁,发生率为21%～35%。调查914名截肢患者,28.7%有典型的抑郁症状。这些抑郁症患者的数量是普通门诊慢性患者的2～3倍。焦虑在截肢患者中比抑郁症状少见。

即使没有临床典型的抑郁或者焦虑症状的患者,在最初的适应阶段也会有一种失落和受伤的感觉。有学者认为悲伤、焦虑、不明原因的哭泣、失眠和情感反应是对不同程度缺失和身体改变的正常反应。

(三)适应截肢的因素

1. **预测因素** 很难预测个人对截肢的反应,但是一些因素对预见和理解适应截肢反应有一定的价值。表8-1定义和分类了一些个人适应的因素,并提供每个因素实证支持的排序水平。值得注意的是,在适应的过程中,截肢的身体因素比心理和社会环境的影响要小很多。

表 8-1 影响截肢患者抑郁的潜在因素

因素	研究证据	支持性的证据	注释
医疗因素			
截肢的原因	中等	Darnall 等 Livneth, Antonak, Gerhardt	外伤性截肢导致相关其他疾病的危险性增加
截肢开始的时间	低等	Katz Pell, Donnan, Fowkes	一些调查支持增加接近截肢时间的适应性问题
幻肢痛	强烈	Ruckley, Gallagher, Allen,	
残肢痛	中等	Mac Lachlan	
腰背痛	强烈	Darnall 等	
手术并发症	中等	Darnall 等	
残疾			
截肢的水平和数量	无		
活动受限	中等	Williamsonn, Schulz, Bridges, Behan 等	活动受限=受限作为截肢患者在自我护理、其他护理、工作、娱乐和友谊受限的原因

续表

因素	研究证据	支持性的证据	注释
人口统计			
儿童与青少年	中等	Atala，Carter	案例研究调查发现儿童的适应能力比青年好
老年人与中年人	中等	Dunn；Frank 等	一些案例发现老年人有更少的体象障碍，焦虑和抑郁
性别因素	中等	Kashani，Frank，Kashani，Wonderlich	一项调查发现男性比女性更少发生抑郁
婚姻状况	中等	Darnall 等	离婚和分离有更大的危险性
教育水平	中等	Darnall 等	较低的文化水平有更大的风险
贫困水平	中等	Darnall 等	接近贫穷的人比贫穷或者不贫穷的人有更大的风险
人际因素			
感知社会特征	中等	Rybarczyk，Nyenhuis，Nicholas，Cash，Kaiser	
感知的弱点	中等	Behel，Rybarczyk，Elliott，Nicholas，Nyenhuis	
感知社会支持	中等	Rybarczyk 等 Rybarczyk 等	
截肢者的身体形象和公共自我意识积极应对	强烈	Rybarczyk 等；Rybarczyk 等；Williamson	
解决问题	强烈	Desmond，MacLachlan，Livneh 等	
发现积极的意义	强烈	Gallagher 等；Dunn	
乐观	中等	Dunn；Schulz	

2. 截肢相关因素

(1)在心理适应方面重要的因素是截肢后的时间，截肢后的时间和适应有重要的关联。应对方式随病程趋于改善。调查表明当其他因素占主要因素时，截肢后时间与抑郁症状的水平没有重大的影响。

(2)部分患者在截肢后最初阶段有缓解的感觉，其后才出现显著的情绪障碍。仅有 23% 老年患者认为截肢后最初阶段是最难受的。研究注意到许多老年人有机会预期截肢后的悲伤，但最消极的反应发生在当他们适应一个假肢后，发现假肢的功能没有自己想象的那么有效。

(3)另一个预测调适的因素是截肢的医学原因，例如：先天功能障碍、肿瘤、糖尿病、血管性疾病、战时损伤、创伤。研究显示，创伤相关截肢更易引起抑郁，其初期阶段也更易发生 PTSD。血管性截肢与慢性疼痛相关，长期卧床会增加无助感和绝望感。

3. 疼痛因素

(1)特点：截肢后疼痛非常普遍，包括伤口痛、肌肉痉挛、其他形式的残肢痛以及一些身体其他部位的疼痛，例如后背或者对侧肢体常常由于截肢后运动劳损而疼痛。美国对 914 名截肢患者调查发现 95% 的患者经历了疼痛，超过一半的患者说不止是一种类型的疼痛。

(2)与幻肢痛关系：幻肢痛(phantom limb pain，PLP)和截肢后适应困难有关。幻肢痛是截肢肢体的疼痛经历；截肢患者的幻肢痛发病率为 60% ~ 90%。幻肢痛的疼痛特性是多重复合的，但是最多被描述为间断的痛性痉挛或者烧灼痛。幻肢痛在成年人可以是持续性的或者间断性的，在手术后最初的 6 个月内经常发生，频率和强度逐渐降低。持续超过 6 个月的幻肢痛常常变为慢性疼痛，难以治疗。

1)病理生理:幻肢痛的病理生理尚未完全清楚,研究证明感觉皮质重组的已经在截肢后的患者中出现,先前被截掉肢体占据的皮质区域在身体其他部分重新分配。由于个体不同,重组的程度也不同。

2)相关因素:幻肢痛增加的危险与截肢前疼痛、持续性的残肢痛、双侧截肢和下肢截肢相关。幻肢痛更频发于继发于血栓导致的截肢患者。此外,更多社会支持的患者比那些较少社会资源支持的患者有更少的幻肢痛。好的广泛的社会支持在截肢后的 1 个月内能预见较好的适应能力,在接下来的 1 ~ 2 年干预能降低疼痛。

3)后果:抑郁症是幻肢痛常见的不良反应。幻肢痛人群比无症状人群,抑郁症发生率高 3 倍。后背痛和残肢痛也和抑郁症有联系。与健康相关的生活质量在持续幻肢痛比那些很少有或者没有幻肢痛的患者中更差。截肢患者抑郁症状的程度比疼痛本身更促进疼痛相关的残疾发生。此外在持续幻肢痛患者中,灾变恐惧思想和残疾有很强的联系。

4. 残疾因素　一个常见的假设是残疾程度越大,越会导致更差的心理适应能力。但截肢的水平和情感适应之间没有什么联系,而活动受限的程度与抑郁有很大的联系。

5. 发展因素

(1)未成年人群:个体发展阶段包括儿童、青少年和成年人。美国儿童和青少年截肢,1/3 继发于创伤。多数的完全性截肢出现在青年中。年幼的孩子能够相当好地处理好失去一条肢体,但是随着年龄的增长,适应变得越来越困难。能够帮助孩子积极地适应截肢的社会心理因素包括:家庭凝聚力、好的社会支持和家庭冲突的低频发生。此外,较高的日常生活压力、父母亲的抑郁和药物问题导致较差的适应。

青年在发展中至关重要的一点是他们一直在努力地独立,然而由于残疾,他们的成长过程一直依赖着父母。超过一半的青年和年轻的成年截肢患者认为父母在过度保护,也把他们的父母作为社会支持的最原始资源。青年患者的体象关注是重要问题,积极的体象关注因素为:①来自父母、老师和同学的支持;②同伴接纳;③发展学业和体育;④较少的日常争辩和父母间低频的婚姻冲突。那些对身体外观有积极认知的人往往有更高的自尊心和较少的抑郁症状。

研究证明儿童和青年的幻肢痛在频率和强度方面已经趋于下降,而且比成年人下降得多。其他的研究发现在截肢的儿童和青年中有 42% 经历幻肢感觉,29% 经历幻肢痛。尤其是那些由于外伤、癌症或者其他药物问题而手术截肢的患者比那些先天性的肢体缺陷患者有更高的概率出现。

(2)老年人群:一些研究表明老年人常常在康复训练最初的几个月内不用假肢。这样,当老年人有截肢时,由于其他关于身体虚弱和慢性疾病的应对问题而使问题复杂化。确实,多疾病并存已经是截肢患者抑郁的一个风险因素。研究发现,有限的支持截肢的老年人相比于年轻人更难以心理适应这个假设。

6. 体象因素　体象就是躯体自我,属于自体心理学范畴,指患者静止时的状态以及如何运动及运动时的状态。截肢患者需要适应截肢后戴或不戴假肢的体象,此过程是患者适应自我概念的复杂转变,患者可能表现轻微、强烈哀伤,一些人甚至会对自我产生负性评价。截肢患者还会产生窘迫、羞耻甚至厌恶自我;有些患者戴上假肢后会有积极感觉,但无论戴假肢与否,他们都不愿看到自己。负性体象是抑郁的信号。相反,公众场合良好的自我意识与截肢老年患者活动受限有关。在适应过程中体象因素非常重要。

7. 人际因素

(1)最常见的问题是截肢患者感觉其他人都在关注他,患者感觉这是悲惨的事。意识到对一般负性事件的偏见并学会不将偏见个人化,对截肢患者是一种好方法。早期适应阶段,患者否认任何形式的社会声誉,这对康复没有好处,处理的第一步是管理或将所谓的名号中立化。

(2)研究证实抑郁情绪会加重社会化的负性评价。治疗师需要帮助患者区分负性反应是来源于情绪还是对截肢的反应。

(3)低忍耐性。低忍耐性的截肢早期患者会产生强烈的有罪感、严重抑郁、社会隔离、生活质量下降、低适应力。这在老年截肢患者中更为明显,与活动受限有关。

8. **应对策略因素** 积极的问题解决技巧与抑郁、内化的愤怒呈负相关,与接受并适应残疾呈正相关。倾向乐观的患者更能适应并作出调适。调查高学历男性患者,其中 77% 能采取更积极的应对方式,将截肢的后果视作积极应对的产物,包括:增加独立性、增强个人建设、对生活有不同的态度、增强应对能力、经济获益、减少疼痛、体验更好的生活方式、遇见新的朋友;减少对比,例如:"至少还有一条腿,我不能失去两条腿"。

(四)上臂和手截肢的适应

1. **特点** 多数研究集中在适应下肢截肢的问题上,但有证据显示在上臂和手的截肢患者会出现一些与下肢截肢患者性质不同的经历。第一,上臂和手的功能是日常生活中许多活动的中心,包括个人保健、准备食物和一些工作的实施都变得非常具有挑战性。第二,上臂和手通过手和身体的接触动作,在社会交往和互动的非言语维度中起着至关重要的作用。第三,由于缺少的手臂或者手臂假肢比腿和脚的假肢更难被隐藏,截肢比其他部分更被注视,上肢截肢的患者出现被监视感和自我关注增强感的可能性一直在增加。有形的残疾比那些可能残疾但是能较好掩饰的条件来说,可能需要更多的心理适应。第四,尽管近年来假肢作用于手已经先进很多了,但是还不能接近下肢截肢的功能。最后,大多数上肢截肢患者是年轻人。

2. **心理障碍表现** 上肢截肢的患者有更容易发生抑郁和创伤后应激障碍的危险,心理指导应该在截肢后早期干预。相比之下,上肢截肢比下肢截肢的患者有更好的与健康相关的生活质量,他们在身体残疾、疼痛、精力、情感生活和睡眠方面比腿部截肢患者有更高的生活质量,而社会隔离无差别。

3. **假肢** 超过 70% 的上肢截肢患者使用假肢困难,原因包括假肢的重量、过度出汗、不满意假肢的外形或者它的功能和经历幻肢痛。有趣的是更多的人选择使用装饰假肢,他们非常关注体象。

(五)幻肢痛

幻肢痛指感觉已被切除的肢体仍然存在,并伴有不同性质和程度的疼痛。主要症状包括幻肢感、残肢痛、幻肢痛,和焦虑、抑郁等相关的心理伴随症状,且幻肢感以及残肢痛被发现在临床上经常与幻肢痛共同存在。

既往调查下肢截肢治疗经历的 255 名患者,其中 72% 指出有不间断的幻肢痛。在这些有幻肢痛的患者中,47% 对于他们的疼痛没有继续治疗,其中包括 38% 重度疼痛的患者。尽管需要更好的治疗,但是提供治疗的和接受治疗遇到的障碍也必须被探讨和消除。抑郁症状的表现是疼痛程度和烦躁不安的关键预测因素。有效的疼痛治疗措施将包括经常作评估和一些攻击性情绪障碍的治疗。

幻肢痛须与残肢痛、腰椎间盘突出症导致的幻肢坐骨神经痛鉴别。幻肢痛具有阵发性、伴烧灼感或刺激感的特征,并且可能伴有或不伴有令人不安的感觉异常。

幻肢痛的相关因素包括:情绪、天气、使用假肢、酒精、中毒因素、其他部位的疼痛以及使用对侧的肢体。

导致幻肢痛的可能机制包括:截肢后的传入神经被阻滞、继发性神经纤维瘤、神经炎、血管舒缩及营养障碍和丘脑-皮质机制等。

（六）性功能

尽管作为健康和幸福的重要的一方面，但是截肢后的性能力经常被专业康复忽略。美国有调查显示仅有 9% 的人提出截肢后性功能的问题。日本研究显示 60% 的截肢患者继续性交，但 42.4% 的人承认在截肢后性生活有变化。

三、脑卒中后的临床表现和心理特征

（一）概述

1. **定义**　脑卒中（stroke）又称中风或脑血管意外（cerebrovascular accident），是一组突然起病，以局灶性神经功能缺失为共同特征的急性脑血管疾病。

2. **流行病学**　流行病学资料显示脑卒中已成为全球第二常见死亡原因，而在我国是第一位死亡原因。2016 年，*Circulation* 发表我国卒中流行病学调查，显示年龄标化的患病率为 1114.8/10 万人，发病率为 246.8/10 万人，病死率为每年 114.8/10 万人。90% 的患者及 83% 的发病者经 CT/MRI 证实了卒中的病理分型。脑卒中是目前公认的心身疾病之一，其致残率、死亡率高，严重影响患者的生活质量，患者容易出现心理危机或严重的情感障碍。

3. **脑卒中后心理障碍发生机制**　卒中后心理障碍的病理生理学十分复杂，是生物和心理社会因素共同作用的结果。

（1）脑部病灶直接作用的结果：大脑中动脉供血区受损时，发生抑郁症的概率增加。

（2）社会心理因素作用的结果：脑卒中本身及之后的各种躯体、精神、环境等的障碍会导致患者产生不良情绪。

（3）内源性因素：脑卒中发生的抑郁可能不是继发性抑郁，还可能是内源性抑郁。脑卒中只是诱因。

4. **卒中后发生心理障碍的预测依据**　①发病部位累及左前额叶及尾状核，言语障碍，独居；②3 个月时 ADL 评分为依赖、需要帮助水平；③1 年后仍与社会隔离；④3 年后出现脑萎缩；⑤既往严重抑郁症病史；⑥情绪障碍家族史；⑦卒中后失语的心理障碍与社会和躯体残疾有关，严重程度与肢体功能障碍程度无关。

5. **损伤部位与症状关系**　脑卒中患者除了出现一般患者的心理变化外，还因脑部受损的部位、范围、程度不同而产生不同的心理障碍。左半球比右半球及脑干更易产生心理障碍，左侧前部优势半球额叶皮质和基底节区损伤较其他部位更易出现抑郁。右侧多表现为病理性的欣快和躁狂。近年的多项系统综述揭示左半球卒中与抑郁的明确关系，而右半球卒中仅在亚急性期与抑郁相关。

脑卒中后可能出现各种神经心理障碍表现，这些表现与受损区域相关（表 8-2）。

表 8-2　损伤部位与神经心理障碍关系

症状	涉及结构
优势半球症状	
失语症：语言理解和（或）产生受损	LH
运动性失语：非流畅性失语，以表达障碍为特点，但是理解能力较好	左 FL，IFG
感觉性失语：流畅性失语，缺乏表达的核心内容，理解障碍明显	左后 TL，STG
传导性失语：表达流畅，理解力好，但是复述障碍明显，口语工作记忆障碍	PL，SMG

续表

症状	涉及结构
完全性失语:表达和接受语言的能力都受到很大损害	LH
命名性失语:找词困难的流畅性失语,有较好的理解和复述能力	LH
单纯失读:阅读障碍。可能是后天或者自然发展的,并且可能伴有或者不伴有书写困难	后 LH
失写症:书写和拼写障碍。可能限于书写和拼写障碍,或者包含阅读困难	后 LH　AG
失用症:不是身体虚弱,感觉缺失或者震颤的原因而不能正确地表现运动技巧	LH
意念性失用:表现过度的学习动作困难,特别是当要求用手势表达的时候	前 CC,左 PL,PM
观念失用:很难按照动作发生的先后顺序来实现目标	左 PL
计算不能:计算数学问题的能力受损	左 PL,AG,MG

感知和注意症状

症状	涉及结构
失认症:由于患者部分感觉缺失或灵敏度降低,导致部分或全部不能识别感觉刺激	LH
视觉失认:视物识别物体能力缺损	左或右 OT
听觉失认:尽管听力未受损,但却不能识别听到的声音	左或右 TL
躯体感觉失认:尽管躯体感觉能力未受损,但通过触觉刺激感知物体困难	PL
视觉空间和结构紊乱:空间感知物体能力受损(定位、定向、空间联系)	RH
感知错乱:定位、描述、使用空间相关物体困难	右 PL
结构失用:不能照图画图或三维空间结构,继发于视知觉损害	右 PL
躯体认识错乱:认识身体结构的能力和他们与环境中物体的空间关系的能力受损	PL
左右定向障碍:很难分辨出患者的左右或其他人的左右	左 PL
自体部位失认症:不能定位或说出自己身体一部分的名字或者其他人的身体	左后 PL
手指失认:不能识别自己的手指或他人的手指	左和右 PL
忽略:患者不能讲出、回答或者指出给病变部位对侧施加的感觉刺激	右 IPL,FL,SC
感觉忽略:不能察觉向病变部位对侧施加的感觉刺激	右 IPL
空间忽略:由于单侧忽略,患者不能在空间识别某人的身体或者解决关于空间结构的问题	右 IPL
疾病失认症:未认识到神经缺失或者疾病	右 PL

记忆障碍

症状	涉及结构
工作记忆障碍:当从事其他认知工作时,不能记得相关信息,短期记忆障碍	DLPFC
遗忘症状:学习能力和复述能力受损	MTL,BF,TH

额叶症状

症状	涉及结构
去抑制症状:社会生活和性生活发生戏剧性的去抑制影响或者判断力和自知力受损	OFL
执行功能症状:动作计划、开始、执行和柔顺性的维持缺失	DLPFC
淡漠症状:广泛的动机情感淡漠和淡漠的自发性动作	ML

情感功能障碍

症状	涉及结构
情感障碍:情感功能发生变化	RH
脑卒中抑郁:出现的抑郁症状是继发于脑卒中,主要是根据受损部位决定,只有一部分对受损作出反应	前 LH,BG,前 RH
失语韵能:对语言的高级语义理解和情感表达的理解有障碍	RH,IFG,IPL,STG

注:AG:角回;BF:基底前脑;BG:基底节;CC:胼胝体;DLPFC:前额叶背外侧皮质;FL:额叶;IFG:额下回;IPL:大脑顶叶;LH:左半球;MG:额内侧回;MTL:内侧颞叶;OFL:眶额叶;OT:枕颞区;PL:顶叶;PM:运动前区皮质;RH:右半球;SC:皮质下结构;STG:颞上回;TL:颞叶;TH:丘脑;SMG:缘上回。更多信息可以参考 Feinberg and Farah(1997),Filley(1995),Kolb and Whishaw(1990),and Williams(1993)。来自 Handbook of Rehabilitation Psychology(pp.86-87),由 R.G.Frank and T.R.Elliott 于华盛顿编辑。DC:美国心理协会。于 2000 年由美国心理协会取得版权

（二）心理障碍表现

卒中后心理障碍多为情感性障碍或心境障碍。

1. 抑郁 卒中后抑郁（post-stroke depression，PSD）是脑卒中后最常出现的情绪障碍。20 世纪 70 年代开始系统性研究，80 年代将卒中后抑郁作为继发性抑郁的一种，近年来该观念已被更新。我国 2016 年发表了《卒中后抑郁临床实践的中国专家共识》，明确卒中后抑郁是指发生于卒中后，表现为一系列抑郁症状和相应躯体症状的综合征，是卒中后常见且可治疗的并发症之一；PSD 特指发生于卒中后，表现出卒中症状以外的一系列以情绪低落、兴趣缺失为主要特征的情感障碍综合征，常伴有躯体症状。根据疾病分类学，PSD 为抑郁的一种特殊类型，目前尚没有明确的概念和诊断标准。《国际精神疾病分类》第 10 版（ICD-10）把 PSD 归入"器质性精神障碍"，《美国精神障碍诊断和统计手册》第 5 版（DSM-V）把其归入"由于其他躯体疾病所致抑郁障碍"。

卒中后抑郁可能是因为：①脑组织的结构改变；②对突发疾病致残的情感反应；③以上两者均有。研究人员调查卒中后抑郁的发病率、发病过程、相关症状、脑的单侧化和定位、治疗方法。综合许多设置和脑卒中后持续时间来看，大概 1/3 的幸存者在脑卒中后某个时期会有抑郁的表现。抑郁也可能和其他情绪或行为障碍共存，比如易激惹、攻击和焦虑。

（1）流行病学特征：近年文献报道，国外卒中后抑郁发病率为 25% ~ 79%。2016 年 12 月，美国心脏协会（The American Heart Association，AHA）联合美国卒中协会（The American Stroke Association，ASA）共同发布了第一部关于卒中后抑郁的共识声明：大约 1/3 的卒中患者在卒中后的某个时间点发展为卒中后抑郁，第一年最高，接近 1/3，随后逐渐降低；抑郁障碍在脑卒中后 2 个月至 2 年间最为严重，不仅影响患者的神经功能康复，也妨碍患者生活质量的提高。

国内卒中后抑郁发生率为 23% ~ 76%，卒中一年期间，56% 男性和 30% 女性患者持续有抑郁心境，2016 年《卒中后抑郁临床实践的中国专家共识》指出 5 年内的综合发生率为 31%。其中，卒中后急性期（< 1 个月）、中期（1 ~ 6 个月）和恢复期（> 6 个月），发生率分别为 33%、33% 和 34%。

（2）可能机制及学说：关于卒中后抑郁的可能机制及学说的高质量前瞻性研究不多，因为无法提供可重复性和独立人口学特征的卒中患者模型。然而，也有一些前瞻性研究推论了特异性预测模型，即卒中后抑郁的危险因素包括：遗传学因素、年龄、性别、既往躯体和精神病史、卒中类型和严重程度、病灶部位、功能障碍程度、社会支持。

1）基因学因素：当面对异常压力挑战时，基因变异的个体具有高度易感性，更可能发展为精神疾病。某些基因已被证实是 PSD 的危险因素，一篇纳入了 5 项研究（N=544 例白种人）的 meta 分析报道称，与 5- 羟色胺转运体基因（5-HTTLPR，位于 17 号染色体）表达有关的多态性，与选择性 5- 羟色胺再摄取抑制剂（SSRI）使抑郁症患者获得缓解显著相关（OR 2.4，95%CI 1.6 ~ 3.6）。随后的一项 meta 分析发现，除 5-HTTLPR 外，位于 11 号染色体上的 2 个基因也与抗抑郁治疗的有效性显著相关。这 2 个基因分别是参与 5- 羟色胺合成的 TPH1（7 项研究，754 例不同血统患者，OR 1.6）和脑源性神经营养因子（brain-derived neurotrophic factor，BDNF）（4 项研究，490 例患者，OR 1.6）。不同基因的多态性与副作用也有显著关联。此外，血清素转运蛋白基因（SERT）的 STIN2 VNTR 多态性也是 PSD 的危险因素。一项中国 PSD 患者的基因研究发现，5-HT 受体 2C 基因（serotonin receptor 2C，HTR2C）与男性 PSD 强相关，表明 HTR2C 受体的基因变异可能是中国人群 PSD 的致病机制之一。

2）神经生物学因素

Ⅰ. 神经递质：包括单胺类 [5- 羟色胺（5-hydroxytryptamine，5-HT）、去甲肾上腺素（noradrenaline，NE）和多巴胺（dopamine，DA）]、γ- 氨基丁酸（gamma-aminobutyric acid，GABA）、谷氨酸。早期理论模型

假定是由单胺类神经传递减少所致,特别是 5- 羟色胺和去甲肾上腺素。现在看来,抑郁症的发生以及其对抗抑郁药的反应似乎涉及更复杂的动力学,包括单胺类触发的细胞内级联反应。许多研究表明抑郁症的病理生理中存在 GABA 和谷氨酸的改变。一项磁共振波谱分析研究发现,在诊断为重性抑郁的研究对象中,枕叶皮质的谷氨酸水平升高、GABA 水平减低。在未经药物治疗的抑郁症患者中发现前额叶皮质中谷氨酸或谷氨酰胺及 GABA 浓度异常降低。这些发现提示谷氨酸和 GABA 的改变可能随脑部区域而变化。一项关于抑郁自杀者扣带皮质和前额叶皮质的基因表达研究发现,抑郁自杀者的谷氨酸再循环(谷氨酰胺合酶)、谷氨酸受体(GRIA1、GRIA3、GRIK1、GRM3)和 GABA 受体(GABARB3、GABRD、GABARG2)与对照组相比存在显著变化。因此,谷氨酸拮抗剂可能有利于治疗重性抑郁。

Ⅱ . 下丘脑 - 垂体 - 肾上腺(hypothalamus-pituitary-adrenal,HPA)轴的异常:可使皮质醇的水平升高,高水平的皮质醇可抑制炎症细胞因子的水平,炎症细胞因子的降低可通过增强吲哚胺 2,3- 双加氧酶的活性来降低 5- 羟色胺的合成和功能,进而引起卒中后抑郁。另外,HPA 轴的异常和炎症细胞因子的增加还可抑制海马神经的再生,降低额叶皮质的神经可塑性,导致卒中后抑郁等。

Ⅲ . 细胞改变:神经元及胶质细胞的数量、密度和大小均有异常。尸检研究发现,与精神健康的对照者相比,重性抑郁症患者的枕叶皮质中某些 GABA 神经元密度显著减少了 28%,在前额叶皮质中减少了 50%。这些改变符合抑郁症患者中 GABA 水平改变这一现象。与健康对照者相比,重性抑郁症患者的尸检脑标本显示:前额叶皮质中神经元大小显著减少了 18% ~ 20%,在前扣带皮质中减少了 23%。一项回顾性研究发现,重性抑郁症患者的胶质细胞密度和数量都出现减少,包括在前额叶皮质(尤其是眶前额叶皮质、背外侧前额叶皮质)、杏仁核和前扣带皮质中减少。此外,胶质细胞功能(谷氨酸代谢、神经营养因子生成和髓鞘形成)受损可能促成了抑郁症的病理生理学。

Ⅳ . 神经网络:抑郁症的神经网络(环路)模型以结构和功能的影像学研究和尸检脑研究为基础,包括默认模式网络的研究。这个网络包括涉及情绪处理的脑部区域,即从眶前额叶皮质和内侧前额叶皮质及前扣带(包括膝下皮质)至杏仁核和伏隔核的双向投射、调节该环路的 5- 羟色胺能投射和对情绪的认知调节至关重要的脑部区域(前额叶背外侧皮质)。默认模式网络回路被认为可影响情绪的内分泌、自主神经和行为方面,在抑郁发作期间受损。该环路也涉及参与抑郁症的单胺类,如 5- 羟色胺。暴露于应激因子会增加 5- 羟色胺能神经元的活性,这些神经元位于脑干(中缝背核)并调节环路中的前额叶皮质、杏仁核和其他部分。同时,来自前额叶皮质的谷氨酸能投射在脑干的 GABA 能神经元上形成突触,进一步抑制 5- 羟色胺能神经元。在抑郁症中可能异常的其他网络包括涉及杏仁核、海马和脑干的环路,以及涉及杏仁核和楔前叶的环路。默认模式网络在个体休息时处于活跃状态。单相重性抑郁症患者的网络显示增强的网络内连接性,并且与抑郁发作的复发有关。抗抑郁药有可能逐渐诱导神经元皮质网络的可塑性,这会促进康复和心理治疗恢复故障环路。

Ⅴ . 解剖学改变:长期或未经治疗的抑郁症患者,其神经影像学会出现异常,如脑室 - 脑比例增加、额叶体积减小、海马体积减小等。重度抑郁症患者可出现多个脑区结构改变,其中前扣带回皮质受累最严重,体积变小,其他萎缩脑区还有眶额皮质、膝下前额叶皮质、左侧或右侧甚至整个海马、纹状体。

Ⅵ . 脑部活动:功能成像研究如 PET、fMRI 等发现,多个脑区参与抑郁症的病理生理,包括额叶、颞叶以及部分纹状体、苍白球和丘脑。前扣带皮质和膝下前额叶皮质很可能在整合额叶皮质纹状体区功能障碍中发挥着关键作用。此外,fMRI 研究显示抑郁症患者的杏仁核可能受到破坏;动脉自旋标记 MRI 显示抑郁症患者额叶皮质、海马和纹状体的脑灌注有显著差异。概括来看,恐惧与杏仁核为中心的神经环路递质功能障碍相关,抑郁症状与皮质 - 纹状体 - 丘脑 - 皮质环路(CSTC)递质功能相关。

Ⅶ . 睡眠及昼夜节律:PSD 患者的睡眠结构在快动眼睡眠相(REM)潜伏期、慢波睡眠方面会减少。也伴有中枢昼夜节律的改变,其与症状的昼夜变化相关。节律异常在抗抑郁治疗后恢复正常,可能是通过光照治疗或睡眠剥夺引起昼夜节律时相转换产生治疗效果的机制。

3)人口学因素:近年多项系统综述证实了人口学因素与 PSD 的相关性,女性是 PSD 的明确危险因素,而年龄并不是确凿的危险因素。这些结论可以在涵盖 183 734 例患者的 23 项试验中被重复。

4)既往躯体和精神病史:主要的心血管危险因素如高血压、高血脂与 PSD 无关。然而 PSD 患者似乎更易有糖尿病病史。既往抑郁、焦虑或两者共患的精神病史是 PSD 的明确危险因素。抑郁家族史在少部分研究中与 PSD 相关。

5)卒中类型和病灶部位:卒中严重程度与 PSD 高度相关,另一方面,近年的系统综述对 PSD 和卒中类型(如缺血或出血)或机制(如血栓形成、栓子脱落等)间的联系提出相反观点。

近年来被一致肯定的是卒中病灶部位为 PSD 的明确危险因素。1984 年和 1987 年的独立人口学模型研究证实:急性卒中患者(包括皮质和皮质下病变)中左额叶或基底节病灶与抑郁存在更显著的相关性;缺血病灶前部边界与左额极的距离与抑郁严重程度显著相关。之后的研究证实,左额叶和左基底节与 PSD 的相关性似乎是发病 2 个月内的一过性现象,而缺血病灶前部边界与左额极的距离与抑郁严重程度的高度相关性仅在发病 6 个月内存在。近年最大规模的 meta 分析为 2015 年涵盖 43 项、5507 例卒中患者的研究,证实左前额叶与 PSD 相关,特别是接近额极。

一项以 MRI 为基础的中国患者的队列研究发现:PSD 患者额颞叶和内囊区梗死发生率更高,但是左、右两侧大脑半球无差异;卒中后脑损害的病灶大小和数量与 PSD 发生率和严重性相关。丘脑、基底节及深部白质的慢性腔隙性梗死病灶的累及相对单个病灶来说是更为重要的 PSD 预测因子。

6)功能和认知损伤:日常生活活动能力的损伤与 PSD 相关且一致,但相关性较弱。PSD 和认知功能障碍、特别是执行功能障碍相关,主要表现为:执行功能减退、记忆力下降、注意力不集中。患者的动机、组织、计划、排序和概括均有困难,显示出患者可能有额叶执行功能损害。他们通常表现为兴趣缺失和情感淡漠而非悲伤,并且有精神运动迟缓和认知损害。当病灶和大小无差异时,PSD 与无抑郁发作的卒中患者相比,有更低的简易精神状态检查(mini-mental state examination,MMSE)得分。一项前瞻性研究证实,在发病 3 个月内缺乏社会支持与 PSD 的发病率相关。

另一方面,有研究发现有脑血管病危险因素的晚发性抑郁症患者与其他晚发性抑郁症患者相比,其认知损害和残障更严重、精神运动迟滞更严重,而激越状态、负罪感以及对自身疾病的自知力更少。

7)抑郁与病程关系:抑郁的潜在病因可能随抑郁的时间长短而变化。①急性抑郁大多源于生物学因素:损伤的位置、去甲肾上腺素和(或)血清素的耗竭;②康复过程中的抑郁可能源于对功能受限的认识越来越清楚;③慢性期的抑郁多来源于对肢体残障的负性体验。

卒中后抑郁如未及时发现和治疗,将影响卒中后患者神经功能的恢复和回归社会的能力。卒中后抑郁会导致卒中患者的功能预后更差、生命质量下降、卒中后病死率升高。

(3)核心症状与非核心症状

1)核心症状包括:①大部分时间内总是感到不开心、闷闷不乐,甚至痛苦。②兴趣及愉快感减退或丧失,对平时所爱好、有兴趣的活动或事情不能像以往一样愿意去做并从中获得愉悦。③易疲劳或精力减退,每天大部分时间都感到生活枯燥无意义,感到度日如年;经常想到活在世上没有什么意义、甚至生不如死;严重者有自杀的倾向。

2)非核心症状包括:①生理症状,如体重减轻、入睡困难、眠浅多梦、易惊醒和早醒、不明原因疼痛、食欲减退或亢进、性欲减退等;②可伴紧张不安、焦虑和运动性激越等;③其他症状,如犹豫不决、自我评价降低、自责、自罪、无价值感、自杀和自伤、注意力下降。

(4)PSD 对功能预后和生活质量的影响:卒中后抑郁会延长住院时间、妨碍治疗、限制最终的功能恢复水平、增加出院后的医疗服务、使社会参与度和生活质量下降、与死亡率增加相关。伴有抑郁人群的

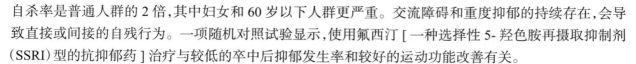

自杀率是普通人群的 2 倍,其中妇女和 60 岁以下人群更严重。交流障碍和重度抑郁的持续存在,会导致直接或间接的自残行为。一项随机对照试验显示,使用氟西汀 [一种选择性 5- 羟色胺再摄取抑制剂(SSRI)型的抗抑郁药] 治疗与较低的卒中后抑郁发生率和较好的运动功能改善有关。

(5)推荐 PSD 诊断标准:同时满足以下条件的患者,可考虑诊断为 PSD。

1)至少出现以下 3 项症状(同时必须符合第 1 项或第 2 项症状中的一项),且持续 1 周以上:①经常发生的情绪低落(自我表达或者被观察到);②对日常活动丧失兴趣,无愉悦感;③精力明显减退,无原因的持续疲劳感;④精神运动性迟滞或激越;⑤自我评价过低、或自责、或内疚感,可达妄想程度;⑥缺乏决断力,联想困难,或自觉思考能力显著下降;⑦反复出现想死的念头,或有自杀企图 / 行为;⑧失眠或早醒,或睡眠过多;⑨食欲缺乏,或体重明显减轻。

2)症状引起有临床意义的痛苦,或导致社交、职业或其他重要功能方面的损害。

3)既往有卒中病史,且多数发生在卒中 1 年内。

4)排除某种物质(如服药、吸毒、酗酒)或其他躯体疾病引起的精神障碍(如适应障碍伴抑郁心境,其应激源是一种严重的躯体疾病)。

5)排除其他重大生活事件引起的精神障碍(如离婚或丧偶)。

备注:如果 1)项中患者出现了 5 个以上症状,且持续超过 2 周,可考虑为重度 PSD。

2. **焦虑**　许多研究认为脑卒中后焦虑虽然没有卒中后抑郁常见,但对患者的影响较大。

(1)发病特点:急性脑卒中患者中,24% 存在广泛性焦虑症(GAD),而且他们多数伴有严重抑郁;仅 6% 的患者只患有广泛性焦虑症。广泛性焦虑症与严重抑郁共存时,会延迟抑郁的恢复,同时也会影响社会功能和日常生活活动能力的恢复;但是,只有广泛性焦虑症时没有严重影响。在脑卒中后 3 个月内,焦虑和抑郁的发病率几乎相同,分别为 21.1% 和 22.8%。

重度焦虑障碍患者,脑左半球血流量少于右半球,特别是焦虑发作时,颞叶血流改变明显。此外,也有证据表明女性或年轻患者更容易出现焦虑。

(2)发病原因:抑郁通常是由于身体功能的丧失,而焦虑则多由于某种威胁(如害怕脑卒中复发、身体脆弱、经济问题)。他们经常会害怕脑卒中再发或害怕离开家陷入困境时摔倒。患者想象着自己出院后将要面临的问题,感觉到夸张的恐惧。

在情绪障碍的脑加工模型研究中,焦虑与抑郁是相反的动力变化模式,焦虑与注意系统的过度反应相关,抑郁是认知反应性的减弱。

3. **情感淡漠**

(1)发病特点:脑卒中后 10 天淡漠的发病率为 22.5%,当中一半伴有抑郁(主要是严重抑郁),但也有其他人只有淡漠;后者多数是损伤了内囊后肢。皮质下梗死的患者淡漠的发病率为 50%,其中 40% 还会伴有抑郁。即使不伴有抑郁的淡漠患者也会有认知功能受损。多数观点认为右半球损伤和淡漠反应相关。

(2)发病原因:皮质血清素能递质缺乏,因此,多巴胺能和血清素能药物可能会对淡漠有效。

(3)注意事项:①不能把失语症患者视为淡漠;②淡漠似乎是康复治疗的一个排除标准,因为一个淡漠的患者不可能有动机去做训练。但是,开始时我们可能会为患者做一些训练,目的是训练患者的陪护者,让陪护者能更好地照顾患者。

4. **其他**　脑卒中后可能还会有其他精神症状,比如躁狂、幻觉、恐惧、妄想、行为紊乱和情绪不稳等。

四、 脑外伤后临床表现和心理特征

（一）概述

1. **定义** 头部突然加速或猛击头部,引起脑组织损伤;头部快速撞击不能移动的硬物或突然减速。受撞击的一侧或相反方向的脑组织与坚硬而凸起的颅骨发生碰撞时受到损伤。加速 - 减速损伤有时也称为对侧冲击伤。

2. **流行病学** 过去 10 年,在美国人口中脑外伤发生率从低于 100 人 /10 万增长到将近 400 人 /10 万,国立医院门诊调查显示接近 100 万美国人每年忍受脑外伤的困扰,接近 8 万人每年经受脑外伤相关的疾病困扰,脑外伤住院患者中 19% 为重度,21% 为中度,52% 为轻度。我国近十年脑外伤发生率约为 (50 ~ 100)/10 万人,其他分部特征同美国流行病学调查类似。

3. **发病特点**
(1)脑损伤发生高发的两个年龄段:15 ~ 24 岁和超过 75 岁的人。
(2)男性发生率是女性的 2 倍。
(3)少数民族中有更大的发生率,特别是在较低的社会经济阶层中。
(4)主要病因包括车祸、攻击、坠落、运动和娱乐相关的受伤。

4. **预测因素**
(1)血液中发现酒精为阳性的发生率在车祸和暴力相关的脑外伤中是一个重要的危险因素。这个发现可能与违法药物的使用相关。
(2)脑损伤的相当大一部分人有过犯罪史。研究 327 例连续承受脑损伤的人中有 19.5% 在伤前有犯罪记录。
(3)有脑损伤的人常常在受伤前有学习障碍,情感问题和注意力缺陷。

（二）主要临床表现

不同区域的脑外伤可引起不同的症状,局灶性症状包括运动、感觉、言语、视觉、听觉异常等症状。而弥散性损伤常导致记忆障碍、睡眠或意识障碍。常存在脑震荡综合征、遗忘综合征、人格改变。

1. **颅脑损伤伴发的急性精神障碍** 包括脑震荡、昏迷、谵妄和遗忘综合征,以意识障碍为主。24 小时内以谵妄多见,随之多为意识模糊,72 小时以上者则出现健忘综合征。早期精神障碍持续时间与意识障碍持续时间可能呈正相关。

(1)脑震荡综合征:指大脑遭受暴力作用后脑功能所发生的一过性障碍,出现短暂意识丧失,随即可恢复。恢复清醒后一般对受伤当时情景和受伤前片刻不能回忆。伴有头痛、呕吐、眩晕、易激惹、情绪不稳定、缺乏自信、注意力集中困难和自主神经症状(皮肤苍白、冷汗、血压下降、呼吸浅慢等)等表现。

(2)外伤性昏迷:严重脑震荡以及脑挫裂伤均可发生对刺激的反应完全丧失,进入较为持久的昏迷,接下来意识完全恢复或外伤性谵妄。

(3)外伤性谵妄:谵妄一般由昏迷或昏睡演变而来,脑损伤可为震荡或挫裂伤或出血。多数病例轻微谵妄,表现为意识模糊、易激惹、夸张、不安、定向障碍、恐惧等。常有视幻觉。程度严重可呈混乱性兴奋状态,对自己和周围均具有危险性。易激惹阶段后表现幼稚性兴奋和愉快。有时谵妄被朦胧状态或梦样状态所取代。谵妄持续时间有助于判断脑损伤的严重程度,如超过 1 个月则意味着有严重的组织破坏,病情严重。

（4）外伤性遗忘 - 虚构综合征：又称外伤性柯萨柯夫综合征，系颅脑损伤所致急性精神障碍的一种临床表现形式。脑外伤患者大多有不同程度的意识障碍，因而都会有顺行的和（或）逆行的遗忘。此种障碍是由于颞叶内侧面或间脑中部与记忆有关的区域，如乳头体、海马复合区、穹隆、丘脑背内侧核等部位受损的结果；临床上，因其遗忘常与虚构同时存在，也可称为遗忘 - 虚构综合征。此综合征最显著的表现是虚构，同时也存在记忆障碍。近记忆、远记忆均有缺损，以近记忆缺损尤为显著。意识清楚，其他认知活动无损害。遗忘与虚构大多同时出现，虚构可以是真实与杜撰事件的混合，也可以是一个完整的虚构。并常以此代替遗忘的事实，伴有相应的情感反应。启发性提问可引起相互矛盾的陈述。患者看似警觉，实则知觉混乱。

2. 颅脑损伤伴发的慢性精神障碍　颅脑损伤伴发的慢性精神障碍以记忆障碍、思维障碍、人格障碍为主。出现精神障碍的受损部位依次是颞叶、额叶、顶叶。

（1）对颅脑损伤后果建立新的适应需求所产生的症状：面对损伤可表现出灾难性反应，随后可出现职业性谵妄、回避等。患者脑功能缺陷表现为兴奋性减低，注意力涣散，对外界刺激感受性增强。

脑损伤患者只对较强烈的刺激产生反应。由于注意力涣散且感知能力不足，患者对普通事物难以理解和感受，解决问题的能力受损，从而产生疑虑、焦躁、愤怒、抑郁和情绪不稳。患者变得孤独与退缩，目的是回避接触使他感到恐惧的环境。患者常保持刻板和谨慎的态度，并通过该方式适应自我。

（2）脑震荡后综合征：是由脑震荡引起的后遗神经症样精神障碍，是颅脑损伤后常见的并发症，约有55% 的颅脑损伤后患者在脑震荡恢复期出现头痛、疲乏、焦虑、失眠、感觉过敏、注意力集中困难、易激惹、抑郁等症状，其中以头痛、头晕、焦虑、疲乏最多见。而且 20% ~ 30% 的患者可迁延呈慢性状态。有证据表明，脑震荡后综合征患者有明显的神经症倾向，心理社会因素在病程迁延上发挥重要作用。

（3）外伤后人格改变：指颅脑外伤后，患者的行为模式和人际关系发生显著而持久的改变，表现为孤僻、固执、以自我为中心，偏执、多疑、多虑、易激惹、易与人争吵和行为不检点。认知缺陷，常有遗忘、注意力集中困难。幼稚夸张性言语增多且难以控制。

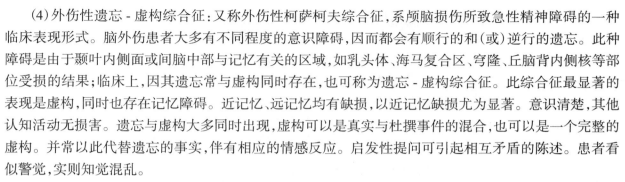

第二节　肢体功能障碍患者心理问题的评估

一、心理评估

（一）急性期临床状况评估

分两阶段，阶段一是患者自评，可采用一般健康问卷（GHQ）（60 项），测量一般健康和应对能力；阶段二由医生评估，根据 ICD-10 对应的 SCID 临床结构化访谈量表，对临床症状进行评估。

（二）心理障碍的评估

1. 注意事项　①判断患者的心理障碍是因为脑损伤部位所致症状之一，还是患者对病变的情绪反应。②抑郁评估，关键是选择合适的评定量表。抑郁情绪有可能是创伤后的正常情绪反应，这种情况未达到抑郁的临床诊断标准。③评价患者认知障碍、失语症严重程度能否进行评估。在排除许多失语症患者后得到的结论不能很好地推广。④由于疲劳、意识模糊、认知问题、觉醒水平降低带来的对情绪状态的理解力差或意识受损等问题,脑卒中、脑外伤等患者提供的情感信息可能不可靠。除此之外,即使患者并没有情绪障碍,如果他们的语言无韵律(例如:无音调变化,没有节律和音调),也可能会被误认为抑郁或其他,因为它们听起来悲伤。临床医生必须决定哪个是最可信的信息来源,而这通常比较困难。有报道称看护者和患者在关于患者抑郁症状上的看法不一致。在认知、情感和行为等方面,患者的表现和相关报道的一致性较低。

2. **情绪障碍相关量表** 2016ASA/AHA 卒中后抑郁专家共识指出,共有 24 项研究(2907 例患者)显示流行病学调查用抑郁自评量表(CES-D)、Hamilton 抑郁量表(HDRS)、患者健康问卷-9(PHQ-9)评分,对于检测卒中后抑郁有较高的敏感性。PHQ-9 对卒中后抑郁症患者进行系统筛查较为实用,并可以预测预后。

PHQ-9 是专门开发用于初级保健机构中的问卷,已被证明易操作、有效和可靠。它涵盖了 ICD-10 重性抑郁的所有标准,而且能用于帮助确立重性抑郁的诊断。在一项大型老年人研究中,PHQ-9 显示出是抑郁症治疗转归的一个可靠测量指标。这一工具可用于评估个体患者治疗中的反应情况。

康奈尔痴呆抑郁量表(Cornell Scale for Depression in Dementia):这个量表将基于观察者和被调查者的信息合并在一起,有助于评估认知损害患者的抑郁情况。

流行病学研究中心抑郁量表(The Center for Epidemiologic Studies Depression Scale):这是社区研究中最常用的量表之一,通常用于初级保健机构中。

其他常用量表还包括:①贝克抑郁量表(BDI):是筛查工具,精神科医师用来识别抑郁症患者;②汉密尔顿焦虑量表(HAMA):是最常用的量表,可评定严重程度并记录症状;③老年抑郁量表(GDS):是筛选老年患者专用,可评定严重程度并记录症状;④精神现状检查(PSE):是定式会谈表的方案,用于精神状态检查,适于成年人,可识别非抑郁症特异性障碍;⑤最近有研究使用视觉模拟自评量表,包括失语症患者,结果和情绪评估密切相关。

3. **应对方式评估**
(1)医学应对方式(MCMQ):包含三类策略:面对(或斗争)、回避、屈服(或接受)。
(2)简易应对方式:包含两方面:积极、消极应对,与心理健康水平显著相关。

(三)其他心理评估

1. **创伤后应激障碍评估** 脊髓损伤、截肢后患者除了需要进行情绪障碍的评估外,还需要进行 PTSD 的相关评估。

2. **疼痛的评估** 评估脊髓损伤后疼痛、截肢后疼痛的认知行为疗法和操作技能被广泛应用。建议采用多轴评估方法,包括:
(1)疼痛自陈问卷:例如:①视觉模拟评分法(visual analog scale,VAS):该法比较灵敏,有可比性;②简化 McGill 疼痛问卷(short form of McGill pain questionnaire,SFMPQ):共分 3 部分:PRI 计算出感觉分、情绪分和总分;VAS 标出疼痛程度;PPI 为疼痛分级。
(2)应对量表。
(3)结构式临床访谈。
(4)人格类型问卷。
(5)理解力评估。

3. **物质滥用评估** 评估困难,因为问卷多为自陈问卷或问题调查,若患者否认则丧失可信度,因此 SCI、截肢患者药物滥用暴露程度很低。许多物质滥用筛查问卷包含各种项目,如:密歇根酒精依赖筛

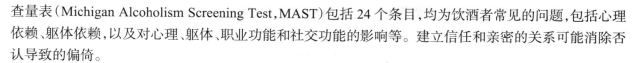

查量表(Michigan Alcoholism Screening Test,MAST)包括24个条目,均为饮酒者常见的问题,包括心理依赖、躯体依赖,以及对心理、躯体、职业功能和社交功能的影响等。建立信任和亲密的关系可能消除否认导致的偏倚。

4. **截肢后体象量表**(The Amputation Body Image Scale) 由美国于2007年编制。

二、 神经心理障碍评估

脊髓损伤合并脑外伤、脑卒中、脑外伤需要评估患者口头学习能力,因为康复期间许多任务都是口头交流,很少以书面形式呈现,因此需要对患者进行结构式的神经心理评估。评估结果关系到后续治疗;多形式的介入包括心理学,病理学和认知疗法;一系列预后和长效康复问题如预测结果、重返社会、职业和学术成果、护理标准。评估脑损伤必须精通一些量表和测量措施,一定要知道患者能不能使用这些量表,因为评估结果是用来提供广泛的和临床有意义的解释及对将来出院的功能预测。

1. **格拉斯哥昏迷评定量表**(Glasgow Coma Scale,GCS) 是按顺序评定患者在眼球运动领域,运动功能和发生的行为应答方面的内容。得分的范围是3~15分,得分较少的代表昏迷程度在加深。临床来说,得分13~15分被认为是轻度损伤,9~12分表示中度损伤,得分在8或者更低代表重度脑损伤。过去,格拉斯哥昏迷评定量表被认为是在伤后6个月来做预测的标准。当单独使用格拉斯哥昏迷评定量表时,在预测能力上有一些差异性。例如:早期GCS得分13~15分的患者,与经影像学证实的病灶更集中的GCS9-12分患者相比,后者预后判断准确率更高。此外,在开始的格拉斯哥昏迷评定量表评定的得分可能由于一些因素低于主要的脑损伤。格拉斯哥昏迷评定量表的一个改变,Glasgow-Liege Score已经被用于提高预测基础首发症状。Glasgow-Liege Score评定一些脑干反射和总的口头运动,睁眼反射,也被用在预测效果方面。

2. **瑞袭认知功能指数**(Rancho Los Amigos Levels of Cognitive Functioning Scale,RALS) 是一个按顺序评分,最后得分反映动作水平和总认知情况的测量方式。RALS的变化范围从1级到8级。得分是行为观察得分的相加,但是不能像其他测量工具那样在临床预测方面很有用。得分相对于量化来说更倾向于质化,对于一个患者来说可能在一个功能领域是一个RALS得分,在另一个领域是另一个得分。

3. **定向遗忘试验**(The Galveston Orientation and Amnesia Test,GOAT) 被认为是伤后健忘症存在及其程度的一个客观测量方式。定向遗忘试验评价暂时的定向和回忆创伤,包括在发病前后的事件。新近,一个简单的工具已经被应用:定向日志对定向是更确切的连续性评价。

4. **格拉斯哥预后评分**(The Glasgow Outcome Scale,GOS) 是一个提供按顺序评分的全面的预后评价。患者的程度被评价为1~5:1=死亡;2=持续植物状态;3=重度残疾;4=中度残疾;5=预后好。格拉斯哥预后评分被广泛应用,在预后方面常常和格拉斯哥昏迷评定量表和伤后健忘症相关联。一个扩展的格拉斯哥预后评分在区别最后3种较低或者较高程度上有一些限制条件,把预后的种类增加到了8种。

5. **残疾等级量表**(The Disability Rating Scale,DRS) 被用于从昏迷的统一护理到社区评价残疾的目的。残疾等级量表与格拉斯哥预后评分有关联,尽管残疾等级量表比格拉斯哥预后评分有更大的心理测量范围,被证明评价信度在0.97和0.98之间。这个量表被广泛用在康复调研和脑外伤患者的预后调查中。

6. **功能独立评定量表**(The Functional Independence Measure,FIM) 是一个有18项顺序的测量工具,提供一个功能独立测量标准,除外特殊残疾。功能独立评定量表可以被分成两部分:动作和认知。12项组成功能能力评定加到功能独立评定来评定读、写、说,社区介入和额外认知的问题。功能独立评定量表已经被广泛应用于脑损伤的人群。然而,即使有增加新的内容,功能独立评定量表还是不能在识别认知或者其他神经行为改变,特别是从脑损伤住院康复阶段恢复有足够的特异性。

7. **社区一体化问卷**(The Community Integration Questionnaire,CIQ) 被用于评价一个有脑损伤的患者回归社会生活经受的障碍程度。它的15项内容组成三方面:家庭方面、社会方面和生产方面。社区一体化问卷在测量生活质量和社会职业功能水平方面,被证实是有用的,但是由于它的心理测量内容,对于时间改变的敏感性和个人一些认知问题的可靠性等受到了一些批评。增加的参与活动已经增加到了修订版社区一体化问卷调查中。

第三节　肢体功能障碍患者的心理康复方法

所有肢体功能障碍的心理治疗原则:分清利弊、及早干预、综合治疗、评估用药;药物治疗针对症状减少,心理干预针对心理、社会及职业康复。

常用药物包括抗抑郁药、抗焦虑药、镇静催眠药和抗精神病药等。心理干预需从教育及护理、咨询、治疗三个层面递进,要注意患者是否存在失语、认知功能障碍而影响交流;最重要的是患者有强烈的求助动机。

一、脊髓损伤的心理康复方法

(一)心理干预原则

在SCI发生初期,许多患者会对积极参与心理治疗干预产生阻抗或不情愿。患者的观点是,住院并不是以精神健康为首要康复目标,而是将肢体功能改善到最好。鉴于许多存在心理问题的SCI患者并不具有足够的内省力,若让其强行接受心理治疗,会让患者感到被侮辱、被"贴标签"。为解决这一问题,可以将心理评定作为入院检查流程的必需环节。此外,在住院康复阶段,传统的领悟式心理治疗(insight-oriented psychotherapy)无论对于个体还是团体都是不适合的。

(二)主要心理问题的康复

1. 抑郁 尽管有大量文献报道抑郁与脊髓损伤的相关性,但关于脊髓损伤后抑郁心理干预的临床随机研究很少。

(1)药物治疗:有效的药物治疗研究也很少,多数药物研究对象都是非脊髓损伤患者。药物治疗包括:三环类抗抑郁药(TCAs),临床报道脊髓损伤患者用后副作用较明显。选择性5-羟色胺再摄取抑制剂(SSRIs)和其他抗抑郁药更适合脊髓损伤后抑郁的治疗。

(2)认知行为治疗:积极调整应对策略的关键是:①接受已经发生损伤的现实;②创造高质量的社会支持水平;③具有积极再评价的行为能力;④有计划地进行问题解决。

2. 疼痛 脊髓损伤后疼痛常导致抑郁、物质滥用问题。

(1)抗癫痫药如加巴喷丁或普瑞巴林可能对神经源性的脊髓损伤后疼痛有效。

（2）一项随机对照试验证实，结合教育、认知、行为等干预方法证实效果在 12 个月后仍有效，方法包括：适应环境改变的操作性学习技术、认知行为技术（目标设定、问题解决、自信心训练）、抗抑郁或抗焦虑药物治疗、家庭治疗、放松训练、生物反馈、催眠、物质滥用治疗、性功能障碍治疗。

（3）其他方法包括物理治疗、牵张训练、外科手术、针灸。

3. 酗酒和物质滥用　激励访谈技术是一种用来解决患者在问题各阶段改变动机的心理学干预技术，广泛用于戒烟、戒酒等问题团体治疗中。此外，这一特殊技术在增强患者短期目标和康复持续性方面优于一般治疗技术。

4. 性功能障碍　脊髓损伤后男性性功能障碍主要表现为生理性或心理性勃起功能障碍，主要康复治疗方法包括：心理治疗、口服药物、海绵体注射、透皮用药及经尿道用药、负压吸引勃起装置、骶神经前根电刺激、阴茎假体植入术。对女性患者康复治疗研究较少，可能由于社会认知偏倚造成，主要强调心理治疗，让女性患者了解性功能的生理和心理变化特点，采用"一般化"技术、系统脱敏技术、家庭治疗等，使女性患者增强信心和兴趣，并作好配偶工作。

5. 对于社交焦虑的患者，可以借助认知行为学技术改善不适和预防。

（三）心理教育

1. 结构性心理教育团体　急性损伤导致的 SCI 患者可以参加结构性心理教育团体。与非结构团体、领悟取向、反应取向（affect-oriented）治疗相比，每一次治疗此团体更关注于 SCI 患者所必须面对的新的现实，包括：①每次讨论最后都会提供教学方式的信息；②在同伴合作模式的背景下，一个 SCI 患者提供的体验常用来讨论；③家庭成员常被邀请参加，治疗常由康复小组成员领导；④心理治疗师的角色是组织小组日程、方便讨论、提供一次或多次小组治疗的信息。为缩短住院时间，治疗次数有所限制，因此治疗程序需要可重复、高操作性。可安排话题清单，包括：SCI 治疗、性功能和生育能力、社交技巧、自信心、残疾立法、居住环境改造、旅行、娱乐机会、管理看护、肠道和膀胱功能、饮食、皮肤护理、药物使用、物质滥用等。

2. 工作目标　治疗师在康复阶段初始要设立合理的目标，评估依据：患者既往史、人格类型、行为模式、发展关系、之前参与心理教育的过程。一旦目标设立，患者和家属可以在出院后仍与治疗师保持密切合作，同时也可为其他治疗提供依据。

3. 间接干预　康复小组成员提供间接干预，包括指导行为管理技术、对有问题的情感反应或情境提供保护。

（四）应对和认知行为干预

认知行为治疗（CBT）是管理情感障碍的常见心理干预方法，包括：抑郁、焦虑和适应障碍。

1. SCI 干预目标　SCI 患者更多的问题是对未来的不确定感和恐惧感，自己认为应对能力差而导致适应障碍。如果患者有信心能够控制，那么他更有可能采用问题焦点解决法来处理应对和适应的问题。SCI 患者歪曲认知包括：对自我和他人过度负面概括、损伤后对自我价值的负面评价、对排斥他人和不足的期望、对持续失败的期望、发展过度的个人权利意识、过度的脆弱性。

2. 团体治疗模式　①效果：CBT 团体治疗可以降低患者住院费、提高自我适应力、降低焦虑和抑郁、改变对损伤后果的负性评价、增强社会认可的看法。②内容包括：指导小组讨论、问题解决技巧训练、评价训练。③训练模式：7 次治疗、每次 70 ～ 75 分钟、每周 2 次、每组 6 ～ 9 个人。

（五）朋辈咨询

朋辈咨询（peer counseling）就是让 SCI 患者与有类似损伤经历的同辈人互动,通过行为模式和情感支持获得帮助。小组可以就 SCI 后独立生活等展开话题,从而达到分享问题、减少孤独感、增强动机的效果。最常见形式是一对一咨询。时机选择很重要,需要心理医师介入。

（六）职业和教育问题

对于年轻人来说,学生是重要的社会角色;毕业后参加工作就具有明显的社会角色。上述人群与那些从未上过学或工作过的人相比,脊髓损伤后具有更优越的社会心理调整。对于 SCI 青少年,治疗师与教师协商如何介绍孩子重返校园环境的方法。与就业相关的心理因素包括:乐观、自尊、成就取向、使用角色模型。帮助 SCI 患者再就业方法包括:职业咨询、总结早期工作经验、具有强大道德价值的工作、参加职业教育项目、职业规划、在校期间兼职、职业兴趣测试。同时可以借助就业支持系统和在职辅助技术。SCI 患者可以利用下述方法促进就业:利用工作见习时的同行进行更密集的工作探索过程、积极的同伴模型。

二、 截肢后心理康复方法

截肢患者的一般心理治疗可以参照脊髓损伤、脑卒中部分,包括:针对疼痛的药物治疗、物理和其他治疗;针对情绪障碍的认知行为治疗、团体治疗;改善社会功能的职业介绍、心理教育等。此外的特殊方面治疗主要是幻肢痛。

（一）幻肢痛

Gevirtz 简略概括了六大类幻肢痛治疗方法:预防性用药、药物治疗、物理治疗、镜盒技术、心理和外科干预。经过对疗效的评价,他发现镜盒技术在患者学会控制不自觉的截肢肌肉痉挛方面是一项意象性的技术,认知行为的介入在某些方面也有效果。试验证明对幻肢痛有明显疗效的药物有:阿米替林、加巴喷丁、曲马多和吗啡。关于预防性用药和药物治疗益处的证据现在还是模棱两可。举例来说,物理治疗例如针灸和冷热疗法,能够缓解一些症状,但是需要循证度更高的研究。外科手术一般作为最后治疗方法。简而言之,尽管在理解幻肢痛方面已经取得了很大的进展,已经尝试了很多不同的方法,但是仍然需要更多的工作,特别是为了现在治疗方法而作的随机前瞻性的尝试。

用于解决儿童和青年幻肢痛的最开始策略包括忽略技术和按摩肢体。

（二）性功能

现在的干预方法重点在于减少获得性残疾在性生活方面的影响,以及提供典型的方法在如何在残疾限制内仍保持性生活和如何和搭档开始一段对话。增加医疗服务人员的服务水平是另一个非常重要的干预目标。

（三）其他心理问题

一般化处理 假肢技术的有效性可以让患者独自面对截肢,因此截肢患者与脑卒中、脑外伤、SCI 患者相比,更不愿与亲朋分享自己的心理感受。治疗师的首要问题是与截肢患者讨论关于适应的共同话题,将患者截肢前后的体验和感受一般化。一般化是指将有相似经历的截肢患者组成小组,分享讨论并观察其他病友是如何积极应对的。

三、 脑卒中、脑外伤的心理康复方法

除药物治疗外,脑卒中、脑外伤患者需要可操作性强、治疗周期较短、能够进行自我练习、指导性强的心理干预方法,认知行为心理治疗是最适宜脑卒中患者的方法。此外还包括音乐治疗、一般支持性心理治疗等;新型抗抑郁药取代副作用较大的药物。电痉挛休克疗法曾经被认为可有效治疗顽固性抑郁,现在已很少使用。

(一)示范保健系统

目前美国推荐为脑损伤执行示范保健系统。脑卒中患者也可参照此结构。

1. 目的 ①创建:为脑损伤患者提供一个示范保健系统,强调连续和整体的保健;②发展和维持:为脑损伤治疗和疗效的解释提供一个国家数据标准。

2. 主要处理内容 人口的统计,受伤原因,诊断的性质(包括严重程度、受伤、残疾和障碍的程度),服务和治疗的类型,治疗花费,疗效的评价和预测。

3. 益处 ①调查在住院患者转出康复单元后保健示范介入的疗效和其他恢复期的康复方法;②鉴定和评估介入方式,包括那些使用的可以提供职业效果和社区一体化的新型工具;③发展主要的康复效果预后,包括出院后的个人幸福感和一个长期随访;④确定保健花费,特殊治疗方式和功能预后之间的关系;⑤调查引起脑损伤潜在暴力因素的治疗方式,康复花费和长期疗效;⑥调查在急性期后交替的治疗方式的效果,例如熟练的康复保健设施,亚急性康复设施和家庭照料。该系统与 DRS 和 FIM 具有一致性。

(二)认知行为治疗

认知行为治疗(CBT)以治疗的深度来区分,就支持性(supportive)、再教育(re-educative)、重新建构(re-constructive)三个层次而言,CBT 至少包含了前两个层次。支持性关系是治疗初始最基本的要件,没有经历过支持性关系的治疗者,往往会遭遇到困难。强调在工作同盟(working alliance)的基础上协助指导患者学习和实践,其治疗转机也是一种重新建构。

(三)行为学派心理治疗

强调治疗者主动、直接的治疗态度,关系固定,演绎问题和行为症状并寻求突破口,从此时此刻的实际存在到将来的可能性进行新建构。但对于脑外伤、脑卒中患者,有几项原则需要强调:①治疗目标必须小而具体;②寻找量化指标;③必须顾及躯体疾病的病理和患者的主要关注焦点;④不能忽略躯体疾病和问题行为所造成的功能障碍;⑤将患者过去自我治疗的策略纳入评估;⑥了解自己的极限;⑦传统心理治疗所强调的"共情"(empathy)仍然是基本工作基础;⑧确定患者是否、能否、应否接受该形式治疗,失语症、认知障碍患者需要强化非言语信息。

(四)其他心理治疗

1. 人际心理治疗 弄清并解决患者角色冲突、社会隔离、悲伤反应延长、角色转移。人际困难被视为脑外伤或卒中后抑郁的一个重要因素,伴发或加重、维持的因素。

2. 家庭治疗 脑卒中、脑外伤对于家庭而言是一个应激生活事件,而家庭关系的稳定性是影响脑

卒中、脑外伤康复预后效果的因素之一,也持续存在,并互相影响。

3. 短程心理动力学治疗 基于患者人格变化来缓解核心冲突。但需要专业环境、患者躯体状况较好。

4. 团体治疗 适用于住院及门诊患者,提高患者支持水平和认识。

5. 音乐治疗 主动音乐疗法(active music therapy,AMT)是指使患者通过演奏乐器来达到提高肢体功能障碍患者上肢功能的目的。音乐治病历史悠久,但音乐疗法作为一种系统的治疗方法,音乐治疗学作为一门完整的现代学科,是于20世纪中期在美国兴起。国内外的一些研究发现,主动音乐疗法可在短期内明显改善脑血管病患者的上肢功能。但由于目前只有一些小样本、散在的研究,缺少循证医学证据,影响了其在临床上的推广和应用。此外,音乐治疗还可以改善失语症患者的语言流畅度、构音障碍患者的语言清晰度,言语治疗师通过乐器演奏的节奏性旋律,帮助患者打拍子、一对一口型提示,辅以语义支持、语音输出完型等言语治疗技术,在音乐节奏中提高言语障碍患者的语言能力。

(五) 药物治疗

药物治疗原则为:缓解症状、提高生活质量、预防复发。在个体化基础上,综合考虑风险因素(如癫痫、谵妄、跌倒等),药物不良反应并选择药物。治疗过程中,监控和评估药物治疗的依从性、疗效、不良反应、症状变化等。治疗剂量应个体化。

1. 抑郁 初始剂量为最小推荐剂量的 1/4 ~ 1/2,缓慢增减;药物治疗必须足量、足疗程,在抑郁症状缓解后至少应维持治疗 4 ~ 6 个月或以上,以预防复发。药物正规治疗后 4 ~ 6 周如抑郁症状无明显改善,考虑精神科专科会诊。

(1)选择性 5-羟色胺再摄取抑制剂(SSRIs):SSRIs 类能选择性抑制突触前 5-HT 能神经末梢对 5-HT 的再摄取而产生疗效,为目前一线抗抑郁药,临床代表性的药物包括:舍曲林、艾司西酞普兰、西酞普兰、氟西汀、氟伏沙明、帕罗西汀。临床研究证据表明 SSRIs 类药物对 PSD 有效,但由于针对 PSD 人群的大样本随机对照试验开展得少,所以仍无法形成高等级指导临床的有力证据。基于经典抑制最新的循证医学证据显示,舍曲林和艾司西酞普兰的疗效与安全性优于其他 SSRIs 类,且舍曲林在老年卒中患者中配伍禁忌较少,因此被推荐为首选 SSRIs 类抗抑郁药物。PSD 推荐舍曲林常规剂量 50 ~ 100mg/d;艾司西酞普兰 10mg/d;西酞普兰 10 ~ 20mg/d;氟西汀 20 ~ 40mg/d;帕罗西汀 20 ~ 40mg/d;氟伏沙明 100 ~ 200mg/d。SSRIs 常见不良反应:恶心、呕吐、便秘、腹泻,多可耐受,治疗数周后可逐渐减轻或消失;少数出现口干、食欲减退或增加、失眠或嗜睡、出汗、头晕、性欲减退等。禁忌证:所有 SSRIs 类过敏者、正在服用单胺氧化酶抑制剂(MAOIs)、癫痫患者或活动性颅内出血者慎用。

(2)5-羟色胺去甲肾上腺素再摄取抑制剂(serotonin-norepinephrine reuptake inhibitor,SNRI):SNRI 具有 5-HT 和 NE 双重再摄取抑制作用,代表药物有文法拉辛、度洛西汀。文法拉辛常规剂量:75 ~ 225mg/d;度洛西汀 60 ~ 120mg/d。不良反应:心率增加甚至心律失常、Q-T 间期延长。一般不良反应:消化道症状、口干、性欲减退、便秘、恶心、失眠、头晕焦虑、多汗等。禁忌证:过敏、癫痫患者、服用 MAOIs 的患者慎用。

(3)NE 和特异性 5-HT 能抗抑郁药(noradrenergic and specific serotonergic antidepressants,NaSSAs):NaSSAs 类通过增强 NE、5-HT 递质并特异性阻断 $5-HT_2$、$5-HT_3$ 受体,拮抗中枢 NE 能神经元突触前膜 α_2 受体及相关异质受体发挥作用,代表药物米氮平,常规剂量 15 ~ 45mg/d,初始剂量 7.5mg/d,缓慢加量。常见不良反应:口干、镇静、食欲减退或增加。

(4)三环类抗抑郁药(TCAs):TCAs 通过抑制 5-HT 和 NE 的再摄取,及 M_1、α_1、H_1 受体阻断作用,起效较快。该类药为仅次于 MAOIs 之后的另一类抗抑郁药,20世纪50年代以后,已成为抑郁症患者首选治疗药物而取代 MAOIs。TCAs 与 SSRIs 相似,代表药物有阿米替林、丙米嗪、氯米帕明、多塞平,最小推荐剂量的 1/4 ~ 1/2 开始,缓慢加量,剂量较大时需分次服用。TCAs 不良反应影响其临床应用,较其他新型抗抑郁药更明显,包括:口干、视物模糊、便秘、直立性低血压、心动过速、嗜睡、体重增加、锥体外系症状、性功能减退,自主神经功能紊乱。

(5)其他药物:包括曲唑酮、黛力新。黛力新是氟哌噻吨和美利曲辛复方制剂,常用于抑郁合并焦虑的治疗,1 ~ 2 片 / 天(每片含氟哌噻吨 0.5mg 和美利曲辛 10mg),常见不良反应为睡眠障碍、头晕、震颤、胃肠道不适。

近年来,提出了针对 PSD 的早期优化治疗(early optimized treatment)理念,落实分五步:早治疗、早随访、评估与调整、整体评价治疗方案和持续监测。此时线性药物(如舍曲林、文法拉辛等)相比于非线性药物(如氟西汀、帕罗西汀、氟伏沙明等),具有的显著优势如下:①剂量调整后作用部位的血药浓度可预见性地按照比例变化;②有助于避免小剂量滴定和重复性血药浓度监测;③方便在治疗早期调整剂量,从而达到最大的治疗获益等。

(6)中药制剂。

2. 焦虑 伴有严重焦虑的患者,可联合用 NaSSAs 类抗抑郁药(如米氮平)或抗焦虑药(如坦度螺酮)。

3. 睡眠障碍 可适当增加镇静安眠药,如苯二氮䓬类或佐匹克隆等非苯二氮䓬类镇静安眠药。

4. 伴有严重精神病性症状的患者,可联合非典型抗精神病药物,如奥氮平、阿立哌唑、喹硫平等。

5. 躯体化症状 对症治疗,注意药物间相互作用。

(六)非侵入性神经调节技术

1. 经颅磁刺激(transcranial magnetic stimulation,TMS) TMS 是一种已确定疗效的临床上可用的非侵入性疗法。该方法使交流电通过一个放置于头皮的金属线圈产生磁场,磁场诱发的电流可使表层皮质局灶区域的神经元去极化。TMS 可调节目标脑区的兴奋性,有助于揭示刺激部位与行为学表现之间的对应关系。

TMS 与其他脑刺激技术相比,更容易实现脑深部刺激,表面电场值相同情况下,40mm 深处电场值比表面点刺激产生电场值大 10 倍。TMS 根据法拉第电磁感应原理,通过强电流在线圈上产生磁场,然后磁场无创伤地穿透颅骨到达大脑皮质,并在相应皮质引起局部微小感应电流,改变大脑皮质膜电位产生生理效应,激发神经递质释放(如:5-HT、NE、DA),使神经介质功能正常化,达到治疗目的。高频率、高强度 rTMS(≥ 1Hz)可产生兴奋性突触后电位总和,导致刺激部位神经异常兴奋;低频 TMS(< 1Hz)则作用相反。

适应证:卒中后失语症和运动功能障碍、耳鸣、焦虑症包括惊恐障碍和强迫性精神障碍、肌萎缩性脊髓侧索硬化症、多发性硬化症、癫痫、阿尔茨海默病、帕金森病、精神分裂症、药物滥用、成瘾、创伤后应激障碍(PTSD)、自闭症、持续植物状态、小脑和大脑其他区域之间的功能连接。

禁忌证:有癫痫发作史或强阳性癫痫家族史患者、严重躯体疾病患者、严重酒精滥用患者、颅脑手术金属植入物患者、心脏起搏器患者、其他体内起搏器患者。

TMS 改善抑郁的参数设置仍需高等级的循证医学论证,但截至目前的 meta 分析研究,可能有效的设置为:高频(≥ 10Hz)刺激左侧前额叶背外侧(DLPFC),低频(1Hz)刺激右侧前额叶背外侧,低频(0.5 ~ 1Hz)刺激双侧前额叶。其中以高频刺激左侧 DLPFC 改善抑郁效果最明显。其他可能有效的靶点还有:前额叶腹外侧、前额叶腹内侧、前额叶背内侧。

2. 经颅直流电刺激(transcranial direct current stimulation,tDCS) tDCS 并不直接引起神经元

去极化,而是存在自发性神经元放电的变化。因此,有假说认为主要作用机制涉及皮质兴奋度的调节。阴极刺激通常导致自发性细胞放电减少,而阳极刺激通常导致自发性放电增加。tDCS 由放置于颅骨外的阴极和阳极两个表面电极片构成,以微弱直流电作用于大脑皮质。它的短时效应是降低(阳极)或提高(阴极)神经元的静息膜电位的阈值。阳极可以增加皮质兴奋性,使皮质神经组织得到易化,从而提高功能水平;阴极可以降低皮质兴奋性,对过度兴奋的皮质细胞起到抑制性作用。正、负两极间形成的恒定电场对皮质神经元产生影响,促使钠 - 钾泵的运转和局部跨膜离子浓度发生变化,这些非突触改变造成了 tDCS 治疗后的持续作用。与其他脑刺激干预相比,tDCS 是通过改变参与心境调节的脑区神经网络功能发挥其抗抑郁作用的。DLFPC 经常是刺激的靶点。

3. **前额叶背外侧**(dorsolateral prefrontal cortex,DLPFC) DLPFC 是目前明确的已知可调节情绪的非侵入性脑刺激技术的靶点。它不是解剖定位,而是功能区的整合,位于额中回,Brodmann 分区为 BA9 区和 46 区,也有其他研究认为在 BA8、9、10 区。DLPFC 连接眶额叶皮质、丘脑、部分基底节特别是尾状核背侧、海马、初级和次级脑皮质(颞叶后部、顶叶、枕叶)。主要功能:执行功能如工作记忆、认知适应性、计划、抑制、抽象推理,也和其他高级皮质功能区一起参与运动计划、组织和规划。

抑郁状态患者左侧 DLPFC 脑血流量减少、右侧 DLPFC 代谢亢进。研究显示脑右半球选择性参与处理负面情绪、悲观想法和无建设性的思维,这些与抑郁相关的焦虑、紧张有关,同时右半球介导警觉和兴奋,这可解释抑郁症患者的睡眠障碍。反之,左半球处理愉快体验、参与决策,与抑郁症患者的迟疑行为相关。因此,非侵入性脑刺激技术作用于 DLPFC 改善情绪障碍的原则为:左 DLPFC 兴奋或右 DLPFC 抑制,以达到调节大脑情感环路活动、缓解抑郁、减缓焦虑、增强理性认知思维方式、改善睡眠的目的。

4. **其他刺激技术** 磁休克治疗(MST)、局灶性电痉挛疗法(FEAST)、经颅低压脉冲电磁场刺激(T-PEMF)、电休克治疗(ECT)、三叉神经刺激、颅电刺激等在临床有研究性治疗。针对重性抑郁的侵入性神经调节疗法包括:迷走神经刺激(VNS)、脑深部电极刺激(DBS)、直接皮质刺激(DCS)及消融性神经手术。这些治疗需进行手术,通常已在慢性、难治性、严重影响日常生活活动能力的抑郁症患者中进行了研究。针对顽固性重性抑郁的消融性神经手术是一种临床上可用但很少使用的方法,该方法会损伤边缘或旁边缘结构。针对精神疾病的早期消融性手术(如前额脑白质切除术)已被立体定向神经外科技术取代,后者导致的损伤更局部且副作用更少。

(七)家人和工作人员之间的关系

1. **康复心理治疗师**

(1)可以辅助解决工作人员与患者和(或)其家人之间的冲突,促进双方更好地交流,互相理解对方的压力、动机、担心和行为。

(2)无论出院后去向如何,康复心理治疗师在出院计划中都起了重要作用。强调康复出院后患者仍会有进步。

(3)神经恢复和功能恢复不是完全平行的过程。我们必须区分残损、残疾和残障 3 个不同水平上的恢复。当然,虽然神经损伤已经稳定,但这并不阻碍患者残疾的恢复或社会功能的进步。

2. **家庭成员的重要作用** 积极因素包括家庭成员的利用率、问题解决能力和移情、共情水平。负面因素包括过度保护。

(八)性功能

康复心理治疗师采用 PLISSIT 模型(允许、信息有限、特殊建议、强化疗法)。在康复过程中,至少应该完成前两项（允许、信息有限）。简单地提及此话题，然后合理讨论，提供一些最基础的建议。此外可推荐一些视听资源。只有受过特殊训练的人才能施行强化疗法。

（九）职业功能

虽然脑卒中主要影响老年人，但相当一部分幸存者（15% ～ 20%）处于工作年龄。脑卒中患者回归工作的概率是 21% ～ 73%，研究发现随访的受试者中 41% 的患者已经回归工作。

脑卒中患者回归工作的范畴为 3% ～ 84%。原因：经济状况、损伤的严重程度和地理位置。影响因素包括不可变更因素（如年龄、工作史、教育水平）以及可变更因素（如工作动机、认知缺陷、运输供应、情感应激），后者更容易干预。

左半球损伤的脑卒中以及失语症者最有可能回归工作，右半球损伤的脑卒中伴认知和（或）知觉缺陷回归工作的可能性最小。女性、学历越高更容易回归工作，年龄和教育背景对回归工作几乎没有影响。

通过神经心理学测试告知患者的工作场所为患者提供合理的设施，可分为五大类：接近工作设施、使用技术设备、个人辅助服务、工作日程表灵活可变、责任重组。

（宋为群）

第九章
感觉器官功能障碍的心理康复

第一节　临床表现和心理特征

一、感觉器官概述

感觉是人体对内、外环境变化的察觉,涉及复杂的生理及心理过程。感觉使人类认识了多姿多彩的世界。人体主要的感觉有视觉、听觉、嗅觉、味觉、躯体感觉(包括皮肤感觉与深部感觉)和内脏感觉等。感觉形成的结构基础包括感受器或感觉器官、神经传导通路和皮质中枢。机体通过感受器和感觉器官获取丰富的环境信息,最简单的感受器是外周感觉神经末梢,一些高度分化的感受细胞连同附属结构一起构成了复杂的感觉器官。感觉器官主要有眼、耳、鼻、舌和皮肤等,其中最重要的是视觉和听觉器官。

视觉(sense of vision)是指光作用于视觉器官,使其感受细胞兴奋,其信息经视觉神经系统加工后产生的感觉。视觉器官即眼,由眼球和眼球附属结构组成。据研究,人脑所获得的信息中约 80% 来自视觉,因此眼是最重要的感觉器官。眼通过自身的折光系统将视物成像在视网膜上,视物成像经视网膜光感受器的感光换能和编码作用后,以神经冲动的形式传递到视觉中枢。视网膜的光感受器包括视杆系统和视锥系统。视杆系统的光敏感度高,能感受到弱光刺激引起视觉,但仅能区别明暗,分辨率低,而且视物无色觉;视锥系统的光敏感度低,只被强光刺激激活,但可辨别颜色,看清楚物体细节,故分辨率高。视锥系统功能不全时,可以引起视物不清晰、色弱甚至色盲。视杆系统障碍可引起夜盲。

听觉(sense of hearing)是声波作用于听觉器官,使其感受细胞兴奋并引起听神经的冲动发放传入信息,经各级听觉中枢分析后引起的感觉。听觉是仅次于视觉的重要感觉,人脑从外界接受的信息中 10% 以上通过听觉获得。凭借听觉人能感知来自外界的各种声音,并通过分辨这些声音的特点来认识各种事物;更重要的是,人通过听觉可以习得语言。听 - 言语环路(hearing-speech cycle)是人际关系形成的基础,口语表达和听力将人与人联系起来,对人的心理发展和参与社会生活是非常重要的。听觉形成过程包括声波经外耳、中耳等传音装置传到耳蜗后引起淋巴液和基底膜的振动,通过螺旋器中毛细胞的感音换能作用,由听神经以特定的动作电位频率及组合形式编码声音信息,传送到听觉中枢引起听觉。听觉障碍者处于无声的世界,听 - 言语环路被打断。

嗅觉(olfactory sensation)是辨别物体气味的感觉。具有气味的微粒随吸入气流进入鼻腔,接触嗅区黏膜,溶于嗅腺的分泌物中,刺激嗅细胞产生神经冲动,经嗅神经、嗅球、嗅束传至皮质中枢从而产生嗅觉。人类嗅觉的整体作用是引导我们识别环境,将注意力集中于有害(如有毒气体)和有益的物体(如营养性食物)。这种引导主要受气味的感觉(愉悦 / 不愉悦)所驱动,这在很大程度上取决于个人经验。嗅觉在摄食方面发挥主要作用,对气味的辨识有助于食物的定位和判断食物是否可食。若觉察到的气味和预想的不符,可能导致拒绝该食物。多个嗅觉相关的神经机制参与食欲调节,影响人们决定进食的时间、量和内容。嗅觉亦参与社会交往,据报道,气味影响伴侣选择以及情绪感染,如与恐惧相关的感觉。女性的眼泪包含某种化学信号,可以降低男性的睾酮水平。

味觉(gustatory sense)是由溶解性化学物质刺激味觉器官而引起的感觉。味觉受气味、香味、质地和温度的影响。一般来讲,味觉分为甜、苦、酸、咸和鲜味。味蕾中的化学敏感性味觉感受器探测味觉分子。味蕾分布在舌前部和后部,上腭和会厌。味蕾含有 3 类味觉受体:Ⅰ型受体感受咸味;Ⅱ型受体感受甜味、苦味和鲜味;Ⅲ型受体感受酸味。每个味蕾包含 50 ~ 100 个味觉感受器。味觉感受细胞(taste receptor cells,TRCs)感受刺激的信号通过第Ⅶ、Ⅸ和Ⅺ对脑神经传入延髓的味觉神经核。舌前 2/3 的味觉受面神经的分支鼓索神经支配,舌后 1/3 的味觉受舌咽神经支配。岩大神经支配腭部味觉,迷走神经支配咽和喉部味觉。三叉神经介导 5 种基本味觉的温度、刺激性和敏锐程度。味觉经面神经、舌咽神经和迷走神经的轴突进入脑干后终于孤束核。中枢有两条通路,一条上行至下丘脑,另外一条经丘脑到达岛盖部的味觉区。这些通路中任何一点出现问题均可导致味觉障碍。味觉对咀嚼功能、吞咽动作、胃肠蠕动以及分泌活动都有重要影响,并在维持机体的营养方面起重要作用。

二、 视觉障碍者的临床表现和心理特征

(一)视觉障碍概述

视觉障碍(visual impairment)指由于各种原因导致人的双眼存在一定程度的视力缺损或视野缩小,难以从事正常人所能从事的工作、学习或其他活动的现象。视力又称"视觉敏感度""视敏度",是指眼睛识别物体性状和位置的能力,包括中心视力和周边视力。中心视力包括远视力和近视力。视野又称周边视力,即视线保持平直方向且静止不动时所能觉察到的空间范围。根据我国视力残疾的标准,视力残疾包括盲和低视力两大类。盲狭义上指视力丧失到全无光感;广义上指双眼失去辨析周围环境的能力(最佳矫正视力 < 0.05 或视野半径 < 10°)。低视力指患者能利用残余视力接受教育及进行生活、工作等活动的视力状况(最佳矫正视力 ≥ 0.05 而 < 0.3)。视觉障碍包括视敏度和视野的障碍。视敏度是指人的视觉器官辨认外界物体的敏锐程度,视敏度障碍包括近视、远视、白内障等。视野是指人的头部和眼球固定不动的情况下,眼睛观看正前方物体时所能看到的空间范围,视野障碍见于色素性视网膜炎、青光眼、黄斑变性等。

据 WHO 2010 年统计资料显示,全球视觉障碍人数约为 2.85 亿,其中盲人为 3900 万,低视力者为 2.46 亿。50 岁以上中老年人分别占视觉障碍和盲的 65% 和 82%。预计到 2020 年,盲人和低视力者的数量将增加 70%。许多原因引起视觉功能障碍,导致多种情形和后果。视觉障碍可能是先天性的,由遗传因素、胎儿期感染等原因引起;也可能是后天性的,由外伤、脑部疾病如脑卒中、老龄等原因所致。某些遗传性盲后天才表现出来。具体来讲,视觉障碍的主要病因包括未矫正的屈光不正、白内障、青光眼、糖尿病视网膜病变、遗传性视网膜病变如色素性视网膜炎。儿童视觉障碍的患病率显著低于成年人,先天性遗传性眼病是儿童盲及低视力的主要原因。

(二)视觉障碍者的临床表现和心理特征

由于视觉缺陷,导致视觉障碍者在感知觉、动作协调、注意、记忆、语言、思维、认知、情绪情感、社交以及人格方面有异于正常人的特点。

1. 感知觉特点 人类认识世界总是从感知觉开始的。眼睛是人们观察周围事物、接受外界信息的重要器官。无论在空间定向、时间估计,还是在学习、生活和工作,以及个体智力发育中,都有十分重要

的作用。与其他感觉相比,视觉具有感知范围大、距离远、知觉速度快、转移快捷等显著特点。视觉一旦丧失,其所特有的优越性便全部消失。原来由视觉感知的事物只能由其他感官的活动(如触觉、听觉)予以代偿。但是,丧失视觉的人不能直接感知光、色和物体的透视,而且也无法由其他感官来代替。

(1)听觉特点:听觉是人们接受外界信息,认知客观世界的重要工具之一。视觉障碍者部分或全部丧失了视觉,因此听觉和触觉成为他们认识世界、获取外界信息的主要手段,也是他们学习、生活、交流、活动的主要途径。由于视觉信息的缺失,客观上,视觉障碍者更多地依靠听觉,使听觉得到了锻炼,听觉功能显著增强。随着听觉信息的强化,久而久之,他们的听力辨别能力和听觉选择水平都会有较大的提高,能辨别出各种声音的细微差别与变化,利用这些声音信息去认识环境。视觉障碍者对声音刺激的定向反应增强,是其在行走、认识活动、工作与生活中进行空间定向的重要依据。视觉障碍者往往具有较高的听觉注意力与较强的听觉记忆力。

(2)触觉特点:视觉障碍者通过触觉认识物体的形状、大小、温度、硬度、光滑度、重量等,而且同其他的感觉通道联合作用。发达的触觉也是后天努力的结果,经过触觉强化练习的盲人的触觉灵敏度可能高于普通人。但是,他们的感知觉范围终归受到了严重的限制,不但使感知觉的速度减慢,而且所能感知的外界事物特征减少,准确性变差。

(3)运动觉特点:视觉障碍者会表现出动作笨拙,有时撞到物体或摔倒,难以正确识别物体的远近。视觉障碍儿童常见无目的、重复性的、与年龄不相适宜的刻板行为,如晃头、摇头、摇摆身体、耸肩等。由于盲童缺乏大量的视觉刺激来源,只能通过自我身体部位的刺激运动来弥补。

通过增加触觉、听觉、嗅觉信息等使视力残疾儿童的世界重新丰富起来,能够有效地预防视力残疾儿童产生刻板行为。如果儿童已经产生了某些刻板行为,家长或专业人员还可针对产生的原因,采取有效的行为矫正措施,再减轻或完全消除刻板行为。

(4)知觉特点:视觉障碍者由于缺少视觉的参与,所以在形成空间知觉时有很大的困难,他们主要借助听觉、触觉、运动觉、嗅觉等感觉通道来获取更多的信息,从而形成空间知觉,同常人相比,准确性不是很高。

2. 认知和行为特点

(1)视觉障碍者影响注意的广度:视觉障碍者只有把注意集中到小范围内,才能获得相对较多的刺激,他们的注意不容易受到周围其他刺激的影响,因而注意就更加稳定、更难转移。视觉障碍儿童有较高的听觉注意力,有较强的听觉选择性。

(2)视觉障碍影响儿童的学习、记忆能力和学业成绩:盲童与环境的交往受限,对有趣事物的探索性活动减少,因此错过了学习的机会。这种探索活动的缺乏会持续,直到某种干预手段开始激发学习。由于视力的限制,他们难以理解抽象的概念,在获取信息方面往往不全面、不完整。就失明年龄而言,5岁被认为是一个关键期。如果失明的年龄在5岁前,则个人的许多视觉印象将很容易消失掉。如果在5岁以后才失明,则儿童早期的视觉经验有望获得保留,对其以后的学习将可提供比较具体的参考框架。学业表现可能受到视觉障碍的影响,特别是读和写。

(3)视觉障碍影响思维:视觉障碍儿童由于对外界事物的感性认识受到限制,他们的言语缺乏感性形象的基础,因而必然影响其思维活动的顺利进行。他们对某一事物(尤其是新接触到的事物)的分析、概括只能建立在自己听到、嗅到、触摸到的感性经验的基础上,因而往往容易忽略事物的整体性,不容易全面地反映这些事物。古代印度关于"盲人摸象"的寓言,所反映的就是只抓住具有最大实际意义的特征,而忽略其余特征的不准确、不全面的抽象概括的典型例子。后天失明的成年人的思维特点与正常人并无明显区别。他们既可以借助于失明前的视觉表象进行形象思维,又可借助于词和概念进行抽象思维。有研究表明,在没有视觉的条件下,他们的空间表象的形成和思维的发展都可能达到高度完善的程度。

(4) 视觉障碍影响独立性：儿童社会行为的学习多是通过观察其他人的行为以及模仿习得的，视觉障碍者可能不理解非言语的线索和其他社会行为的细微差别，这种功能受限会导致儿童独立性的障碍。研究显示某些视觉障碍儿童表现出社会不成熟、孤立和不自信。

3. **语言特点** 许多专家认为，语言的习得主要是依赖听觉而不是视觉，所以就视觉障碍本身而言并不影响语言。视觉障碍儿童的语言发展同视觉正常儿童并没有很大的区别，仅在说话时的姿势、体态、对词语的理解和使用等方面表现出异样。但是部分视觉障碍儿童在言语方面会存在一定的缺陷。这些缺陷主要表现为合唇音和非合唇音分辨不清。

4. **精神和情感特点** 视觉障碍者并没有特殊的精神病理，他们的心理问题大部分是普通的精神障碍，例如：焦虑、抑郁、失眠等。他们表现出较正常人更多的负面人格特征，如孤独感、自卑感、内疚感和怨恨感等。孤独感是视觉障碍者中普遍存在着的一种情感体验。视觉障碍者由于行动受限制，不能用体态语言与人沟通，影响了其与普通人的交往，孤独感就会油然而生。视觉障碍者由于生理缺陷，几乎都经历过自卑的痛苦。他们在学习、生活和就业等方面所遇到的困难要比普通人多得多，有时从他人(甚至亲属)那里又得不到正确的帮助，甚至会受到歧视或遗弃。有的视觉障碍者因自理能力较差，仍然需要父母或家人的照顾，而产生内疚感。也有少数视觉障碍者认为自己的失明是由于父母或家人对自己照顾不当，或是因为母亲孕期服药，或是因为治疗不及时所造成的，父母应该对自己的失明负责任，因而他们对家长产生怨恨情绪，乃至迁怒于周围的人。盲人的行为不单是由盲或残余视力造成的，亦是社会化的结果。

三、 听觉障碍者的临床表现和心理特征

(一) 听觉障碍概述

听觉障碍(hearing impairment)是指由于各种原因导致双耳听力丧失或听力减退，以致听不到或听不清周围的声音。听力丧失的严重性一般用轻、中、重和极重度表示。轻度损害可能影响小声说话或在嘈杂环境中讲话的理解；中度听力丧失常需要助听器或靠近说话者或声源才能听到，识读讲话的技能是必需的，具备手语知识也是有益的；重度听力丧失会导致言语感知和识别声音方面的严重困难；极重度听力丧失则使通过听力来理解语言甚至感知许多很大的声音基本是不可能的。

听力丧失的病因多种多样，有先天性的和后天性的。遗传性因素、中耳炎、老龄、过度噪声、耳毒性药物、产前和围生期疾病、感染性因素、营养、外伤、脑血管病、肿瘤等可导致多种类型的听力丧失。有些病因仅仅引起听力的丧失，有些病因导致听觉和视觉障碍伴有或并发许多其他类型的功能障碍。

听力丧失影响世界人口的 15% ~ 26%，在低收入国家发生率更高。听力丧失老年人较年轻人更多见，60 ~ 70 岁间发生率从 30% 上升至 40%。随着人口老龄化，越来越多的人会在生命中首次经历听力的减退或丧失，这种情况与先天性聋者存在差异性。老年人听力丧失(老年性耳聋)最主要的是影响沟通和交流，对生活质量有负面影响，妨碍其口语交流能力，影响情绪和社会生活参与水平。这种影响独立于认知功能和身体状态，如果不治疗，可能导致抑郁和社会孤立。

(二) 听觉障碍者的临床表现和心理特征

听觉障碍者的认知、社会交往和情感具有很大的异质性，与聋人教育、社会态度、医学干预的有效性等因素的多样性有关。

1. **感知觉方面**　由于听力损失,听觉障碍者主要依靠视觉、触觉、味觉、嗅觉等途径感知外界事物,而听觉不起或仅起很小的作用。听觉损伤限制了感知觉活动的范围和深度。他们的感知觉活动缺乏语言活动的参与,使得感知觉活动与语言活动不能同步进行,第一信号系统与第二信号系统脱节,造成他们接触的东西多,会说的却很少。

2. **认知方面**

(1)语言理解和表达:听觉障碍者在语言理解和表达方面会受到严重的影响,他们的口语和书面语表达经常是不通顺的。一般认为,老年性耳聋对口语交流障碍和社交减少具有影响,与认知功能障碍和随之而来的痴呆独立相关。听觉障碍儿童语言形成的过程由于缺少了听觉的帮助,不能适时形成口语,很多儿童错过了语言发展的关键期。早期听觉刺激的缺乏和获得语言的延迟可能影响神经认知过程的某些领域,如听觉和视觉工作记忆、注意和抑制。因此,早期获得听力和言语经验对于口语语言的发展和认知及情感控制、计划和组织是至关重要的。

(2)抽象思维活动:听觉障碍儿童的抽象思维活动因语言形成和发展的缓慢受到影响,具有明显的形象性,思维发展水平比较长时间地处在具体形象思维的阶段,即人的思维发展整个历程中的初级阶段。大多数的听觉障碍儿童有正常的智力,运用儿童所熟悉的符号系统来进行非口语测验时,这些儿童会在正常范围内表现得很好。但多数听觉障碍者在学业成绩方面有严重缺陷,尤其是与语言有关的语文能力(如学习词汇的能力仅为正常听力者的一半)。

3. **情绪与行为**　听觉障碍者由于听力和语言的障碍,在情绪的认识和表达上有一些困难。耳聋患者常感受到恐惧、怀疑和挫折、不被理解,不被周围环境所接纳,在对其他人或某一件事的理解上,他们明显地不够敏感,如果这些困难长时间没有被理解,甚至受到指责,就会出现情绪发展障碍的各种表现。

4. **社会交往**　由于听觉障碍者缺乏语言沟通能力和社交技巧,会出现社交障碍。听觉障碍成人往往聚集在一起,彼此提供归属感和自尊,而形成聋人文化。听觉障碍儿童往往难以结交同龄的正常儿童,社交表现不成熟,愿意待在家里自寻乐趣。他们会选择其他听觉障碍儿童作为玩伴,这样会使他们同正常儿童进一步疏远,导致他们容易产生自卑感,缺少自信心,情绪不稳定,容易发脾气。部分听觉障碍儿童与家庭其他成员进行感情的交流时有困难,而与同样听觉障碍的伙伴交流比较容易。

5. **精神障碍**　聋人中物质滥用、冲动控制障碍、学习障碍和普遍发育障碍的发生率显著高于听力正常者,但人格障碍的发生率较少。自闭症在聋或重听患者的发生率显著增高,为 2% ~ 4%。

四、 聋 - 盲双重感觉障碍者的临床表现和心理特征

(一) 双重感觉障碍概述

双重感觉障碍(dual sensory impairment,DSI)指同时存在听觉丧失和视觉丧失。DSI 者可被分为 4 种类型:先天性盲聋、先天性视觉障碍伴获得性听觉障碍、先天性听觉障碍伴获得性视觉障碍、获得性视觉和听觉障碍。研究显示,70 岁以上老年人中 9% ~ 21% 表现为某种程度的 DSI。大部分年龄相关的DSI 者听觉和视觉的丧失是逐渐出现的,由轻度到中重度发展。随着老龄化社会的到来,双重感觉障碍者的数量将明显增加。

老年相关的视觉障碍包括:远视、黄斑变性、糖尿病视网膜病变、白内障、青光眼,继发于多发性硬化、卒中和恶性高血压等疾病,以及与吸烟、特定的抗菌药物、免疫调节剂和抑制剂、毒性视神经病等相关的视觉丧失。年龄相关的听觉障碍包括:外耳道狭窄、鼓膜的刚性增加、听小骨萎缩;内耳改变包括毛细胞和螺旋器退化;听觉中枢系统的退化导致感觉和神经性听力丧失以及中枢听觉处理能力降低,反过

来,听觉障碍引起语言理解能力的下降,特别是在嘈杂的环境中。其他原因包括长时间暴露于噪声环境中、使用耳毒性药物如氨基糖苷类、大环内酯类抗生素、袢利尿药、某些非甾体类抗炎药等。吸烟也与听力丧失有关系。听力下降亦可继发于细菌性脑膜炎、某些病毒感染如腺病毒和带状疱疹病毒、莱姆病和糖尿病。引起老年人听力和视力下降的原因及类型多种多样,其表现和影响也呈多样化。

(二)双重感觉障碍者的临床表现和心理特征

与单纯的听力丧失和视觉丧失相同,DSI 具有心理、社会和功能的影响。

1. **社会孤立** 许多 DSI 患者体验到交流困难和心理社会孤立,在交流上变得依赖。对于依赖触摸式手语的盲聋人来讲,将交流从与熟悉的成年人的交流扩展至社会是困难的。他们可能对其他人不感兴趣,在与他人交往时表现机械。

2. **认知功能下降** DSI 的存在使认知功能障碍发生的风险增加了 6 倍,并使认知功能下降的风险升高了 2 倍,单纯的视力丧失具有类似的影响,而单纯的听力丧失对认知功能的影响较小。即使听觉和视觉障碍儿童具有正常的认知能力,感觉的丧失将使患儿遇到严重的认知困难,特别是在注意、概念、语言、社会理解等方面,他们要比同龄的正常儿童"落后"。

3. **精神行为异常** 先天性盲聋者精神行为异常约占 3/4,特别是精神发育迟滞和精神病样症状。研究提示,DSI 较单项感觉障碍者抑郁症状更常见,具有负性内在感觉和自我认知,更加脆弱。经常性的交流受限会导致被歧视或孤立的感觉。

4. **自残和自我刺激行为** 盲聋双重障碍者经常发生自残(咬和打)或自我刺激行为(摇摆,向光源看),这种行为可以解释为对感觉输入缺失的代偿和(或)因为言语 / 交流技能缺乏而表达的失望。随着有效交流的实现和(或)使用助视器和助听器,自残行为会减少,而自我刺激行为可能继续存在。

5. **日常生活活动能力障碍** 盲聋双重障碍者日常生活活动能力(ADL)如步行、购物、烹饪更加困难,社会参与活动减少,如访友、看电影、打电话。自我对健康的评价大大降低。工具性日常生活活动能力(IADL)降低,如购物、理财、住宅维护等。

五、 嗅觉障碍者的临床表现和心理特征

(一)嗅觉障碍概述

嗅觉障碍(dysosmia)指部分或全部嗅觉功能下降、丧失或异常。嗅觉障碍的分类:量的障碍(quantitative smell disorders):嗅觉丧失(anosmia)、嗅觉减退(hyposmia)、嗅觉过敏(hyperosmia);质的障碍(qualitative smell disorders):嗅觉倒错(parosmia)和幻嗅(olfactory hallucination),通常是令人不愉快的感觉。根据发生的部位分类:中枢性嗅觉障碍(嗅觉错觉、嗅觉幻觉、钩回发作、幻嗅)、周围性嗅觉障碍(原发性嗅觉倒错、继发性嗅觉倒错)。大部分嗅觉障碍是继发性的,也有某些患者是原发性嗅觉丧失,这些患者的嗅球发育不全伴有浅嗅沟。

目前有 200 多种疾病和 40 多种药物可引起嗅觉障碍,其中包括先天畸形、肿瘤、感染、外伤、中毒、营养不良、老龄、神经系统疾病、药物等诸多因素。最常见的原因包括上呼吸道感染(18% ~ 45% 的临床就诊人群)、鼻和鼻窦疾病(7% ~ 56%)、脑外伤(8% ~ 20%)、暴露于毒物和药物(2% ~ 6%)和先天性嗅觉丧失(0 ~ 4%);常见原因包括口腔感染、义齿、牙科手术、Bell 麻痹。此外,药物可影响嗅觉,老年人嗅觉会自然退化。嗅觉障碍亦是痴呆的症状之一,见于 100% 的阿尔茨海默病患者、90% 的帕金森病患者、96% 的额颞叶痴呆患者和 15% 的血管性痴呆患者。通过病史询问和口、鼻体检一般可以筛查出嗅

觉障碍的病因;CT 或 MRI 对于病灶部位的检出、结合标准化测试对某些患者是有益的。治疗效果较好的嗅觉障碍包括阻塞性息肉或其他肿块(切除治疗)和炎症(激素治疗)。增加食物的色、香、味可以提高患者的生活质量。

据流行病学调查,人群中嗅觉丧失的发生率按年龄段分别为 22%(25 ~ 75 岁)、19%(≥ 20 岁)和 24%(≥ 53 岁),老年人发病率最高。然而,普遍存在的现象是人们未能察觉到嗅觉丧失,可能是由于嗅觉信息的处理大部分是在无意识状态下完成的。相应地,个人报告的嗅觉丧失的发生率仅为 1.4% ~ 15%。慢性脑卒中患者中 15.4% 存在嗅觉障碍(10.3% 为功能性嗅觉丧失,5.1% 为完全性嗅觉丧失)。

(二)嗅觉障碍者的临床表现和心理特征

嗅觉障碍影响享受食物、摄食量、食欲、烹调、摄入变质食物、察觉火或气的安全、个人卫生、社会交往、家务、性生活等方面。

1. 饮食相关的问题(difficulties related to eating) 对食物的品尝主要取决于嗅觉经验,嗅觉缺失降低了食物感受的丰富性,如不能品味到食物的美妙之处。对食物感知能力的下降会影响食欲,27% ~ 56% 的患者报告食欲下降。49% ~ 73% 的患者反映准备食物受到嗅觉障碍的影响,如不能察觉烹饪时的危险,不能鉴别变质食物,约 60% 的患者不能察觉火、气、烟雾的危险。

2. 个人卫生问题 患者担心自己的体味、口气,以及孩子的卫生,如何时需要更换尿布。

3. 工作问题 对于厨师、调酒师、香水师、护士或消防员等职业,嗅觉障碍的影响是巨大的。

4. 生活质量和抑郁 首先,上述与嗅觉障碍相关的种种问题均会减少社交参与,增加罹患抑郁症的风险,对未来职业的担忧更是雪上加霜。其次,嗅觉丧失本身会影响脑功能,特别是情绪控制,其潜在的机制是嗅球通过杏仁核传至边缘网络的输入减少。1/4 ~ 1/3 的嗅觉障碍患者存在轻至重度抑郁。

六、 味觉障碍者的临床表现和心理特征

(一)味觉障碍概述

对 5 种主要味道(咸、甜、酸、苦、鲜)的任何一种感受性出现问题即为味觉障碍。味觉障碍(gustatory disorder)可分为 4 类:味觉减退(hypogeusia),指味觉的敏感性降低;味觉倒错(dysgeusia),指味觉混乱;幻味(phantogeusia),指味觉幻觉;味觉丧失(ageusia),指味觉功能完全丧失。完全的味觉丧失比较少见。

味觉障碍可能是自然老化的结果,也可继发于脑卒中(特别是累及脑桥、岛叶、丘脑)、自身免疫性疾病、激素失衡、心理疾病(如厌食症)、肿瘤、颅脑损伤、上呼吸道感染、暴露于毒性物质、血液系统疾病、手术损伤、药物因素等。引起味觉障碍的药物以抗感染药物、心血管药物、神经系统药物、抗肿瘤药物为多见。味觉倒错的常见原因有化疗、治疗哮喘的沙丁胺醇和锌缺乏,药物亦可引起味觉倒错。

据调查,人群中味觉障碍的发生率 6.1%。随着痴呆的进展,味觉障碍逐渐下降,辨别甜、咸和苦味的阈值升高。据估计,95% 的味觉障碍来源于嗅觉丧失而非味觉丧失,因此大部分情况下首要诊断是嗅觉系统疾病。

(二)味觉障碍者的临床表现和心理特征

味觉障碍可引起营养不良(可能导致死亡)、肥胖或其他健康问题,如高血压、抑郁、生活质量下降等。

1. **影响食物的选择和摄取** 味觉障碍可导致体重下降、营养不良、免疫力低下、健康状况下降。味觉倒错的患者在增加食物中糖和盐的摄入方面要注意,避免代偿过度。

2. **影响情绪** 老年人通常服用多种药物,味觉障碍的风险高,容易出现抑郁、食欲丧失和严重的体重降低。

3. **影响原发病的治疗** 接受化疗的患者,味觉障碍通常很严重,使得癌症的治疗更困难。

第二节 感觉器官功能障碍患者心理问题及需要

一、视觉障碍者的问题及需要

视觉障碍由于限制了功能活动,影响健康相关的生活质量,并对个体的心理社会状态产生不利的影响。视觉丧失影响工作、生活、休闲娱乐、家务琐事等。

1. **日常生活活动能力障碍** 视觉障碍显著地影响接受性交流,相比听力丧失而言,成年出现的视觉损害对完成许多日常生活功能的影响更大,对先前建立的与身体、心理和社会功能相关的行为造成巨大的影响。视觉障碍者阅读、户外活动、休闲娱乐活动的参与和购物是受活动限制最严重的领域。活动和定向功能受限使得他们易于跌倒,继发其他问题如骨折。

2. **社会心理困境** 除了功能障碍外,视觉障碍对社会心理的影响也是巨大的。患者对视觉丧失的心理调整程度具有显著差异。即时和长期的调整困难包括抑郁和焦虑症状,躯体不适症状,行为困难、药物滥用,人际关系障碍,阈下偏执狂。虽然证据显示视觉障碍中的大部分抑郁表现没有达到抑郁症的诊断标准,但仍观察到许多传统的抑郁症状,如交流和烦躁情绪、情感平淡、哭泣、社会孤立和退缩以及自杀观念。

视觉障碍者如果不能合理调整,适应盲或低视力造成的不便,将会进一步降低生活质量。研究发现大部分盲人在主要的社交领域、婚姻和家庭方面能合理地调节。大多数在教育、职业训练、就业和转移方面调节较差。视觉障碍者具有可能心理问题的占51%,其危险因素为教育背景差和其他医学问题的存在。

心理社会适应受多种外部因素的影响,如年龄、性别、社会阶层、教育水平、经济情况、婚姻状态、文化、家庭功能、支持系统;同时也受内部因素如个性和自我概念的影响。例如,对于盲人来说,一些积极的个性特质、正性的自我概念、年轻、良好的经济基础、中高等的社会经济基础、良好的社会关系、避免社交孤立、社会独立性和使用康复设施等都认为是减少病理心理风险的因素。失明的时间和持续时间也被认为是影响适应不良的因素,但存在争议。

当然,盲所造成的社会和心理障碍并非不变的,而是可以通过康复过程减轻。康复是一个主动的过程,盲人通过获得帮助能够适应他们的残疾,变得独立和成为社会有用之人,从而改善了心理社会健康状态。

视觉障碍对年轻人和儿童的心理社会影响的研究证据较少,但是已有研究显示与视觉障碍相关的心理健康问题的风险,处于工作年龄的成年人和老年人至少是同样高的。Boerner等推测年轻人的视觉障碍可能影响生活目标的制订,如职业发展和家庭支持方面,这会对心理状态产生重要的影响。视觉障碍对儿童生活质量的影响是广泛的,与患者的合并症有关。同时合并其他功能损害的儿童(如认知、听力、运动)其生活质量较单纯的视觉障碍者更差。视觉障碍儿童常表现为不成熟、自我意识、社交孤立、依赖 - 习得性无助、不充分的社会角色模式。

3. **自尊心和自信心低下**　视觉障碍者自尊心低下的表现:可怜的姿势(低头、无精打采);选择性社会孤立;"我不能"的态度(害怕失败);过度依赖他人(家庭,老师,同事);把视觉障碍作为不恰当行为的借口;发泄行为和过于激进(表达需要关注或生气);被动(让别人为你做或选择)/ 羞怯;学习成绩不良(有能力者);惧怕完成(即使有能力也不去尝试);不修边幅;不能或不愿意讨论他的视觉障碍;拒绝使用视觉或非视觉辅助器具(手杖,布莱尔盲文,光学装备);试图掩饰存在视觉障碍;抑郁 / 情绪低落;全神贯注于自身和个人问题;对别人的需求感觉迟钝。

良好自尊所需的条件:①安全感:即感觉基本上是安全的;②同一性:感觉和其他人是一样的;③互相依赖:与他人处于平等交换的关系;④个性化:独特的属于你的个性;⑤设定生活目标和自我方向:即我知道我是谁,我知道我的选择。

二、 听觉障碍者的问题及需要

听力丧失是长期的甚至终身的残疾,取决于听力丧失的严重程度和频率。对于所有的聋人来说,听力丧失引起人际交往的困难并导致严重的社会问题,特别是孤立和歧视,生活质量显著下降。这种情况在发展中国家更为严重,主要是由于缺乏服务机构和受过训练的专业人员。听觉丧失是一种"隐形"的残疾,丧失听力者不是一望即知的残疾者,因而往往得不到同情和体贴。

1. **心理问题**　成年发生的听力丧失是一种毁灭性的经历,许多人会经受随之而来的心理的、社会的和工作的严峻考验。这种情况在早年发生的听觉障碍者通常不存在。患者通常有较高的抑郁、悲伤、焦虑和偏执发生率,而且他们越来越少参加社会活动并且体会到更强烈的情绪不安全感。许多患者停止参与社交活动,避免家庭聚会,仅仅因为困难过大而不能倾听和理解谈话。他们内心的苦闷、忧虑、焦躁常投射在家属、工作人员或不相干的事物上,在突发性耳聋患者中尤其是这样。

2. **认知功能问题**　听力丧失与情景和语义长时记忆、执行功能相关,听力丧失是老年人认知功能下降的独立预测因素,助听器的使用与社会交往及认知功能改善呈正相关。听力丧失可能影响儿童言语、语言和认知技能的发展,特别是发生在语言前阶段的听力丧失。听力的损害反过来影响儿童在学校的学习和后来的就业。

3. **人际交流问题**　聋人的最大障碍在于缺乏和听力正常者的多方交往,而导致性格内向,孤僻和不善交际。听觉障碍导致人与人间交流障碍,因为口语交流在大部分人类社会交往中处于中心地位。听力丧失对这种交往具有重要影响。获得性听力丧失者会努力调整听力丧失造成生活的急剧变化,包括亲密关系、随意交流的丧失和社交的减少,家庭关系由于交流困难而变得紧张。这种交流减少(例如不使用电话、不与朋友外出就餐)归因于在这些情形下试图听清的紧张感。通过离开社会情境,听力丧失者试图避免交谈的困难;在另一方面,患者的同伴也可以减轻充当翻译的压力。

4. **精神问题**　据估计,聋人精神障碍的发生率是普通人群的 4 倍。成年听力丧失与精神疾病和情感情绪障碍有关。由于他们的人际和社会生活范围变窄,聋人易于体验到挫败感、悲伤和孤立。对澳大利亚、日本和美国的调查显示,听力损害与抑郁水平升高、生活质量下降一贯相关。其他的心理社会影响包括尴尬、自信心丧失、过敏易怒、依赖别人和疲劳。

5. **寻求帮助问题**　听觉障碍者不愿寻求帮助,男性和女性表现出显著差异。认识到这点对于临床处理和照看具有非常重要的意义。女性比男性更倾向于识别和承认听力相关的问题;更重视在社会环境中的交流;使用改善听力的策略,例如与一组交谈者坐在一起,使谈话更容易听清。女性患者寻求帮助的主要动机是自己知道听力困难以及朋友和家庭的建议。另一方面,男性患者不认为家庭的压力是寻求帮助的动机,经常是主动忽略它。相反,他们认为一些正式场合如商务来往(例如与银行经理会面或委员会会议)时是寻求帮助的主要动机。

三、 聋 - 盲双重障碍者的问题及需要

聋 - 盲对患者及其家庭造成巨大的情感、经济和社会负担。工作、婚姻、亲子关系、朋友和社会化模式常被客观和主观(恐惧、烙印)的感觉丧失所破坏。孤立和依赖感越来越严重,负罪感、恐惧、悲观、焦虑、抑郁、生气等情绪在患者和家庭可达到痛苦的水平。治疗师对盲 - 聋者的心理知识的掌握和处理可以对患者及家庭产生巨大的正面影响。对这些问题的适当评估和治疗可以提供拯救生命的解脱和对未来的希望。

1. 聋 - 盲双重障碍对功能的影响 听觉和视觉联合的丧失限制了关于环境的信息,如果双重感觉通道均受损,那么适应环境并执行日常生活功能将是重大的挑战。如果在双重感觉受损的基础上合并存在身体或心理上的问题,正如那些老年人所面对的(如关节炎、抑郁),交流和生活将会更为困难。可能影响沟通和交流的听力丧失包括听力丧失的类型、程度和言语辨别能力。与听力丧失相关的活动和参与受限也能反映交流能力。当纯音阈升高和(或)语音识别能力下降时,助听器的帮助作用会减少。除了对交流的影响,持续性听力下降的成年人可能感到识别所依赖的重要的环境声音越来越困难。这些声音包括闹钟、烟雾警报声、计算机报警声、定时器、汽笛声、快速行驶的车辆和其他交通噪声,甚至龙卷风和防空警报,以及自然界中的警报声音(如冰面碎裂或树干断裂、犬的狂吠)。

2. 聋 - 盲双重障碍对心理社会适应的影响 成年单一感觉丧失的研究基于多种概念模型(如紧张和适应模型),而对于双重感觉丧失所造成的广泛影响和心理社会适应来讲,生物心理社会 - 灵性模型(biopsychosocial-spiritual model)是个非常好的框架。生物心理社会 - 灵性模型是在 Engel 首先提出的生物 - 心理 - 社会模型基础上的扩展,与传统的生物医学模式相对。Engel 指出生物医学模式没有对疾病的心理和社会维度进行说明,而生物 - 心理 - 社会模式不仅考虑生物因素(如疾病)如何影响心理和社会功能,而且还考虑后两者如何影响疾病过程,以及心理和社会范围的交互影响。最近提出将生物 - 心理 - 社会模式进一步扩展为生物心理社会 - 灵性模式,即包含了患者医疗中的灵性问题。生物心理社会 - 灵性模式反映了人们逐渐认识到灵性因素在健康和幸福中的重要性以及灵性因素如何与生理、心理和社会领域交互作用。使用生物心理社会 - 灵性模式作为概念框架,有助于对双重感觉损害的中老年人心理社会适应问题的理解。

(1)双重感觉丧失在生物学水平的影响:在功能的基本层次上,双重感觉丧失同时阻碍了由一种主要感觉代偿另一种感觉的能力,因而使人的适应能力下降。例如,许多视觉障碍的老年人使用听觉代替丧失的视觉信息,如使用有声书籍;同样的听力丧失者用视力来代偿,如使用视频的字幕或唇读来补充听觉信号的不足。

(2)双重感觉丧失与心理功能:在心理学上,听力和视力丧失二者对人的行为、情感和认知系统具有多种多样的、显著的、相互的影响。

1)双重感觉丧失的行为反应:双重感觉丧失扰乱了人固有的基本行为。例如,具有双重感觉障碍的老年人 ADL 和 IADL 能力障碍,并随着时间推移而加重。这些任务的难度与损害程度直接相关,损伤程度越高功能障碍越严重。由于大部分伴有双重感觉障碍的中年和老年人合并存在许多健康状况,行为方面的困难会进一步加剧。行为改变可能是适应性的或适应不良的。某些显示出短期效果,但长期

效果不佳。听觉或视觉障碍的年长者可能使用在正常情况下有效的应对策略。如在某人未注意听交谈对象的评论或要求时说"嗯？"可能是有效的,对方通常乐意重复刚才说过的话。然而,如果这种策略不断被重复使用以代偿听力的丧失,交谈的对象可能很快会失去耐心。老年视觉康复者在感觉丧失出现时倾向于使用先前存在的应对策略。当这些应对策略失效时,他们会采取新的策略来应对这种状况,解决面临的挑战。

2)双重感觉丧失的情感反应:感觉丧失会引起强烈的情感和认知反应。成年期丧失的听力或感觉会使人陷入突如其来的危机中。这种状态可能源于突然的或渐进性的感觉丧失或继发性的功能受限。危机也可能源于累积起来的压力感。由于双重感觉丧失相关的压力感远大于单一感觉障碍,因此会造成更大的危机感。任何一项感觉的显著丧失都可导致悲伤,其程度取决于特定的功能丧失对于某个个体意味着什么。可以推断,双重感觉丧失会对交流和生活造成巨大障碍,从而加剧悲伤相关的反应,如否认、愤怒、内疚、抑郁、认命。老年人比年轻人更易接受感觉的丧失。其他的情感反应包括焦虑、生气、依赖、恐惧、挫败、负罪、无助、不安全感、易怒、无自信心、自我认同的排斥或减弱、自尊心下降、退缩、幸福感减少。康复治疗师要重点关注的是抑郁现象在双重感觉障碍者中比单一感觉障碍者更为常见,发生概率提高了 1.8 ~ 2.3 倍。这些情感变化的存在会对中年或老年感觉丧失者接受改变和有效地使用康复方法解决功能障碍具有负面的影响。

3)双重感觉丧失的认知反应:认知在调整和适应双重感觉丧失方面发挥重要作用。影响成人感觉丧失后认知反应的因素包括他们的知识基础、认知功能水平、对于感觉丧失的理解。正常人的大脑能够通过认知资源如背景环境和基本的语言来整合视觉、听觉甚至触觉信息。老年人本身认知能力在某些方面如记忆和信息处理速度会下降,听觉丧失对认知功能有负面的影响,特别是解释听觉信号的能力,而视觉丧失限制了视觉材料的获取和处理能力。

(3)双重感觉丧失与应对模式:许多老年视觉丧失者更多地依赖个人应对(例如保持独立的生活方式)而不是社会应对(例如从社会网络体系中获取帮助和接受康复服务),这种情形在双重感觉丧失者中可能同样存在。加之,个人的自信程度和自我主张能力对获取帮助具有重要的影响。识别其需求和找到合适的方法解决需求是应对感觉丧失的重要能力。

(4)双重感觉丧失与社会交往:双重感觉丧失影响工作、退休,与家庭、朋友的关系,参与社会团体的能力。在社会参与方面的适应方面包括广泛的交流和功能策略的使用,以增加交流成功的可能性,包括环境的改良,人际策略(如解释交流或转移的需要)和语言策略(如精心考虑的闭式问题和确定的信息)。如果不能有效达到交流或功能目标,则是不适当的策略,例如自我孤立、欺骗和回避。此外,社会对听力和视力丧失群体的歧视是社会参与障碍的重要因素。

(5)双重感觉丧失与灵性:在灵性层面上,双重感觉丧失同样带来了多种挑战。有时感觉丧失会被认为是上天的惩罚,与宗教和信仰有关。在感觉康复过程中,精神或信仰有可能促进中年和老年视觉障碍者康复目标的实现,但也可能起反面作用。

四、 嗅觉和味觉障碍者的问题及需要

嗅觉障碍影响工作、安全、个人卫生、社会和家庭生活、饮食习惯和营养摄入、情绪等,因此对生活质量具有重要影响。据估计,嗅觉障碍者中烹饪有困难的占 73%,情绪发生改变的占 68%,食欲减退的占 56%,误食变质食物者占 50%,影响工作的占 10%。味觉障碍影响患者的食欲、生活质量和营养状况,降低患者对药物治疗的依从性。

味觉障碍可引起食欲丧失、体重下降、营养不良和生活质量降低。在所有的社会因素中,仅年龄与

嗅觉障碍显著相关;相反,BMI 25 ~ 30 较 BMI 18.5 ~ 25 的人群更少报告嗅觉障碍;受教育程度高的人群较很少受教育的人群嗅觉障碍发生率高。当校正了脑外伤、鼻损伤、鼻窦感染等神经影响因素后,发现输血、视觉障碍、心力衰竭、心脏病发作、肝脏疾病、哮喘和气胸史是味觉障碍的高发因素。女性通常比同龄男性具有更好的嗅觉和味觉。

第三节 感觉器官功能障碍患者的心理康复方法

康复治疗师需要具有盲、聋和盲聋患者康复治疗与康复心理学的专业知识。还应了解患者所著的作品,这些信息会拓展康复治疗师对盲、聋和盲聋问题与视角的理解。康复实施过程中将患者的配偶及重要他人纳入是很重要的。在国外有专门针对照料者和家人的课程,包含的内容有理解你的伴侣的视觉障碍;探索感情问题;与伴侣的交流;简易、安全、舒适的家居调整;安全的外出;控制紧张的策略等。通过这些课程,患者的配偶和重要他人更加清楚地理解患者的处境和感受,而且学会如何有效帮助患者。

一、 视觉障碍者的心理康复

视觉障碍的康复服务模式包括:标准的基于医院的服务(由验光师或受过训练的低视力治疗师提供)、整合的或多学科合作模式(一站式服务模式,包括额外的因素如咨询、作业治疗、定向和移动训练)、侧重于患者心理需要的服务。这些服务可以在住院或门诊进行,并依照特定患者群体的需求进行设计,例如儿童、工作年龄的成年人、老年人。近年来,视觉康复的团队已扩展至包括康复工作者、眼科医师、护士、社会工作者、视觉矫正师和(或)作业治疗师。

一个有准备的治疗师能够通过合适的训练和沟通咨询,识别盲人的教育、社会和职业准备以及心理状况。在评估和治疗计划制订时将患者的家庭纳入考虑是非常重要的,因为有助于培养患者、家庭、小组和盲人群体的联系。盲人应被鼓励追求他们的梦想和愿望,而不是认为盲将他们的目标限制在常规的手工工作或终身依赖公共扶助。盲人常常不被鼓励追求更高的目标,一生中的期望值很低,缺乏与成功的盲人角色的接触,受到经济条件的限制,对需要高等教育水平和高花费的职业目标保持沉默。治疗师在公正、全面和适当的评估后,可以确定是社会还是个人问题影响了更高的追求。

(一)与视觉障碍者沟通的技巧和方法

当与视觉障碍者会面时,首先进行自我介绍,离开时要有声音或动作示意;指挥方位要清楚准确,避免"这儿、那儿"等不清楚的方向提示;对他(她)讲话时先用他(她)的名字,提示正在对他(她)说;保持正常的语调和语音与他们讲话;不断告诉他周围环境(人和物)所发生的变化;不断向他(她)解释你所看到的一切;做他(她)的眼睛,而不要做他(她)的手。

(二)改善视觉障碍的方法

1. 增加对比度 视觉障碍者视觉对比灵敏度降低,对于低对比度的文字或图片识别困难。而世界上许多事物是低对比度的,如人脸、减速带、自动扶梯、甚至报纸。认识到这一事实,当提供书写的方向指示时可以做些改良,例如用打印体而不是草书,黑色粗体字写在白纸上可能有助于识别。

2. **增加"好"的光线**   好的光线从屋顶照亮房间,或是从某个角度照亮物体而不晃眼或反光。在非常明亮的环境下佩戴墨镜或宽檐帽,在进入暗光环境时立即去除,将减少眼睛适应极端环境的需要。

3. **环境改良**   避免地板的杂乱,房间的照明适宜,使用夜灯或运动感应灯。增加环境的对比度,例如将楼梯的边缘用对比鲜明的胶带标记出来,将凳子使用完毕后放到桌子下面,以减少杂乱。将日常用品用不同的颜色标记,比用文字标记更容易识别。

4. **辅助技术**   使用光学的、非光学的或视频装置作为辅助技术,适宜装置的选用取决于患者的目标和能力。放大装置有4类:光学设备,如眼镜;放大镜;望远镜;电子助视器等。视觉障碍儿童需要技术的辅助、特殊的印刷、听觉或布莱尔材料。其他特别的需要取决于视觉评估的功能和关于儿童成长的不断评价。对于偏盲的患者可以采用的方法有3类:替代策略,如特殊的装置棱镜;代偿策略,利用残存的功能,特别是对于眼球运动的训练;恢复策略,刺激患侧视野,该策略存在诸多争议,但也是最具潜力的方法。

科技的发展大大改善了视觉障碍者获取信息的能力。个人计算机,特别是装备了定制的工具如布莱尔键盘和阅读器,各种读屏软件或改良的屏幕,使视障人士可以获取更多的内容。尽管有这些进步,但现状远未达到令人满意的程度。并非所有的网络内容都使用视障人士能感受到的形式呈现,丰富多彩的网络世界并没有考虑视障人士的需要。科技仍在进步和发展,包括有利于视障人士广泛使用和购买的有声书籍与电子设备;增加公众对视障人士特殊需求的知晓度,特别是网络设计、作者和出版商方面;加强视障人士组织团体、权力机构、图书馆和其他相关机构的合作。

(三)改善自尊的策略

给予盲人责任;让盲人做选择;带有感情的接触;以其他视觉障碍者作为榜样;找到他们能够同样完成的运动和业余爱好;与其他视觉障碍者以小组的形式活动;阅读其他视觉障碍人士的传记和自传;自信心训练;确保患者对自己的视力问题了解并坦然接受;训练日常生活活动能力;角色扮演,遇到可能的社会交往问题如何处置;训练使用科技手段的能力。

(四)盲人的代偿训练

触觉对盲人的生活、学习具有重要意义,但是盲人的良好触觉是要经过训练才能达到的,触觉的感受力也是逐步提高的。例如摸读盲字训练,可由练习摸直径较大的点字开始,逐渐缩小点的直径和点的距离。盲人可以区分音频、音强、音色的细微变化,并以此来精确定向。美国的达伦巴克也用实验证明了盲人能察觉出障碍物的存在而不去碰撞它,不是因为盲人的触觉,而是盲人的听觉为他们提供了障碍的信息。也就是说,盲人学会了使用前方固定障碍物反射回来的、不为明眼人所注意的声音。当盲人掌握了这种根据声音判断物体的能力后,在生活中判断汽车的运动、人的语声、鸟的鸣叫、交通工具的种类、火炉上水壶中水的沸腾、室内人的多少和房间的大小等,就不是很困难的事情了。

除听觉外,盲人还配合其他感觉来定向。盲人可以学习用嗅觉区分各种气味,不仅要学习区分家中经常食用的各种水果、蔬菜、调料剂的气味,还要学习区分不同商店发出来的不同气味,如鱼肉店、副食店、小吃部、饭馆等的气味。新刷了油漆的门窗,盲人凭嗅觉在一定距离处就却步不前,就像看见了贴着"油漆未干,请勿靠近"的告示一样。嗅觉的经验可以帮助盲人在街上定向。

盲人对于时间的知觉也有其自己独特的途径。有光感的盲人当然可以凭借阳光或灯光来判断时间,辨别白天和黑夜。全无光感的盲人要靠另外的途径:一种途径是触摸特制的盲人手表以确定时间;另外一种途径是利用客观事件与身体生物节律或周期性活动形成的联系,来感知各事件的先后关系和时间长短。例如：中午 12 点吃饭，饭后洗碗，和同学谈话，盲人对于每一项活动所需的时间都有大略估计，凭身体的生物节律和活动周期，再根据自己的运动感觉，可以较准确地判断下午上课的时间。盲人的补偿训练对一生的生活、工作都有决定性意义，因此，对培养健全人格和健康心理也有重要意义。

二、听觉障碍者的心理康复

虽然了解关于听力丧失本身的知识是有益的，但是更重要的是掌握与听觉障碍者沟通交流的知识。沟通策略和喜好千差万别，并不能由某人的听力状态简单进行推断。残余听力、来源于环境的视觉线索（包括语音拼读）、手语和书写都是听觉障碍者使用的交流途径，但是这些方法的有效性取决于交流对方的知识和行为。

（一）与听觉障碍者沟通的技巧

1. 询问患者自己喜欢的交流方式，如果是手势语，找手语专业或有资质的翻译合作。

2. 与患者进行热情和直接的交流，尽量多的长时间目光接触。当需要转移至别的话题时要清楚地表示。

3. 清楚唇读的有效性有限并易于疲劳。在交谈中增加视觉的元素，如手势、眼神注视、使用简单的关键词和语法、画画和许多视觉辅助方法。

4. 当讲话时，保证患者能尽可能地看清你的脸，不要站在强光源前面（如窗户或照明装置）。

5. 避免在检查耳聋患者时同时进行解释，先沟通，然后行动。

6. 接受与耳聋患者的良好沟通要花费更多的时间这一事实。由于受到沟通和教育的限制，要为耳聋患者预留更长的访视时间。

7. 检查理解的准确性，让患者总结要点，不要问患者是否理解，因为点头可能不意味着理解。

（二）改善听觉障碍者交流的方法

改善交流的方法包括助听器（hearing aid）、视觉线索（看着讲话者的脸）、上下文关系线索（知道交谈的内容并能预期下面的内容）、补救策略（知道如何要求重复以获得信息）、对倾听环境的适当调整（降低背景噪声，如使电视或立体声静音或调小音量，或调亮光线以更清楚地看说话者的脸）。助听器和耳蜗植入是治疗轻至中度老年性耳聋最常用的装置，电 - 声刺激（electric-acoustic stimulation）和主动中耳植入（active middle ear implants）也是有效的。耳蜗植入显著改善语言前期获得性严重听力丧失者的精神障碍和生活质量，与改善言语认知和语言理解有关。研究显示，仅有约 20% 的听觉障碍患者佩戴助听器，而很多患者会苦苦挣扎，认为佩戴助听器是一种耻辱。助听器有益处也有局限，并无证据表明助听器促进认知功能、心理健康或社会参与，但其可能减少听觉障碍，促进身体健康。医务人员在制订治疗计划时应考虑到心理和社会问题。总之，这些策略被称为听觉康复，可以个体或小组的方式进行训练。还有其他技能的训练如社交、语言等。

提高听觉障碍者的交流能力，如果手势语或口语表达能力较好，心理社会问题可大大减少至正常听力者的水平，因此，要关注交流对于聋人心理社会健康的重要性，不依赖于交流的形式或听力丧失的程度。家庭的语言和交流环境是影响聋人心理社会健康的重要变量。"随班就读"比上特殊教育学校的聋童可能遇到的心理社会困难更少，但也并非完全如此。

三、 聋-盲双重感觉障碍的心理康复

在社会水平,很多资源可以利用以提高双重感觉障碍者的心理社会适应能力。这些服务提供者有低视力专家、听力学家、康复专业人员等,可以帮助解决存在的功能和心理社会问题。研究表明,感觉康复训练,无论是视觉还是听觉丧失的,均对成年患者具有积极的影响,表现为功能的改善、抑郁的减轻、活动参与和生活质量改善。

为改善双重感觉障碍者的交流,可以考虑以下措施:

1. 确保环境优化 患者的房间应进行优化以增强视觉和听觉交流。为改善听力,房间应尽可能安静,没有外来的噪声。使用吸音家具如厚窗帘、地毯和坐垫能够减少办公室的混响,使交谈易于理解,视觉的改善需要房间的照明适合但不晃眼。治疗师或医生应避免坐在窗前,以便他或她的脸能被看清。

2. 提供重复并通过多种感受渠道传递信息 充分利用视觉、听觉和触觉等感觉通道以增加患者接收和处理信息的机会。讲话信息的内容以文字或绘图的方式进行补充,书面材料则以口语重复的方式辅助理解。此外,还可以使用触觉信息作为输入信息的重复,例如,照看者可以建议患者感受助听器电池阴极和阳极的不同;将药瓶制成更易区分的外形质地,易于触摸。患者的教回方法(teach-back method)可以有效确保准确地理解信息,在这种方法中,患者用自己的话重复照看者所说的内容或展示照看者所提及的程序或过程。

3. 清晰的讲话 应避免使用术语,照看者通常误认为常用的医学术语是人们熟知的。而且,应努力清晰地发音,延长词与词之间间隔,降低讲话的速度,这些技巧有助于听觉困难的老年人正确地获取信息。

4. 提供清晰的书面材料 当提供补充的书面材料时,内容和形式应该仔细准备。内容应符合适当的阅读水平,使用主动语气、人称代名词,而且应当直接、特定和具体。

5. 提供帮助设备 尽可能准备好有助于听和看的辅助设备,如可调频的助听系统、手持放大镜、电池供电的光源,更好的解决方法是准备闭路电视视频放大系统,该系统解放了使用者的双手,放大的倍数更大,尤其适用于演示助听器的使用和保养方法。

6. 交流发展的干预 继药物治疗和助视助听器之后,关注社交和交流的康复被认为是一种预防精神和行为障碍重要的治疗手段。

盲聋患者海伦·凯勒曾说,"世界上最美好的事情是看不见甚至摸不着的,它们是要用心来感受的""幸福是一种精神状态,很少依赖于外在的环境",经过多方努力,视觉和听觉障碍者也可以获得精彩的人生。

四、 嗅觉和味觉障碍的心理康复

(一) 嗅觉障碍的心理康复

大部分嗅觉障碍患者会采用应对策略,存在嗅觉倒错和幻嗅的患者较仅存在嗅觉量的异常的患者面临的困难更多。针对嗅觉丧失的应对策略和对嗅觉丧失的估计是心理健康的决定因素。大约80%的患者采用针对问题和情绪的应对策略,例如,努力接受现状、尽量做到最好是大部分患者的情绪应对策略。让家人帮助品尝食物是针对问题的应对策略,被约2/3的患者采用。其他常用的策略是购买气体和烟雾探测器。随着病程的延长,嗅觉障碍对生活质量和抑郁的影响较前会有所减少。

1. **针对嗅觉障碍病因的治疗。**

2. **药物治疗** 抗生素、抗过敏药、皮质类固醇等。各种维生素和微量元素被推荐用来治疗嗅觉缺失,但效果待确定。

3. **手术治疗** 去除影响嗅气味传输的病灶。

4. **康复训练** 包括心理、物理和气味刺激等方法。

5. **恢复鼻气流** 由于鼻窦的骨性或黏膜外伤导致的气流受限可能对多种表面喷雾剂有反应,短期内血管收缩剂减轻充血有助于缓解黏膜水肿。鼻气流诱导手法(nasal airflow inducing maneuver,NAIM)对于喉切除患者的嗅觉恢复有效,NAIM 指重复、延长的哈欠动作,使下颌、口底、舌、舌底、软腭降低的同时保持唇的闭合,向患者解释为"有礼貌的打哈欠"。该动作在口腔和口咽产生一个负压,从而引起鼻气流的流动,使得气味分子到达嗅觉上皮,引起嗅觉刺激的最小鼻气流量约为 $60cm^3/s$。

6. **嗅觉训练** 反复的气味刺激有助于嗅觉系统的再生过程。据 Henning 关于 4 种基本气味的分类:花香(flowery)、果香(fruity)、芳香(aromatic)、树脂香(resinous),训练时可选用的 4 种香料为:苯乙醇(玫瑰)、桉树精(桉树)、香茅醛(柠檬)和丁香酚(丁香),每日 2 次,早晚各 1 次,每次 5 分钟。训练每节轮流嗅 4 种气味 10 秒,每种气味间隔 10 秒。增加训练气味的种类和持续时间可以提高训练的成功率。

7. **安全保障** 安装烟雾报警器和气体泄漏的监测装置,对于保障嗅觉障碍者的安全至关重要。

(二)味觉障碍的心理康复

尽管味觉的改变或丧失引起明显不适感并严重影响生活质量,但治疗味觉障碍的方法非常少,一部分归因于味觉系统的复杂性,另一部分归因于缺乏这方面的研究。

1. **药物治疗** 人工唾液(artificial saliva)、毛果芸香碱、α- 硫辛酸、肾上腺皮质激素、维生素 A、葡萄糖酸锌、三环类抗抑郁药、氯硝西泮或地西泮可能有效。对于药物引起的味觉障碍,采取减量、停药或调换药物等措施,有利于味觉的恢复。

2. **食物改良** 增加味觉,将食物调成更咸、甜、刺激 / 辣,调整食物的其他感觉特点,如质地、温度、颜色、形状等,对帮助患者保持饮食的愉悦和营养非常重要。

3. **调整进餐量** 某些患者为了更好地品尝食物,不自觉地增加食物的进餐量,有助于改善营养。但对于肥胖或营养过剩的患者,应适当减少进餐量。

4. **安全保障** 学习识别变质食物,减少因食用变质食物而造成的危害。

(温红梅)

第十章
精神障碍的心理康复

第一节　常见精神障碍的主要临床表现

精神障碍(mental disorders)是一类以认知、情感、行为等方面的改变为特征的精神健康问题,可伴有痛苦体验和(或)功能损害。精神病(psychosis)特指具有幻觉、妄想以及明显的精神运动性兴奋或抑制等精神病性症状的精神障碍,常见的有精神分裂症、偏执性精神病、心境障碍等。本节介绍精神分裂症、心境障碍、神经症及人格障碍等常见精神障碍的主要临床表现。

一、精神分裂症概述及主要临床表现

(一) 概述

精神分裂症(schizophrenia)是一种常见的精神疾病,病因不明,多起病于青壮年,常有感知、思维、情感、行为等多方面的障碍和精神活动的不协调。一般无意识障碍和明显的智能障碍。其病程往往迁延不愈,呈缓慢进展,使患者的精神活动和社会功能受到严重损害,给患者、家属乃至社会带来严重负担。

(二) 主要临床表现

精神分裂症患者的精神症状多种多样,下面就一些常见症状描述如下:

1. **幻觉**　这是一种虚幻的知觉,客观上根本不存在任何相应的刺激物,患者却能够感知到它的存在,如听到不存在的声音,看到不可能看到的东西等。幻觉是一种典型的精神病症状,具有很高的精神分裂症临床诊断价值。常见的幻觉有:

(1)幻听:患者听到客观上不存在的声音,如在很安静的环境中,听到十分嘈杂的噪声,或听到别人在评论他(她)、谩骂他(她),或听到广播里在讲他(她)等。因此,患者往往会用纸团塞住耳朵,或者对空交谈,或者对空谩骂。

(2)幻视:患者看到实际上不存在的人或物,如在洁净的床单上看到许多爬动的虫子,在空无一人的院子里看到许多人。

(3)幻嗅和幻味:这两种幻觉往往同时存在,所感受到的常是令人不愉快的气味,如恶臭味、腐烂味等,因此患者往往紧闭门窗,或堵掩鼻孔,或拒水拒食等。

(4)幻触:凭空产生一种被触摸感、虫爬感、针刺感、电击感等。

2. **思维内容障碍**　妄想是指一种不符合事实,患者却坚信不疑,不能以其文化水平或社会背景来解释,无法通过摆事实、讲道理让其放弃的病理信念。常见的有:

(1) 被害妄想：最为常见。患者凭空认为有人跟踪他，对他施加诽谤，欲置之死地等。妄想的内容与患者的生活经历、教育背景可有一定程度的联系。

(2) 关系妄想：患者表现十分敏感多疑，把与己无关的现象牵连到自己身上，如感到所有人都针对他，认为别人故意讲他坏话。关系妄想通常是其他妄想（特别是被害妄想）产生的基础或前奏，也可以与其他妄想并存。

(3) 夸大妄想：患者毫无根据地坚信自己才智过人，或地位显赫，或拥有亿万财产，或称自己是伟大的发明家、名人等。

(4) 罪恶妄想：无端地认为自己罪大恶极、死有余辜，认为自己对不起人民，对不起国家，不配活在世上。患者常伴有消极行为，如自杀、拒食等，也有人以跪地、拼命劳动等表示赎罪。

(5) 疑病妄想：患者坚信自己身患严重疾病，如癌症、心脏病等，虽经反复检查证明无病，但仍不能使其信服。患者常常称自己"内脏烂了"，认为自己早已病入膏肓。

(6) 嫉妒妄想：患者凭空坚称自己的配偶另有新欢，对自己不忠贞，常捕风捉影，跟踪、逼问自己的配偶，虽不能证实也坚信不疑。

(7) 钟情妄想：凭空认为某个异性爱上了自己，有时尽管对方根本不认识他（她），也坚信如故。

3. 被动体验　正常人对自己的精神和躯体活动有着充分的自主性，即能够自由支配自己的思维和运动，并在整个过程中时刻体验到这种主观上的支配感，但精神分裂症患者常常会出现精神与躯体活动自主性方面的问题。患者丧失了支配感，相反，感到自己的躯体运动、思维活动、情感活动、冲动都是受人控制的，有一种被强加的被动体验，常常描述思考和行动身不由己。

4. 思维联想障碍　患者在交谈中忽视常规的修辞、逻辑法则，在言语的流畅性和叙事的完整性方面往往出现异常。

(1) 患者在交谈时经常游移于主题之外，尤其是在回答问题时，句句说不到点子上，但是句句似乎又都沾点边儿，中心不突出，目的不明确，内容结构松散，令听者抓不住要点（思维散漫）。病情严重者言语支离破碎，根本无法交谈（思维破裂）。

(2) 思维贫乏，语量贫乏，缺乏主动语言，在回答问题时异常简短，多为"是""否"，很少加以发挥。同时患者在每次应答问题时总要延迟很长时间。即使患者在回答问题时语量足够，内容却含糊、过于概括，传达的信息量十分有限。

5. 行为障碍　人的行为是一系列动作的有机组合，也是人类心理活动的一种表现形式。精神分裂症患者的动作和行为都可以发生障碍，且表现复杂多样，通常可见：

(1) 兴奋状态：表现为整个精神活动的增强，语言、动作、行为异常增多，吵闹不安、手舞足蹈、忙碌不停、到处乱跑等。患者的行为没有目的性，甚至杂乱无章、荒谬离奇，如做鬼脸、撕衣服、狂喊乱叫、咬伤自己等。

(2) 抑制状态：这是一类与兴奋状态表现相反的症状。患者的整个精神活动处于抑制，语言动作和行为减少。比较典型的有：

1) 木僵：患者像木雕泥塑一样，不语、不动、不食，面部表情固定，问之不答，唤之不动，可保持一种固定的姿态，很长时间不变。

2) 违拗：患者拒不执行对其的要求，甚至表现出抗拒、相反的行为，如要他站立，他偏要躺下；要他闭口，他偏张口等。违拗多伴随紧张性木僵出现。

6. 情感平淡　情感平淡并不仅仅以表情呆板、缺乏变化为表现，患者同时还有自发动作减少、缺乏躯体语言，在谈话中很少或几乎根本不使用任何辅助表达思想的手势和肢体动作，讲话语调很单调、缺乏抑扬顿挫，与人交谈时很少与对方有眼神接触，多茫然凝视前方，患者丧失了幽默感及对幽默的反应，检查者的诙谐很难引起患者会心的微笑;患者对亲人感情冷淡,亲人的伤病痛苦对患者来说无关痛痒。

7. **意志缺乏**　患者在坚持工作、完成学业、料理家务方面有很大困难,往往对自己的前途毫不关心、没有任何打算,或者虽有计划却从不实施。活动减少,可以连续坐几小时而没有任何自发活动。患者忽视自己的仪表,不注重个人卫生。

8. **注意障碍**　患者的注意力很容易分散,不易集中,做事说话都显得心不在焉。

9. **自知力障碍**　自知力是指患者对其自身精神状态的认识能力。一般精神分裂症患者均有不同程度的自知力障碍,严重的表现为完全不能认识自己的病态精神活动,否认自身有病,拒绝治疗,这种情况称为"自知力缺失";自知力缺失是判断精神病的重要指标之一,其完整程度与变化也是判断精神病恶化、好转或痊愈的一个标准。

二、 心境障碍概述及主要临床表现

(一) 概述

心境障碍(mood disorders)又称情感性精神障碍,是指由各种原因引起的、以显著而持久的心境或情感改变为主要特征的一组疾病。其临床特征是:以情感高涨或低落为主要症状,常伴有相应的认知和行为改变;轻重程度不一,轻者无精神病性症状,对社会功能影响较轻,重者可有明显的精神病性症状(如幻觉、妄想等),对社会功能影响较重;多为间歇性病程,具有反复发作的倾向。间歇期精神活动基本正常,部分可有残留症状或转为慢性病程。

(二) 主要临床表现

1. **躁狂发作**　躁狂发作的典型临床症状是情感高涨、思维奔逸、活动增多等"三高",可伴有夸大观念或妄想、冲动行为等。发作应至少持续1周,并有不同程度的社会功能损害,或给他人造成不良后果。

(1)情感高涨:情感高涨是躁狂发作的基本症状。典型表现为患者自我感觉良好,心境轻松、愉快,生活快乐、幸福;整日兴高采烈。其高涨的情感具有一定的感染力,常博得周围人的共鸣,引起阵阵欢笑。部分患者可表现为易激惹、愤怒、敌意,动辄暴跳如雷、怒不可遏,甚至出现破坏及攻击行为,但持续时间较短,容易转怒为喜或赔礼道歉。

(2)思维奔逸:患者联想速度明显加快,思维内容丰富多变,自觉头脑聪明,反应敏捷。语量大、语速快,口若悬河,有些自感语言表达跟不上思维速度。联想丰富,概念一个接一个地产生,严重时可出现"音联"和"意联"。患者讲话时眉飞色舞或手舞足蹈,常因说话过多口干舌燥,甚至声音嘶哑。所谈内容常随周围环境变化而频繁转移,呈现随境转移现象。

(3)活动增多:患者自觉精力旺盛,能力强,想多做事,做大事,想有所作为,因而活动明显增多,整日忙碌不停,但多虎头蛇尾,有始无终。有的表现为爱管闲事,爱打抱不平,爱与人开玩笑,爱接近异性;注重打扮,行为轻率或鲁莽(如挥霍、不负责任,或不计后果等),自控能力差。患者无疲倦感,声称"全身使不完的劲"。严重者可出现攻击和破坏行为。

(4)夸大观念及夸大妄想:在心境高涨的背景上,常出现夸大观念(常涉及健康、容貌、能力、地位和财富等),自我评价过高,自命不凡,盛气凌人。严重时可发展为夸大妄想,但内容多与现实接近。

(5)睡眠需求减少:睡眠明显减少但无困倦感,是躁狂发作的特征之一。

(6)其他症状:可有食欲增加、性欲亢进、交感神经兴奋症状等。多数患者在疾病的早期即丧失自知力。

2. **抑郁发作**　抑郁的核心症状包括情绪低落、兴趣缺乏和快感丧失,可伴有躯体症状、自杀观念和行为等。发作应至少持续 2 周,并且不同程度地损害社会功能,或给本人造成痛苦或不良后果。

(1)情绪低落:患者自觉情绪低沉、苦恼忧伤、兴趣索然、痛苦难熬,有度日如年、生不如死之感,自称"高兴不起来""活着没意思"等,愁眉苦脸、唉声叹气。常有无望感、无助感和无用感。

(2)兴趣缺乏:患者对以前喜爱的各种活动兴趣显著减退甚至丧失。

(3)快感缺乏:患者丧失了体验快乐的能力,不能从平日从事的活动中获得乐趣。部分患者也能参与一些看书、看电视等活动,但其目的主要是为了消磨时间,或希望能从悲观失望中解脱,毫无快乐可言。

(4)思维迟缓:患者思维联想速度缓慢,反应迟钝,思路闭塞,自觉愚笨,思考问题困难。表现为主动言语减少,语速慢,语音低,应答及交流困难。

(5)运动性迟滞或激越:活动减少,动作缓慢,严重者可表现为木僵或亚木僵状态。激越患者表现为紧张、烦躁不安,难以控制自己,甚至出现攻击行为。

(6)焦虑:表现为莫名其妙的紧张、担心、坐立不安、甚至恐惧。

(7)自责自罪:患者对自己既往的一切轻微过失或错误痛加责备,认为给家庭、社会带来了巨大的负担。严重者达到罪恶妄想,自感一无是处,罪孽深重。

(8)自杀观念和行为:患者感到生活中的一切,甚至生活本身都没有意义,认为死是最好的归宿。可有自杀计划和行动,反复寻求自杀。

(9)精神病性症状:一般在抑郁存在一段时期后可出现幻觉和妄想。内容可与抑郁心境相协调,如罪恶妄想,伴嘲弄性或谴责性的幻听;也可与抑郁心境不协调,如被害妄想,没有情感色彩的幻听等。

(10)躯体症状:主要有睡眠障碍、食欲减退、性欲减退、体重下降、便秘、躯体疼痛不适、乏力、自主神经功能失调症等。睡眠障碍主要表现为早醒,一般比平时早醒 2 ~ 3 小时,早醒后不能再入睡;有的表现为入睡困难,睡眠不深;少数患者表现为睡眠过多。躯体不适主诉可涉及各脏器。体重减轻一般定义为过去一个月里失去体重的 5% 或更多。体重减轻与食欲减退不一定成比例。少数患者可出现食欲增强、体重增加。

三、神经症性障碍概述及主要临床表现

(一)概述

神经症(neuroses)是一组主要表现为焦虑、抑郁、恐惧、强迫、疑病症状或神经衰弱症状的精神障碍。尽管不同种类神经症间的不同点多于相同点,但多年的研究发现,神经症性障碍仍有不少共同之处,而使其有别于其他类别的精神障碍。

1. 一般没有明显或持续的精神病性症状。

2. 症状没有明确的器质性病变为基础。各种神经症性障碍的症状均可见于感染、中毒、物质依赖、代谢或内分泌障碍及脑器质性疾病等多种器质性疾病中,在疾病的早期和恢复期最为常见,故诊断神经症性障碍须排除器质性疾病。

3. 患者对疾病体验痛苦。多数神经症性障碍患者在疾病的发作期均保持较好的自知力,他们的现实检验能力通常不受损害,他们不仅能识别自身的精神状态是否正常,也能判断自身体验中哪些属于病态。由于患者对神经症性障碍的体验常常十分痛苦,故常有强烈的求治欲望,而找不到明确病因的诊疗可能加重患者的痛苦体验,并对患者的社会功能产生一定影响。

4. 心理社会因素、病前性格在神经症性障碍的发生发展中起一定作用。引发神经症性障碍的应激性事件常有以下特点：①应激事件的强度往往不是十分强烈，而且往往是多个事件反复发生，持续时间较长；②应激事件往往对神经症性障碍患者具有某种独特的意义，即某些患者对常人看来也许是无足轻重的事情特别敏感；③患者对应激事件引起的心理困境或冲突往往有一定的认识，也知道应该怎样去适应以消除这些事件对心理的影响，但往往不能将理念化为行动；④应激事件不仅来源于外界，更多地源于患者内在的心理欲求与对事件的不良认知；他们常常忽略和压抑自己的需求以适应环境，但又总是对他人和自己的作为不满，总是生活在遗憾和内心冲突之中。

（二）常见神经症性障碍的主要临床表现

1. **恐惧症** 以过分和不合理地惧怕外界某种客观事物或情境为主要表现，患者明知这种恐惧反应是过分的或不合理的，但仍反复出现，难以控制。恐惧发作时常常伴有明显的焦虑和自主神经症状，患者极力回避导致恐惧的客观事物或情境，或是带着畏惧去忍受，因而影响其正常活动。

2. **惊恐障碍** 其特点是患者在无特殊的恐惧性处境时，突然感到一种突如其来的惊恐体验，伴濒死感或失控感，有严重的自主神经功能紊乱症状。患者好像觉得死亡将至、大难临头，或冲动、惊叫、呼救，伴胸闷、心动过速、心律不齐、呼吸困难或过度换气、头痛、头晕、眩晕、四肢麻木和感觉异常、出汗、肉跳、全身发麻或无力等自主神经症状。惊恐发作通常起病急骤，终止迅速，一般历时 5 ~ 20 分钟，很少超过 1 小时，但不久可突然再发。发作期间始终意识清晰，警觉度高，发作后心有余悸，担心再发，不过此时焦虑的体验不再突出，而代之以虚弱无力，需数小时到数天才能恢复。60% 的患者由于担心发病时得不到帮助而产生回避行为，如不敢单独出门，不敢到人多热闹的场所，渐发展为广场恐惧症。

3. **广泛性焦虑障碍** 其基本特征为泛化且持续的焦虑，不局限于特定的外部环境。主要临床表现：①精神性焦虑：表现为对未来可能发生的、难以预料的某种危险或不幸事件经常担心。有的患者不能明确意识到自己担心的对象和内容，而只是一种提心吊胆、惶恐不安的强烈内心体验；有的患者担心的也许是现实生活中可能会发生的事情，但其担心、焦虑和烦恼的程度与现实很不相称。②躯体性焦虑：表现为运动不安与肌肉紧张。运动不安可表现为搓手顿足，不能静坐，不停地来回走动，无目的的小动作增多。肌肉紧张表现为主观上的一组或多组肌肉不舒服的紧张感，严重时有肌肉酸痛，多见于胸部、颈部及肩背部肌肉，紧张性头痛也很常见，有的患者可出现肢体的震颤。③自主神经功能紊乱：表现为心动过速、胸闷气短、皮肤潮红或苍白、口干、便秘或腹泻、出汗、尿意频繁等症状。有的患者可出现早泄、阳痿、月经紊乱等症状。

4. **强迫障碍** 其基本特征是强迫思维和强迫行为为主要临床相。其特征是有意识的自我强迫与反强迫并存，两者强烈冲突使患者感到焦虑和痛苦；患者体验到的观念和冲动来源于自我，但违反自己的意愿，需极力抵抗，却无法控制；患者也意识到强迫症状的异常性，但无法摆脱。病程迁延者可表现为仪式动作为主而精神痛苦减轻，但社会功能严重受损。

5. **躯体形式障碍** 其主要特征是患者反复陈述躯体症状，不断要求给予医学检查，无视反复检查的阴性结果，不接受医师关于其症状并无躯体病变基础的保证。即使患者有时患有某种躯体障碍，但也不能解释症状的性质、程度或患者的痛苦与先占观念。即使症状的出现和持续与不愉快的生活事件、困难或冲突密切相关，患者也拒绝探讨心理病因。患者认为其疾病本质上是躯体性的，需进一步的检查，若不能说服医师接受这一点，便会愤愤不平。常伴有焦虑或抑郁情绪。

6. **神经衰弱** 是指由于长期处于紧张和压力下，出现精神易兴奋和脑力易疲乏现象，常伴有情绪烦恼、易激惹、睡眠障碍、肌肉紧张性疼痛等；这些症状不能归因于脑、躯体疾病及其他精神疾病。症状时轻时重，波动与心理社会因素有关，病程多迁延。

四、 人格障碍概述及主要临床表现

（一）概述

人格或称个性，是一个人固定的行为模式及在日常活动中处事待人的习惯方式。人格障碍（personality disorder）是指明显偏离正常且根深蒂固的行为方式，具有适应不良的性质，患者遭受痛苦和（或）造成他人痛苦，或给环境带来不良影响。人格的异常妨碍了他们的情感和意志活动，破坏了其行为的目的性和统一性，给人以与众不同的感觉，在待人接物方面表现得尤为突出。人格障碍通常开始于童年、青少年或成年早期，并一直持续到成年乃至终身。部分人格障碍患者在成年后有所缓和。

（二）常见人格障碍的主要临床表现

1. **偏执型人格障碍**　以猜疑和偏执为特点。①对挫折与拒绝过分敏感；②容易长久地记仇，即不肯原谅侮辱、伤害或轻视；③猜疑，总认为他人不怀好意；④与现实环境不相称的好斗及顽固地维护个人的权力；⑤毫无根据地怀疑配偶或性伴侣的忠诚，限制对方和异性的交往或表现出极大的不快；⑥自负、自我评价过高，对他人的过错不能宽容，得理不饶人。

2. **分裂型人格障碍**　以情感淡漠及人际关系明显缺陷为特点。①几乎没有可体验到的愉快的活动；②情绪冷淡，对人冷漠，缺乏热情和幽默感；③对他人表达温情、体贴或愤怒情绪的能力有限；④对于批评或表扬都无动于衷；⑤对与他人发生性接触毫无兴趣（要考虑年龄）；⑥几乎总是偏爱单独行动，回避社交，我行我素而自得其乐；⑦过分沉湎于幻想和内省；⑧没有亲密朋友，也不想建立这种关系；⑨明显地无视公认的社会常规及习俗。

3. **社交紊乱型人格障碍**　常因其行为与公认的社会规范有显著差异而引人注目的一种人格障碍，也称为反社会型人格障碍。①对他人的感受漠不关心；②全面、持久地缺乏责任感，无视社会规范与义务，经常违法乱纪；③尽管建立人际关系并无困难，却不能持久地保持；④对挫折的耐受性极低，微小刺激便可引起攻击，甚至暴力行为；⑤无内疚感，不能从经历中特别是从惩罚中吸取教训；⑥很容易责怪他人，或者对他们与社会相冲突的行为做"合理化"的解释；⑦持续的易激惹。

4. **情绪不稳型人格障碍**　①冲动型人格障碍：以情绪不稳定及缺乏冲动控制为特征，伴有暴力或威胁性行为的暴发，冲动后对自己的行为虽懊恼，但不能防止再犯。②边缘型人格障碍：除了一些情绪不稳的特征之外，患者自己的自我形象、目的及内心的偏好（包括性偏好）常常是模糊不清或扭曲的，通常有持续的空虚感。他们时好时坏的、不稳定的人际关系可能会导致连续的情感危机，也可能为竭力避免被人遗弃，出现一连串的自杀威胁或自伤行为（这些情况也可能在没有任何明显促发因素的情况下发生）。

5. **表演型（癔症型）人格障碍**　以过分的感情用事、夸张言行吸引他人的注意为特点。①自我戏剧化、做作性，夸张的情绪表达，表情丰富但矫揉造作；②暗示性强；③情感体验肤浅；④不停地追求刺激、为他人赞赏及以自己为注意中心的活动；⑤外表及行为显出不恰当的挑逗性，甚至卖弄风情，给人以轻浮的感觉；⑥对自己外观容貌过分计较；⑦自我中心，自我放任，感情容易受伤害，为满足自己的需要常常不择手段。

6. **强迫型人格障碍**　以过分的谨小慎微、严格要求与完美主义，及内心的不安全感为特征。往往穷思竭虑，对实施的计划反复检查、核对，常拘泥于细节，犹豫不决，往往逃避做决定。过分迂腐，缺乏创新和冒险精神。刻板和固执，不合理地坚持要求他人严格按照自己的方式行事。

7. 焦虑（回避）型人格障碍 以一贯感到紧张、提心吊胆、不安全及自卑为特征。①认为自己在社交上笨拙，没有吸引力或不如别人；②除非肯定受人欢迎，否则不肯与他人打交道；③出于躯体安全感的需要，在生活风格上有许多限制，惯性地夸大日常处境中的潜在危险，而有回避某些活动的倾向；④对拒绝和批评过分敏感，因此由于担心批评、职责或拒绝，回避那些与人密切交往的社交或职业活动。

8. 依赖型人格障碍 以过分依赖，害怕被抛弃和决定能力低下为特征。过分顺从他人的意志，不愿对所依赖的人提出要求，处处委曲求全，沉湎于被关系亲密的人所抛弃的恐惧之中，总把自己看作无依无靠、无能的、缺乏精力的。

五、 睡眠障碍

（一）概述

人生有 1/3 的时间在睡眠中度过，睡眠与健康的关系历来受到人们的重视。睡眠不好会出现烦躁、压力大、注意力不集中等症状，这样的情绪又会影响晚上的睡眠，造成恶性循环。中国睡眠障碍的患病率约为 38.2%，但就诊率并不高。一方面因为很多人没有重视睡眠问题；另一方面，很多睡眠障碍的患者也不知道应该如何正确就诊。睡眠问题是当下社会重要的大众健康问题。

（二）主要临床表现

1. 失眠症 失眠症是对睡眠质和量持续相当长的时间不满意的状态。失眠主要表现为：入睡困难、易醒、早醒等，可以见于多种疾病，其中最常见的是失眠障碍（俗称"失眠症"）。除了失眠障碍以外，很多躯体疾病、精神障碍和睡眠障碍也可以导致失眠，如：甲状腺功能亢进、抑郁症、焦虑症、阻塞性睡眠呼吸暂停低通气综合征（俗称"鼾症"）、不安腿综合征等。除了疾病以外，人们遇到不愉快的生活事件、压力大、生气等情况时也容易出现失眠。人们常说睡眠要保证达到 8 小时才算正常，其实，睡眠时间的长短不能作为判断失眠严重程度的标准。不是每个人每天都要睡足 8 小时，而是因人而异。只要第二天能够精力充沛，保持较高的工作效率即可。而且随着年龄的增长，睡眠需求会相应减少。儿童可能每天需要睡十几个小时，成年人一般每天 6 ~ 8 小时就够了。失眠症的临床表现有入睡困难、睡眠不深、易惊醒、多梦、早醒、醒后再次入睡困难、醒后感觉疲劳乏力等。患者对失眠感到恐惧和焦虑不安，可以引起患者生活及社会功能的下降。

2. 嗜睡症 睡眠不着是病，但是睡眠太多也是病。嗜睡症是指过度的白天或夜间睡眠，并非由于睡眠不足或存在发作性睡病等其他神经精神疾病所致，常与心理因素有关。患者出现每天睡眠过多或者睡眠发作持续 1 个月以上，需要排除由于发作性睡病及其附加症状所致的睡眠过度综合征。

第二节　精神障碍患者康复期的心理问题

（一）自卑感

处于康复期的患者，面临的实际问题从四周袭来，使患者最终感到疾病对生活的威胁，这对某些患者来说是严峻的考验。特别是社会上对精神疾病的偏见,认为患精神病不光彩,因此患者往往怕社会对自己有歧视而难以见人,这更加重了患者的自卑心理,认为自己的一辈子都完了,心里难以接受自己是精神障碍患者的现实,对前途失去信心,严重时会出现消极的自杀行为。

(二)病耻感

病耻感一词翻译自英文"stigma",原本该词在希腊文中为烙印或文身之意,人们会根据对精神疾病的消极认知给精神疾病患者贴上"标记",把精神疾病患者从一般人群中划分出去,并对他们产生贬低和歧视的信念。当公众普遍采用一种贬低或歧视的态度看待精神疾病患者时,患者便会相信人们的贬低或歧视信念,将外部的负性态度内在化,感到羞耻或相信自己与别人不同,形成病耻感,进而引发一系列消极影响。病耻感的存在使他们的寻求治疗以及服药依从性大大降低,导致患者的致残率增高,收入降低,反过来增加了自杀和暴力的风险,阻碍了其社会功能的恢复,从而进一步加剧了精神疾病患者被社会所孤立的局面。

(三)恐惧感

精神疾病患者在发病期间的心理活动大多数为病态心理,经治疗后,由于患者的病态心理得到控制,一旦认识到自己所患的疾病后,无法面对这一事实,感到惊恐不安,怕被别人歧视,担心精神病复发,担心长期服用抗精神病药物影响身体,担心影响自己的婚姻、家庭,害怕自己的病会遗传给后代,担心自己不能胜任工作、适应不了家庭和社会生活等。

(四)烦恼

因担心疾病不能彻底治愈而过度思虑,有时甚至烦躁不安。多次发病的患者,在康复期这种心理活动尤为明显。

(五)消极悲观

康复期患者对病态行为可有回忆,并可由于发病期间的异常行为所导致的后果而背上沉重的思想包袱,顾虑重重。有的因病而家破财空,从而产生消极悲观情绪,甚至可产生自杀心理。

(六)懒惰、依赖性强

尽管康复期患者自知力有所恢复,懒惰、依赖是精神病患者反复发作后的一组阴性症状,多与意志缺乏并存,认为自己是患者,理应由人护理、关心、体贴,因而产生了对医务人员和家属的依赖心理。

第三节 精神障碍患者心理康复主要方法

(一)心理康复原则

1. 充分尊重患者,与他们建立平等、和睦、协作的关系,给予患者感情上的支持,取得他们的信任与配合。

2. 在充分了解患者的病情,注意其病态心理的同时,更要注意发掘患者自身的积极因素,并尽可能地采取措施加以增强和扩展。鼓励患者诉说自己的各种误解和担心,并给予有说服力的解释和有力的保证,使患者逐渐理解自己的疾病性质,树立战胜疾病的信心。

3. 了解患者与其家庭、社会相处中存在的问题,对他们失去平衡的状态做客观的分析,并给予正确的指导,设法使之恢复正常。

如对患者可能存在的不良生活习惯、与人沟通的困难、不切实际的要求等,医生可以为患者提供针对这些问题的正确信息,引导他们认识自己的缺陷,再采用劝告、指点、传授、建议等方法,帮助他们修正和改进自己的观点与做法,并建立新的心理习惯和社会习惯,使他们重新融入家庭、融入社会。

4. 注意引导患者积极介入心理康复的全过程,而不是让他们被动地接受服务。

如在实施康复措施时,药物治疗是必不可少的,但是最常见的是患者对药物治疗的抗拒心理,这个问题处理不当,就可能导致医患关系的恶化,使患者乃至其家属对药物治疗产生误解和疑虑,甚至由此而拒药、停药,造成整个治疗的失败。因此,医生必须从开始就给予足够的重视,并想办法使患者及其家属了解用药的原理和重要性,不断强化他们对药物治疗的认识,争取他们主动配合。

5. 康复的目标不应止于消除症状和社会功能的恢复,而是要促进患者的复原。

复原完全超越了疾病的症状,而是一个更为广泛的概念。复原强调的是一种生活方式、一种人生态度、一种价值观念,复原是患者突破对疾病的否定,理解并接纳了患病的事实。在对患病绝望之后重新唤起对生活的希望,并对生活各方面作出主动的调整和应对,重新找回自我,而不再首先把自己看做一个有精神疾病的人。

因此,复原并不意味着个体不再有症状、不再有挣扎和斗争、不再使用精神卫生服务、不再吃药,也并不意味着个体将要完全独立地满足自身所有的需要,而是意味着个体已经可以掌控自己生活中的重大决策,已经理解了自己的生活经历,对生活已经有向前看的思考方式,能够为了促进自身健康而采取积极主动的步骤,对生活怀有希望并且能够享受生活。

(二) 心理康复的程序

心理康复程序的核心是要确定这次心理康复的目标,通过了解与分析,从患者的大量心理需求中选择最主要的、最关键的需要作为要解决的问题,然后确定最佳干预手段,其程序如下:

1. **了解患者的需要(评估)** 这是问题解决的首要环节。一般通过观察、晤谈、测验、调查等手段,收集有关患者需要的各种信息,即心理康复评估。当患者的某些需要得不到满足,有时会通过心理反应来表达,如发脾气、生闷气等,这些反应也会影响患者的病情。因此,要善于捕捉、及时发现、正确判断这些信息。

2. **分析患者的需要(诊断)** 不同患者在不同时期都会有各种各样的不同需要,对这些需要进行归纳分析,方能较好地解决问题,即心理康复诊断。

3. **提出问题的解决方法(计划)** 这是决策阶段,也是运用专业知识来解决具体问题的关键步骤。根据了解和分析的结果,以主次问题先后排序,明确心理康复目标,设计如何解决问题的心理干预手段。

4. **心理康复的实施(措施)** 这是行动阶段(即贯彻执行计划中的各种方案和心理干预措施),也是"问题 - 解决"的手段付诸实践的过程。除了决策的正确性之外,心理康复的技巧在这里起决定作用。此阶段应做好记录,作为下一阶段的依据。

5. **心理康复的效果评价** 即检查心理康复效果和计划执行情况。在这个阶段就是对照分析患者对心理康复的反应,看心理康复的目标是否实现,如果没有实现,就要分析原因,是哪一个环节发生了问题。是了解不全面? 还是分析不正确? 是决策的问题? 还是行动上的不足? 然后,根据评价来提出下一阶段的新的要求。

　　心理康复虽然可以分解为上述 5 个步骤,但是它是作为一个整体并动态地进行的。

(三)心理康复的方法

　　1. 支持性心理治疗　支持性心理治疗是心理治疗的基本技术,是运用心理治疗的基本原理帮助患者克服情感障碍或心理挫折的治疗方法,适用于各类患者,具有支持和加强患者防御功能的特点,能使患者增加安全感,减少焦虑和不安。支持性心理治疗的方法有解释、安慰、鼓励和保证,其中以解释最为重要。应根据患者的具体情况进行必要的解释,解除顾虑,树立战胜疾病的信心。发现患者对自己的健康和前途疑虑不安时,应以事实为根据向患者作出保证,帮助患者振作精神。

　　使用支持性心理治疗时应注意鼓励、调动患者自身的动力。患者的依赖证明治疗关系建立得稳固。进一步使用心理治疗技术促使患者成长,消退依赖。解释时语言应通俗易懂,避免患者发生曲解和误会,应避免与患者争执,不能强迫患者接受自己的意见,允许患者思想反复;作出保证时,既要坚定有力,以事实为依据,又不能轻易许诺,否则当保证不能兑现时,会破坏患者对医护人员的信心,影响心理治疗的效果。

　　2. 认知疗法　认知疗法认为不良精神刺激不会直接导致情绪反应,必须要有认知过程及结论(信念)与态度参与。不同的结论与态度,会产生不同性质及程度的情绪反应。临床上许多情绪障碍的发生,都与患者存在不良认知和相应的认知结论与态度有关,如果改变这些结论和态度,就会使情绪障碍得到改变。认知疗法还认为,某些行为障碍或行为适应不良的发生,是缺乏知识及经验,不能取得正确认知的结果。如果提高认知水平或纠正错误观点和观念,就能提高行为适应能力和消除行为障碍。

　　认知疗法适用于恢复期的精神疾病患者。恢复期的患者普遍存在认知问题,如对疾病缺乏完整认识导致的不良认知;有来自心理社会因素所致的其他不良认知;或者存在性格缺陷和人生观、不良价值观所致的不良认知。这会影响他们从健康角度把握自己、照顾自己、预防复发的能力,对其将来的生活发展与人生成功带来危害。因此有不良认知的恢复期患者,可采用认知疗法进行心理治疗,改善患者的不良认知和提高其认知水平。认知疗法的方式较多,有贝克的认知疗法、埃里斯的合理情绪疗法等。

　　3. 行为治疗　行为治疗是根据学习心理学和实验心理学的理论及原理对个体进行反复训练,以达到矫正适应不良行为的一种心理治疗。行为主义理论认为,任何适应性和非适应性的行为都是通过学习形成的,也可以通过学习来增强和消除。

　　行为治疗的种类繁多,但其治疗的原则和程序大致相同。常用的原则和方法有:

　　(1)强化原则:以强化物作为能够增减预期行为出现频率的刺激物。在设计强化训练时应考虑患者问题的严重程度、条件强化学习时间的长短、患者的年龄等因素。

　　(2)行为塑造法:是运用强化的方法,将达到终点行为的训练过程分成若干步骤,逐步塑造,最终完成终点行为。

　　(3)生物反馈疗法:主要用于治疗一些与紧张情绪有关的精神障碍。其主要原理是,人的紧张与焦虑情绪和肌肉放松是两个相互对抗的过程。通过生物反馈仪将肌肉放松后的生理变化通过声光的形式反馈给患者,从而使患者学会对自身肌肉进行有效放松的技术,达到矫正精神障碍的目的。

　　(4)森田疗法:主要用于治疗各种神经症。森田疗法最基本的治疗原则是顺应自然。人的情感活动有其自身的规律,即发生、发展达到高峰,以后逐渐消失。根据这一规律,对恐怖、焦虑等情感体验顺应其活动规律,让其自然消失。而如果主观地去压抑、回避这类情感,只能使这类情感得到强化并出现预期的恐怖。

　　通过行为治疗,可训练患者的各种技能,如正确决策和解决问题,处理好人际关系,正确应对应激和不良情绪,以及一些生活技能训练等。大多数研究认为,本法对减少精神病理症状和再住院无明显疗效,但能使患者获得某些有目的的技能,能改进患者的社会适应能力。

4. 认知行为治疗(CBT) 认知行为治疗是一组通过改变思维或信念和行为的方法来改变不良认知,达到消除不良情绪和行为的短程心理治疗方法。它不仅用于治疗抑郁或焦虑症,现在更多地用于解决一些具体的精神病性症状及由此继发的影响(如羞耻和丧失感),故与目前公认的帮助精神分裂症患者解决由于丧失、残疾和羞耻而引起生活功能下降的支持性心理治疗相比,它有独特之处,即通过一个具体的技术积极地减少由精神分裂症的一些核心症状而引起的痛苦和残疾。

CBT 的原则可以总结为:①确认与评估靶症状和靶行为;②检查这些靶症状和靶行为发生的前因后果;③与患者一起形成一个针对靶症状和靶行为的更适合的解释模式;④评估靶症状和靶行为的改变。

一些关键的认知行为治疗包括以下内容:①从患者的角度建立一个治疗方案。②转变患者对疾病症状的认识。通过对症状的解释,让患者学习如何辨别症状并接受症状的存在,尽量使生活正常化、现实化。认知行为治疗是给予直接积极的理解和应对精神症状,而不是去压抑它们。③着眼于治疗关系和精神疾病患者症状的个人意义,给予系统的干预。④提供替代的医学模式,以增强服药依从性。与传统的心理教育不同,不是试图要说服或强制患者认为他有精神病性症状,相反,其目的是减少症状对患者的影响或危害。CBT 更多关注症状,而不是诊断,因而使患者更易接受必要的治疗,而不易引起情绪低落,避免了病情加重和自杀的风险。

5. 认知修复治疗(cognitive remediation therapy) 精神分裂症患者很多出现认知功能受损,近期的研究关注心理动力功能,注意、工作记忆、执行功能和其他认知功能。这些功能受损可能会在精神分裂症的整个病程中,使患者的社会心理和工作功能受限。这可能减弱 CBT 治疗效果,因 CBT 治疗中需要高水平的自我监测、注意、理性思维、对疾病和症状的认知。所以从 20 世纪 90 年代开始就有认知修复的方法,通过信息重构、再组织、有效使用环境助手和广泛的以认知功能为核心的技术(主要是神经认知和社会认知),来加强执行功能和社会认知。

6. 社会技能训练(social skill training) 社会技能是指在不同社会情境下运用不同社交方法并按一定合适的次序进行的一系列行为,社会技能使个体在生活中顺利地与他人交往并反映出其能胜任社会生活的能力。而社会技能的缺失是导致患有精神障碍患者社会交往能力不足的主要原因。这一缺失可能促发个人与环境间的紧张关系,导致其表现出社会退缩和孤立。社会技能的训练源于 Robert Liberman 的社会技能模型。这一模型由三大部分组成:接收技能(社会知觉),内化技能(社会认知),传递信息技能(行为上的回应和表达)。但与个体发展不同的是,社会胜任能力又可以综合各类社会资源,促进社区整合并推动角色功能发展。因此,这种训练常在团体中进行,旨在增强患者多方面的技能,如人与人之间交流、交往,病情管理,社区再整合,职场交往以及一些重要必需的日常生活活动。虽然现有训练项目的内容十分多样,但从一系列的训练策略(包括目标确立,行为指导,角色模式,行为练习,矫正反馈,正强化以及家庭作业)可以看出,这些项目都是用来培养具有普遍意义的技能的。

当精神分裂症患者具备了一定的社会技能来应对压力事件和生活中的压力时,并且能熟练地面对并解决生活中的问题和挑战,那些压力便自然不会那么容易地激化患者的病情从而导致其恶化。同时,掌握社会技能还可以帮助患者参与治疗过程中的治疗方案选择和关系建立,其中对于药物自我管理技能的培训证明了这一点。当患者自己学会如何适当地用药时,他们能更好地控制病情,增强了自己对治疗的责任感,也能更清晰地洞察自己的状况。

7. 同伴支持(peer support) 精神疾病患者在疾病的治愈和社会功能的恢复中面临重重困难,并因此长期处于社会孤立的状态。为了改善患者难以回归社会的现状,同伴支持作为一种支持系统,为其提供环境与情感上的支持,在患者疾病和功能的恢复过程中起到了重要的作用。同伴支持即有相同经历的人通过互相分享个人的经历,为同伴提供知识、经验、情感、信息等方面的支持,同时彼此慰藉,相互接纳与尊重,并建立希望,是一个给予帮助和接受帮助的系统。同伴支持服务模式已作为精神疾病患者的重要康复资源,例如:患者自发组织的互助团体,大家就一个共性的问题进行探讨,总结方法;同时疾病和功能康复较好的患者可以为有需求的患者提供个人独特的经验与方法,是一种单行的服务与支持;此外,同伴支持可作为一种职业,比如患有精神疾病、康复较好的患者在精神康复机构通过被聘用或者志愿服务的形式为他人提供服务与支持。总之,同伴支持在慢性疾病,尤其是重性精神疾病中,发挥着重要的作用。

第四节　家庭心理教育

　　家庭是每个人心理发展的摇篮,也是日常生活的基地,对个体的心理与生活影响重大。家庭在每个人的一生中始终扮演着极其重要的角色,是人们获得心理资源和情感支持的重要源泉。家庭的关心和表扬对患者的康复起促进作用,而指责和敌视可引起病情的恶化和复发。家庭关系,尤其是在某些高情感表达的家庭,对患者的批评、情感的过度介入以及不合理的要求,对患者的内心来说都是一种过度的应激反应,都可以转换成压力。

　　家庭心理教育是一种以患者为中心、由专业人员和家属(包括或不包括患者)共同参与、以传授信息和培养技能为基本内容的社会心理干预。家庭心理教育可以减少高情感表达家属的要求;可以减少家庭矛盾,有利于建立一个宽松的家庭环境,从而减少过度的应激;对患者家属在认知、情感及行为方面都有治疗作用;改善家属对待患者的态度,家属具有同情心的态度会促进患者的社会和职业功能,也有利于困难的解决;向家属提供技能方面的训练;向家属提供情感上的支持,减少焦虑,增强信任感等。总之,家庭心理教育不仅可以使家属和治疗者的联系更紧密,而且可以改变家属对疾病的信念和态度,从而影响治疗的依从性和疾病的进程。

一、　家庭心理教育的目的

1. 在专业人员、家属和患者的共同合作下,使精神疾病患者达到最好的预后。
2. 通过努力为家属提供知识、心理和技能方面的支持,减少他们的痛苦。

二、　基本原则

1. 充分协调各项治疗措施和关系,以确保每个人都保持同样的目标——患者的康复。
2. 密切监测患者疾病需求的同时,关注他们的社会需求。
3. 提供最合适的药物管理方式。
4. 倾听家属的声音,在康复计划和实施中,和他们保持平等的合作。
5. 发掘患者及家属在康复计划中的需求和期望。
6. 评价家属在支持患者方面所具有的力量和限制。

7. 通过缓解家属情感方面的压力,协助处理家庭矛盾。

8. 允许表达失落感。

9. 在合适的时间向患者及家属提供合适的信息。

10. 向患者及家属提供系统的解决问题的技能训练。

11. 鼓励家庭扩展他们的社会支持网络。

12. 灵活地满足家庭的需求。

三、 主要内容

1. **帮助家属了解精神疾病知识** 需要了解什么是精神病,精神病发生、发展的规律,各类精神病的主要症状,各种治疗药物的特点和副作用,家庭护理的注意事项,以及治愈之后如何防复发,如何进行心理、社会康复等知识。这些知识对家属至关重要,可以帮助家属知道如何有的放矢地观察病情、安排患者的生活,知道在特殊情况下如何处理等。

2. **学会关心爱护患者** 家属应以最大的同情心理解、关心、爱护患者,与患者建立友好的关系,经常与患者沟通,及时掌握患者的思想动态,并采取相应措施,把患者的危险行为消灭在萌芽状态。病情稳定、无攻击行为的患者最好与家人住在一起,不要独居或关锁,因为独居或关锁只能增加患者的精神压力,易使患者产生猜疑或嫉妒,甚至被害妄想,产生攻击行为或离家出走。与家人保持接触,既有利于病情观察,也有利于缓和病情。对有明显诱因的患者要避免诱发因素的再刺激,家庭成员多给精神疾病患者以温暖,做好邻居、朋友的解释工作,得到他们的理解与同情,尽可能帮助患者解决生活、工作上的一些实际困难,解除其后顾之忧;分析患者在社会接触中存在的问题,重建社交能力,稳定其情绪,可减轻社会因素引起的各种精神压力,减少复发的诱因,有利于社会康复。而疏远或敌对则是对患者的劣性刺激。家属要鼓励患者多参与活动,如家务劳动、亲友往来和文体活动,工作能力尚存者单位尽量让其参加工作,这些活动都能促进患者精神康复,使其逐步接近常人;过分照顾或对患者置之不理来帮助患者恢复自知力,只能挫伤其自尊心,反而不利于康复。

3. **对患者和家属进行用药指导** 这是患者获得康复的基础。

(1)药物的保管:家属应妥善保管好药品,防止潮解失效并注意有效期,且药品不能全部交给患者,以防其一次性吞服,造成不良后果。

(2)每次服药前需要按医嘱准备好药物,注意核对药名、规格、剂量,以防因药量不足达不到效果,切不可随意停药或换药,以保证患者的有效治疗和康复。

(3)患者拒绝服药,这是所有精神病治疗中最普遍,也是最令人头痛的事。对此,首先要了解患者拒绝服药的原因。有的患者是由于服药以后出现了副作用,身体不舒服,影响了学习和工作。对这样的患者,一方面要耐心劝说,摆事实讲道理,另一方面要请医生酌情调整药物的剂量或品种,以减轻副作用。有的患者对长期服药嫌麻烦,对病情复发的严重后果认识不足,存在侥幸心理,对这样的患者更要反复强调疾病复发的危害。还有的患者是因为病还没好,缺乏自知力,甚至就是在幻觉妄想的支配下不吃药。这种情况最不好办,因为患者不接受任何劝说。对不合作或有藏药行为的患者,服药后不能让患者立刻离开监护人的视线,防止患者把药扔掉或压在舌下又吐出。对于藏药行为特别严重的患者,可以在患者饭吃了一半后让其服药,然后将剩下的饭吃完,一般患者很难再将药藏在口腔。

(4)家属要随时观察患者服药后的效果、有无不良反应,一旦发现及时与医生联系或直接到医院复诊。注意观察患者睡眠、饮食、大小便、脉搏、肢体震颤、流涎、静坐不能、情绪、体重等方面的情况,并将这些情况记录下来,复诊时告诉医生,便于医生及时调整药物,合理用药。

4. 帮助患者恢复自知力　在疾病恢复过程中,多数患者是精神症状消失在前,自知力恢复在后,有些患者长时间不承认自己以前的奇怪想法是病态,也不认为那些想法的消失是服药治疗的结果。对于这样的患者,在继续药物治疗的同时,要多与患者交谈,帮助其分析症状,促进其自知力的恢复。与患者谈话需要一定的技巧。

(1)要主动涉及症状,不要怕刺激患者,回避只能麻痹一时。患者对以前的想法虽然不再提及,但是如果他对此没有正确的认识,缺乏分辨能力,这就将成为他再次犯病的隐患。很多复发的患者,症状同前一次发病时的想法如出一辙,其主要原因就在于自知力一直没有完全恢复。

(2)谈话时语气要平等。以商量、讨论的方式同患者交换看法,避免说教。要让患者感到,家属是站在患者的立场上真心帮助他,而不是在逼他承认自己有精神病。谈话时,多用"我觉得……",少用"你应该……"。家属表达完自己的意见之后,应尽量以问句结束,如"你觉得呢?""我说的有道理吗?"这种谈话方法容易让患者接受,并且可以引导患者说出自己的看法。

(3)谈话要自然,要以现实生活中的事情为素材。对于有被害妄想、总觉得别人的言行是在伤害自己的患者,家属可以就电视剧中的情节,或者把自己工作中发生的事情讲给患者听,同患者一起探讨如何看待别人对自己的态度,如何处理人际关系等。帮助患者认识疾病的过程,实际上也是促进患者人格成熟的过程,精神病患者本来就具有不同程度的人格缺陷。

(4)掌握说话的分寸。家属在同患者一起分析症状时,要时刻注意患者的反应。患者愿意听,则讲;患者不耐烦了,就不讲,或换个时间再讲,要适可而止。应该通过这样的谈话,增进交流,加深感情,不能因此而使关系疏远、甚至对立,那样还不如不谈。如果患者对家属的劝说坚决抵制,这正说明他的病情还比较严重,只好继续等待药物的疗效。如果因为一次谈话,患者和家属的关系搞僵了,不仅长时间难以恢复,还会影响到患者服药的依从性,那样就得不偿失了。

(5)对患者的每一个症状都要充分分析。自知力的恢复一定要全面、彻底,这就要求家属要准确地掌握患者的全部症状,逐一询问,逐一帮助患者分析。这的确非常复杂和艰巨,需要家属的耐心、仔细及坚持。

5. 家庭干预　除了家庭心理教育之外,循证的家庭干预方法还包括降低压力、情绪加工、认知重建和结构化地解决问题。干预通常由精神卫生专业人员实施,治疗方向、方式和时间长短有所不同。尽管并不是所有家庭都需要高强度的支持和结构化的干预,但所有家庭都应该得到这种机会,在这个过程中家庭可以了解疾病,并接触到能促进他们自身以及家属生活质量的各种资源。

当然,家庭干预也面临一系列的挑战:第一,对家属有一定的要求,如交通、时间、动机和精力,病耻感也是家属参与的阻力。第二,缺乏治疗师的具体培训,准备不足。另外,成本-效益标准也会影响家庭干预的实施。考虑到了实施所付出的时间,干预通常被看做是高成本的。然而,如果将这些付出与降低住院率(大多数研究显示降低住院率约 1/3)所节约的成本相比,家庭干预将是低成本的干预。

家庭干预的责任不仅包括临床工作人员和研究人员,政府也有一定的责任,以满足健康服务的需求,营造一个公平、民主的社会环境。政府需要成为积极的促进者,以使得家属在照顾患者的同时又有一定的经济支持;也可以通过缩短工作时间促进家属在外就业,这样家属可以有一定的自由空间,也能体会到对社会的价值;当照料者需要外出度假时能提供具体的能够照料患者的团队,以使得家属保持相对良好的生活质量。

(姚贵忠)

第十一章
其他临床状况的心理康复

第一节　围手术期的心理康复

围手术期(perioperative period)是围绕手术的一个全过程,从患者决定接受手术治疗开始,到手术治疗直至基本康复,包含手术前、手术中及手术后的一段时间。国内外大量研究表明,手术患者在围手术期均产生不同程度的生理和心理的应激反应。文献对各类围手术期患者心理障碍发生率的结果报道不一,这主要与调查的样本量、使用的量表、患者群体、手术类型的不同有关。根据文献报道,围手术期负面情绪以焦虑为最多见,其次为抑郁症状,其他有多疑、恐惧或暴躁等症状。患者可同时具备几种负面情绪或有所侧重。随着医学模式的转变,在我国康复领域中,患者围手术期的社会心理问题越来越受重视,对这方面的研究也日渐增多。

一、围手术期心理特点及影响因素

患者由于手术引起的心理应激反应,在术前、术中和术后显示出不同特点。随着手术时间的临近,术前患者主要表现为焦虑、恐惧情绪增强,血压升高,心率加快;术中应激反应水平显著低于术前;而术后又较术中有所升高。围手术期患者精神心理障碍的严重程度与手术类型、病程长短、既往手术经历有关,还与年龄阶段、病前情绪稳定性、个性特征、文化水平以及社会支持有关。

(一)抑郁

与以下因素密切相关:
1. 围手术期诊断治疗相关的紧张情绪和恐惧。
2. 手术的不良反应。
3. 患病前已有的内源性或严重抑郁症。
4. 不稳定情绪障碍的发展。

临床上多以前两种因素最为多见,但很难界定围手术期出现的抑郁是否与此前就已存在的情绪障碍有关。围手术期的抑郁症诊断多依据心理症状,如快感消失、烦躁、无助无望感、自卑、价值观念缺失、自杀和犯罪等来确定。

(二)焦虑

焦虑是得知需要手术治疗后的最常见的心理反应,表达方式因个体性格和环境而异,它是手术的正常反应,但在某些时候可恶化为病理性焦虑和明显的躯体回避模式。焦虑的发生不仅与手术本身有关,更与其相关疾病特别是肿瘤(癌症)治疗有关,并可在以下几种情况下急性发作或加重:

1. 等待诊断结论时。

2. 等待检查结果时。

3. 等待创伤性临床操作时(诊断性或治疗性操作,如胸腹腔穿刺、骨髓穿刺、腰椎穿刺术和锁骨下静脉置管术等)。

4. 主要治疗之前(如手术、化疗和放疗)。

5. 医师改变主要治疗措施时(如化疗方案的变更),术后复发等。

另外,不同类型的手术还有一些特殊的围手术期心理状态。以乳腺癌患者为例,在乳腺癌诊治过程中,几乎100%的病例要经历手术治疗(包括保留乳房的手术、根治性乳房切除术等),术后60%以上的病例要经历放射治疗,80%以上的患者要经历化学治疗和(或)内分泌药物(或手术、放疗去势)治疗,治疗周期长,治疗费用高,对生活方式、生活规划、人际交往、身体形象和社会角色都造成严重影响,从而产生严重的心理问题。较为常见的心理问题有抑郁、焦虑、恐惧、狂躁、神经性厌食、神经性恶心呕吐和性功能障碍。乳腺癌手术患者易发性心理障碍。发生的主要原因包括:乳房切除引起的形体改变;患者及其配偶对乳腺癌缺乏了解或存在错误认识,如性生活的刺激会引起癌症的复发和转移,担心癌症可能通过性生活加重,夫妻之间存在不平衡的心态;自我形象改变和治疗的不良反应。对患者家庭、婚姻工作及社会角色造成严重的影响。

而食管癌、贲门癌等开胸手术患者术后虽然心理压力会得到一定的缓解,但由于切口疼痛、身体虚弱、咳嗽受限、排痰困难等一系列困扰,容易产生焦虑、抑郁等心理问题,从而导致食欲缺乏、失眠等一系列症状,严重影响术后恢复。

另外,麻醉药物的使用,患者容易出现抑郁和谵妄,临床常表现为睡眠质量差、不愿活动、应答缓慢或者主诉多。

二、 围手术期心理康复方法

当前临床上主要采用非药物治疗和药物治疗两大类。无论是否使用药物治疗,非药物治疗都是一个消除患者不良心理状态的重要手段,结合药物治疗一起对患者实施,效果可能会更加显著。这些方法包括康复宣教、康复训练、行为及心理干预、各种放松训练和人文关怀等。

(一)非药物治疗

1. 康复宣教

(1)术前:①医护人员向患者介绍医院的环境,使患者尽快适应医院和病房的环境;②向患者耐心介绍手术的相关知识,如手术目的、手术效果以及围手术期的注意事项,减少对疾病理解的误区,减轻他们的心理负担,争取得到患者的配合;③向患者介绍手术的成功病例,增强患者对手术的信心。术前积极地与患者交流沟通,消除患者的不良心理反应,拉近医患之间的距离,构建良好的医患关系。

有研究发现,术前的替代示范法可缓解患者的紧张和焦虑情绪。例如,使用儿童影片,示范一个儿童患者从入院、术前准备、等待手术、麻醉,到手术后康复全过程的各种良好行为表现,结果显示:接受示范教育的儿童患者比不看电影的儿童患者手术效果要好得多,包括有利于情绪调节和躯体功能的恢复,也减少了术后"行为问题"的发生率。目前认为通过各种示范方法(播放电视、生活示范或者其他影像资料),可以使没有心理准备的儿童或者因不了解情况而对手术感到神秘莫测或极度恐惧的儿童减轻焦虑程度。要使示范作用取得成功的其他条件还包括:示范模型和对象之间要尽可能在年龄、性别、手术种类等方面有类似性,这样能增加示范作用的真实性。

由于围手术期患者心理问题的严重程度并不相同,对他们的术前教育也不能采用相同的处理方式。在程度较轻时,进行详细的术前教育可以起很好的缓解焦虑的作用,但是如果患者焦虑程度严重或本性疑虑,详细的术前教育并不能起到预期效果,甚至能使得患者精神症状加重。有研究者建议不宜一开始就对患者进行规范而又详细的术前教育,要在充分评估其性格和社会文化背景后再进行。

(2)术后:①医护人员经常询问患者术后的症状,及时了解患者主诉的不适感,并向患者解释术后可能出现的相关并发症,安慰患者的情绪;②医护人员鼓励患者建立信心,经常性地探视患者,用真诚的态度和和蔼的语言关心体贴患者,消除患者术后的不良心理;③优化环境,病房内环境和设施也可以一定程度改善患者的情绪。

(3)出院时:①为患者制订科学合理的出院康复计划,使患者对术后的恢复充满信心;②嘱患者科学调整饮食结构,合理安排作息时间;③鼓励患者出院后多参加体育锻炼和集体活动,以保持良好的心理状态;④帮助患者获得更多的来自家庭和社会的支持,增强患者的心理社会适应能力;⑤鼓励家属多关心、理解患者,多与其进行交流沟通,倾听患者倾诉感情,缓解患者对疾病的压力感。

2. 康复训练 针对不同类型的手术,在围手术期不同阶段给予康复评定和心理功能评定,采取针对性的措施。例如,脊髓型颈椎病术前重点加强体位和耐受力的训练,术后指导四肢功能锻炼,尤其手的捏与提功能的锻炼,出院后给予康复指导。而对于腰椎间盘突出症患者,术前指导卧位训练以便提高对手术体位的耐受力,指导患者学习掌握腰背肌锻炼方法,以利于术后和出院后患者的康复锻炼。良好的心理康复与躯体康复相辅相成,有利于疾病的恢复,提高患者生活质量。

3. 行为及心理干预

对于围手术期患者,认知疗法是一种应付应激状态下的认知调整方法。这种疗法的主要根据是,患者在应激状态下出现焦虑反应的程度和方式取决于患者自己对应激事件的感知和思考。因此,可以通过帮助患者改变认知观念,减轻焦虑情绪。

认知疗法作为手术心理的干预手段,是通过医务人员与患者交谈形式来进行的,主要包括以下一些基本内容:①要使患者明白,一个人如对手术特别担心,可引起焦虑反应;②要使患者辨认出,自己的哪些想法和暗示因素引起了紧张和焦虑反应,例如担心手术前后出现疼痛、担心医生失误等各种想法都可引起焦虑情绪,医务人员对这些不正确的观念要加以引导,让患者重新树立正确认识;③要使患者辨认出,自己有哪些想法具有减轻紧张和焦虑的作用,医务人员对这些正确的想法要加以强化和肯定;④要指导患者假设已处于手术应激情景,然后反复使用上述良性的思维过程,避免不良的思想和暗示因素的影响,要求在正式手术中,患者继续保持这种良性的思考方式。

认知疗法交谈过程没有具体的程式,临床医生要根据每一位患者的具体情况灵活掌握。认识疗法是否取得成功与许多因素有关,其中包括医务人员的谈话技巧、知识水平和人格魅力等。

4. 放松训练 放松训练是作为对手术刺激的一种行为应对方法,一般使用简单松弛反应法。临床常用腹式深呼吸作为诱导方法。一般认为,如果患者出现焦虑,会导致呼吸急促并以胸式呼吸为主,而胸式呼吸又反过来刺激胸腔迷走神经,引起更高的焦虑反应。临床通过腹式呼吸可以阻断患者的这种循环,使全身紧张性下降、焦虑程度减轻。

手术前腹式深呼吸放松诱导的程序:①坐或卧位,一手置于胸部,一手置于腹部,逐渐放慢呼吸速率;②让患者深吸气,要能觉察到置于腹部的手抬高而胸部的手基本不动,停留片刻后自然呼气;③呼吸时一边脑内默念1,2,3…,一边感觉置腹部之手自然回落,并感受到全身肌肉自然放松和舒适宁静的感觉;④如此反复训练直到患者基本能操作自如,并让患者在手术中和手术后自觉使用。

5. 人文关怀 人文关怀又叫做人性关爱以及人性关怀,它应该贯穿于医疗工作的始终。国家卫生计生委在各医院推行优质护理服务的过程中提出,要把人文关怀的护理理念贯彻到对患者的实际服务之中。有研究观察了人文关怀对乳腺癌患者的影响,将患者随机分为两组,干预组在实施和对照组相同的一般护理常规的基础之上,还施加比较系统的人文关怀措施。具体措施包括:

(1)术前心理疏导:由责任护士和心理咨询师采取情感宣泄的方法,通过恰当的引导语言,充满温情的肢体接触,让患者敞开心扉倾诉内心的恐惧和焦虑。患者诉说期间,要耐心聆听,并细致分析患者有这种想法的深层原因,召集患者和家属一起商讨解决的方法。

(2)术后形象紊乱危机干预:当患者出现术后的形象紊乱时,责任护士和心理咨询师注意聆听,分析患者心理问题的根源,首先,安抚患者及配偶,帮助渡过对疾病的应激阶段,进入到适应阶段,使患者及配偶能够正视患者手术所带来的外形改变,配偶能安慰、体贴、激励患者,避免患者产生被嫌弃和讨厌的心理。其次,邀请心情低落的患者到临床心灵关怀室进行"心理沙盘疗法"。

结果提示,人文关怀护理措施能够提升乳腺癌围手术期患者的自我护理能力,并且能够降低乳腺癌术后患者并发症的发生率。

丹麦外科医生 Kehlet 在 2001 年率先提出快速康复外科理念(fast-track surgery,FTS)。FTS 的主要内容包含:①术前详细的规划、术前患者教育;②术中良好的麻醉、术后有效的止痛及微创的外科技术以减少手术应激、疼痛及不适反应;③术后的康复治疗(术后早下床活动、早期进食、早期拔除引流管等)。

综上所述,有人建议医生、护士、治疗师甚至行为医学专家和心理学家组成一个协作团队,在术前为患者精心设计一个集术前教育、手术方案和术后康复为一体的计划,真正让患者享受到当代医学模式下的全方位医疗服务,使患者产生积极的心理反应,从而达到准确性期待,有效减轻患者的焦虑和抑郁,减少术后并发症的目的。

(二)药物治疗

对于严重情绪障碍或者其他精神症状的围手术期患者,建议请精神专科医师会诊用药,以改善情绪,减少术后不良反应,提高生活质量。

第二节 慢性疼痛的心理康复

根据国际疼痛研究学会(International Association for the Study of Pain,IASP)定义,疼痛是一种令人不快的感觉和情绪上的感受,伴有实质上的或潜在的组织损伤,它是一种主观感受。慢性疼痛(chronic pain)是指"疼痛持续超过急性伤害过程修复的时间,通常认为 3 个月"。主要包括下面 3 种:①有明确的感受伤害的基础,如慢性关节炎;②有相对明确的神经病理学基础,如带状疱疹后神经痛、患肢痛和复杂性局部痛综合征;③特发性疼痛,包括骨骼肌肉痛综合征、非特异性面痛等。诊断时要仔细询问病史以排除癌性疼痛、精神病及其他重大躯体疾病。引起慢性疼痛的康复科常见疾病有脊髓损伤、脑外伤、卒中、骨骼肌肉疾病等。

一、 慢性疼痛评估

慢性疼痛评估对于临床治疗及决策有重要意义,但是,疼痛是患者主观的、高度个体化的经验,不能被他人确证,评估方法主要是间接方式,所以很难把握其准确性。

（一）文献研究提示最常用的几种疼痛评估方式

1. 视觉模拟评分法（VAS）
2. 麦吉尔疼痛问卷（MPQ）
3. 疼痛数字评分法（NRS）
4. 简化多维疼痛量表（MPI-SCI）
5. 简明疼痛量表（BPI）
6. 慢性疼痛分级表（CPGQ）

VAS 和 NRS 作为单维度的疼痛评估方法，以其应用的便捷性成为目前临床上最常用于评估疼痛的工具，其中 NRS 更值得推荐。多维度的评价方式涵盖的内容比较全面，能够更多地反映出患者的生活状态，MPI-SCI 及 BPI 被更多地推荐用于脊髓损伤后疼痛的评估，而 MPQ 和 CPGQ 则在应用的覆盖面上存在一定的限制性。

（二）疼痛行为量表

由于疼痛对人体的生理和心理都造成一定影响，所以，疼痛患者常表现出一些行为和举止的改变，如面部表情，躯体姿势，行为和肌紧张度等，通过观察记录这些变化，可以为临床疼痛评价提供一些较客观的辅助依据。目前采用的方法有 UBA 疼痛行为量表（UBA pain behavior scale）。

（三）整体疼痛评估量表

国内有研究者引进和翻译整体疼痛评估量表（global pain scale，GPS），并对其进行效度和信度评价，显示简体中文版整体疼痛评估量表具有良好的信度和效度，符合计量学标准，可以应用于慢性疼痛患者的疼痛综合测评。基于疼痛的多重性特征，该量表能够反映患者慢性疼痛严重程度，同时，也有助于快速识别疼痛主观心理及客观生理行为改变程度。

二、慢性疼痛心理特点及影响因素

疼痛作为一种复杂的主观感受，不可避免地会引起个体的情绪反应，大量的消极情绪与疼痛相伴而生，其中抑郁和焦虑最具有代表性。

（一）慢性疼痛心理特点

1. **抑郁** 流行病学调查发现慢性疼痛患者抑郁症的发病率是 52%，65% 的抑郁症患者有疼痛症状。在临床实践中，疼痛和抑郁常常共病。

2. **焦虑** 焦虑是一种包含心理和生理成分的情绪状态，是对压力情境的普遍反应，当个体的身体功能和生活质量严重受损时就有可能诱发焦虑。最近的一项系统评价纳入 28 项研究，共计 39 166 例慢性疼痛患者，定性分析发现，慢性疼痛与焦虑之间有很强的相关性。

（二）慢性疼痛的影响因素

1. **心理因素** 疼痛无法用明确的指标准确测量，对疼痛的程度和性质的评价主要依靠语言描述、非语言表达、特别试验和情感参与等，这有明显的主观性，也提示心理状态对疼痛的影响。研究认为，疼痛是多维的，即疼痛的感受和忍耐程度受感觉、情感和认知评价的影响，而这均与个体心理有关。影响疼痛的心理因素主要有人格、性别、年龄、注意力、暗示、焦虑、恐惧、抑郁、不满、应对方式等。在上述因素的综合作用中,焦虑状态的作用最强,其次是周围患者的暗示和患者对疼痛的注意力,其余心理因素的作用则相对较小。

2. 社会因素 收入减少、与社会疏远及家庭的经济负担等社会环境因素对疼痛患者有较大的影响。其次,非疼痛专业的医护人员,对疼痛的认识不足,对部分疼痛患者有偏见,也会对患者造成不良影响。

3. 其他因素 食物、药物、姿势、运动、活动、休息、摩擦、呼吸、喷嚏、扭转和压迫都可以影响疼痛,使疼痛加重或减轻。

三、慢性疼痛心理康复方法

明确患者出现疼痛的主要原因,一方面,针对生物性原因治疗;另一方面,对疼痛的心理原因进行分析,及时向疼痛者讲解心理学治疗疼痛的原理,然后从认知行为疗法、支持心理疗法、催眠疗法等常用心理学治疗方法中选择一种或者多种,对疼痛患者进行心理学治疗。

(一)生物学治疗

1. 对原发病因进行处理 如通过手术治疗外伤、通过药物治疗炎症性损伤或风湿。

2. 服用镇痛药物 镇痛药是日常普遍的治疗疼痛的方式。常用镇痛药物有:非甾体类抗炎药、阿片类药、抗惊厥药、局部麻醉药、抗抑郁药、作用于兴奋性氨基酸受体的药物、肾上腺素受体激动药以及激素等。

3. 神经阻滞 对交感神经紧张性疼痛、复杂区域疼痛综合征、带状疱疹后疼痛、缺血性疾病、腰背痛和三叉神经痛等,可运用神经阻滞的方法阻断或破坏神经传导功能。

4. 手术 对于顽固性慢性疼痛,还可用交感神经切断术、周围神经切断术、脊髓前外侧束切断术等手术方式治疗。

(二)心理治疗

1. 认知行为疗法 通过改变思维或信念和行为来改变不良认知,达到消除不良情绪和行为的目的,包括松弛术(如呼吸松弛训练法、渐进式肌肉放松法等)、冥想、引导想象、催眠、生物反馈、音乐疗法等。Karp 等指出,正念冥想可以优化脑功能,从而缓解疼痛。认知行为疗法是心理学治疗疼痛中使用较多、治疗效果较好的方法。认知行为疗法由认知和行为两种成分组成,在治疗过程中通过认知使疼痛者清醒地认识到疼痛所产生的一些负面影响,并通过正确的引导,让疼痛者学会自我控制与自我调节,在疼痛患者对疼痛认知的基础上通过一些行为逐渐帮助减轻疼痛,进而降低疼痛对患者的影响。因此,认知行为疗法在实际的应用过程中应该分成两部分去实施。首先在认知方面,提高疼痛者的认知,改变对疼痛的应对能力,医护人员要与疼痛者进行交流,让疼痛者了解在周围环境中可能会造成疼痛加剧的因素,然后让疼痛者试图改变这些因素,由医生指导疼痛者进行适当的锻炼、调节饮食、调整睡眠习惯等。医生还需要提供给疼痛者缓解疼痛的方法,比如通过分散注意力、将焦点放在感兴趣的事物上、自我催眠等。认知行为疗法在临床疼痛治疗中发挥了重要作用,关于该疗法在术后疼痛、腰背痛、风湿性关节炎、肿瘤疼痛、头痛等治疗过程中的应用均有报道。

2. 支持心理疗法 在疼痛的治疗过程中,医生设法让疼痛者敢于面对现实,并帮助疼痛者适应这种疼痛。支持心理疗法在具体的应用中主要是通过引导、劝说、鼓励、启发以及说服等方式,让患者从心理上敢于面对疼痛现实,不再对疼痛感觉到恐惧,因而也消除了心理压力。支持心理疗法在一些慢性疼痛治疗中发挥着重要作用,在具体的应用中医生首先让疼痛者尽情表达疑虑,然后医生逐一解决疼痛者提出的问题,并让疼痛者看到医生对自己的关心和支持,从而在心理上感觉到医生对其支持。支持心理疗法主要是让疼痛者感受到别人对自己的支持,从而积极发挥主观能动性,提高对疼痛的承受能力。另外,对家属实施健康心理学教育。家属和朋友是患者最亲、最理解的人,来自亲人朋友的鼓励和安慰使患者心灵得到满足,这也属于支持心理疗法。

3. 催眠疗法 具体的催眠过程包括三个阶段。首先是对疼痛者的诱导,然后采用治疗性的暗示开展治疗,最后就是对疼痛者进行终止睡眠体验暗示。催眠过程中通过诱导使得疼痛者从一个较为清醒的状态转变为可以进行暗示治疗的状态,当然诱导的初衷是使患者获得分离能力,从而开展心理治疗。需要注意的是要明确疼痛者对暗示的反应,在明确暗示有作用后再对患者进行治疗性暗示,在进行一段治疗性暗示后准备结束催眠,催眠结束后疼痛者通过中间的暗示治疗会感觉到精力充沛,同时也会有症状的改善。急性疼痛或者慢性疼痛都可以采用催眠疗法进行治疗。这种催眠疗法对于手术后的疼痛、烧伤疼痛、分娩疼痛均可应用。

4. 其他方法

(1)呼吸止痛法:疼痛时深吸一口气,然后慢慢呼出,而后快吸慢呼,呼吸时双目闭合,想象新鲜空气缓慢进入肺中。

(2)自我暗示法:当患者疼痛难忍时,应当清楚疼痛是机体的一种保护性反应,说明机体正处在调整状态,疼痛感是暂时的,鼓励患者增强同病魔作斗争的决心和信心,特别在使用镇痛药物的同时,配合自我暗示法,能够大大加强镇痛药物的镇痛作用。

(3)松弛止痛法:患者疼痛时如能解除紧张,松弛肌肉,就会减轻或阻断疼痛反应,起到止痛作用。松弛肌肉的方法很多,如叹气、打哈欠、深呼吸、闭目养神等。

(4)音乐止痛法:疼痛患者通过欣赏自己喜欢的音乐缓解疼痛,可以边听边唱,也可以闭目静听,并伴手脚打拍轻动,既可分散注意力,又可缓解紧张情绪。

(5)转移止痛法:患者的注意力如集中于疼痛上,将使疼痛加重,可通过多种形式分散其对疾病的注意力,达到减轻疼痛的作用,如看电视、相互交谈、读书看报等,把注意力转移到其他事物上,疼痛就会减轻甚至消失。

(6)刺激健侧皮肤法:疼痛时,可以刺激痛区对侧的健康皮肤,以分散患者对患处疼痛的注意,如左臂痛可以刺激右臂,刺激的方法如按摩、捏挤、冷敷、涂清凉油等。

(三)药物治疗

药物治疗辅助心理、行为疗法等无创手段为慢性疼痛的首选疗法。根据实际的病情以及疼痛等级,采用相应的药物实施止痛处理。

1. 阿片类药物如吗啡和芬太尼是治疗中至重度急性和慢性疼痛的常用药物。然而,阿片类药物可能会有严重的副作用,包括便秘、耐受性、呼吸抑制和成瘾。

2. 临床常用的治疗慢性疼痛的药物还包括三环类抗抑郁药、5-HT 和去甲肾上腺素再摄取抑制剂(度洛西汀、文拉法辛等)。

3. 基于钠离子或钙离子通道阻滞的抗癫痫药(卡马西平、拉莫三嗪、普瑞巴林等)。

4. 局部麻醉药(利多卡因等)和辣椒素、大麻素等。

第三节 器官移植的心理康复

器官移植(organ transplantation)在医学史上具有划时代的意义。目前我国的器官移植数量已居于亚洲第一、世界第二,种类和成功率也达到或接近国际先进水平。器官移植受者出现精神心理问题的发生率非常高。有研究显示,移植前抑郁症的发病率为60%,而移植后高达80%。移植前抑郁一般是反应性抑郁,随着等待时间延长、身体状况恶化、不能及时移植的恐惧而加重;移植后抑郁通常因药物毒性、副作用和代谢障碍等器质性并发症而出现。住院和在ICU时间过长也使抑郁加重,轻至中度抑郁通常时间较短且经心理治疗可治愈。器官移植其他常见精神心理问题还有焦虑、谵妄、睡眠障碍、幻听、心理排斥反应等。

一、器官移植患者的心理特点及影响因素

器官移植患者的心理障碍出现在手术前、手术后和出院后3个阶段,每个阶段心理障碍的特点和程度又有所差别。

(一) 手术前

手术前大多数患者会出现焦虑、抑郁和恐惧心理,发生率相对术后较高且程度较为严重。且焦虑和抑郁评分明显高于术后。此阶段出现心理障碍的主要原因是:

1. 由于获得器官供体的等待时间具有不确定性,同时又担心手术失败,很容易出现焦虑。
2. 面对高额的治疗及手术费用负担,易出现焦虑、抑郁、悲观等心理障碍。
3. 长期患病会产生一系列躯体症状,如疼痛、疲乏、失眠、多梦等,进而影响心理状态。

(二) 手术后

此阶段患者仍有焦虑、抑郁存在,但程度低于术前。同时也有部分患者出现了记忆障碍、恐惧、烦躁等心理状况。研究表明,肝移植患者术后3周容易出现焦虑,其中精神性焦虑表现为神经过敏,伴有恐惧和抑郁,坐立不安,烦躁;而躯体性焦虑表现为心悸、发抖,同时患者可能会出现睡眠障碍,表现为入睡困难、早醒、多梦,以及神经衰弱综合征,甚至幻觉等症状。此阶段患者出现心理障碍的主要原因是:

1. 需要入ICU进行保护性隔离,期间环境陌生且无亲人陪伴,加之医护人员各种检查、治疗和护理操作,患者神经系统极易失调,进而出现恐惧和抑郁。
2. 担心出现各种并发症,或者病情恶化以及原发病复发。
3. 术后免疫抑制剂的使用(表11-1),以及手术本身对机体的损害和创伤应激反应也是出现心理障碍的因素之一。
4. 术后重获新生的患者开始意识到手术费和后续免疫抑制剂等巨额医疗费用,容易产生焦虑和抑郁心理。
5. 由于未达手术前预期而出现失望感和其他心理反应。
6. 麻醉药残留感染、电解质失衡和器官排斥反应所致的谵妄是器官移植后患者常发生的精神疾病。

（三）出院后

患者处在适应社会的转折期,可能伴有轻度焦虑、抑郁,也可能伴有恐惧、愤怒、孤独、悲观、社交障碍等。此阶段器官移植患者出现心理障碍的主要原因是:

1. 患者始终摆脱不了患者的身份,即使病情已恢复好转,仍觉得自己有病,导致其在工作、生活各方面谨小慎微,精神高度紧张。

2. 此时期仍然担心原发病的复发。

3. 由于术后可能存在不同程度的社会功能缺陷,其工作能力明显下降,兴趣和社会交往活动减少,进而出现抑郁、悲观情绪、人际关系敏感等情况。

4. 由于长时间的生理和心理困扰,患者大多存在严重的心理痛苦。

表 11-1　免疫抑制剂的精神作用

药物	精神作用
环孢素	焦虑、谵妄、幻觉、癫痫发作、震颤、感觉异常
他克莫司(FK506)	焦虑、谵妄、失眠、震颤、感觉异常
吗替麦考酚酯(OKT3)	焦虑、抑郁、嗜睡、震颤、肌痛、畏光
皮质类固醇	谵妄、欣快感、抑郁、暴躁、失眠、震颤、易怒
硫唑嘌呤	脑膜炎综合征(极少)
抗淋巴细胞免疫球蛋白	精神错乱、定向力障碍
阿昔洛韦	噩梦、激动、焦虑、抑郁、欣快、躁狂、性欲减退

另外,要注意由于患者自身行为造成的器官衰竭,如吸烟引起的肺衰竭和酗酒引起的肝衰竭。在康复期间需要注意其戒断症状,如手术结束麻醉药效应消除后出现的震颤、谵妄、焦虑等。

二、器官移植心理康复方法

（一）做好围手术期准备

1. **做好术前准备**　术前准备至关重要,可以防患于未然,将术后不良情况降至最低。①术前将手术相关情况详细地告知患者及家属,包括手术组成人员、麻醉方式、手术大致经过、术后移植器官功能恢复情况及可能出现的并发症与防治、免疫抑制剂的长期使用、各种药物的不良反应以及注意事项等。②评估受者的身心情况,作出预防性诊断;改善营养状况,增强抵抗力;纠正由于病变器官导致的水电解质平衡紊乱、酸碱平衡失常、凝血功能障碍等情况;积极抗感染,根据患者情况可以实施透析,清除患者体内蓄积的毒素,防治术后肝性脑病的发生。③调动所有可以调动的支持力量,如患者的家属、朋友、信任的医务人员,加强与患者的术前交流,提供信息、分散注意力、取得其理解和信任,减轻术前压力。同时可联系心理精神专家与患者及家属谈话,鼓励其表达各种想法并有针对性地进行心理疏导。④尽量缩短术前准备时间,避免患者在长时间的等待中产生各种不良情绪,影响术后的心理精神状况。

2. **术中监护**　①手术过程中,严密监测患者各项生命体征及麻醉情况;②保持血流动力学平稳,减少出血,减轻不必要的创伤以免各种应激反应;③尽量缩短手术时间,严格控制术中失血,是预防术后出现精神并发症的重要措施。

3. **术后安置与监护**　①术后 ICU 实施保护性隔离期间,保持环境安静、整洁,将患者熟悉的东西有条不紊地放于周围,空间足够大,避免给患者造成压抑感;②病情允许的情况下,尽量减少检查与治疗次数,保证患者有充足的睡眠;③患者清醒后,医务人员应给予相应的心理疏导,帮助患者了解周围的环境,消除陌生感,条件允许可让家属隔玻璃窗与患者电话交流,减轻患者的恐惧感;④避免有传播性疾病的医护人员实施医护操作,以防感染;⑤加强观察患者的语言和举止,预防抑郁导致的自杀行为,如果患者有躁动不安,可给予适当的约束,避免坠落伤、自伤和他伤行为,同时要注意观察约束部位以防外伤;⑥对于有精神症状的患者应避免约束性治疗,以防止激越现象进一步加重;⑦必要时可给予抗精神病药物,鉴于抗精神病药有降低白细胞的作用,应尽量减少用量和品种,同时每天严密监测血常规;⑧术后留置各种引流管的时间过长,腹部置管时间以及引流量的多少会导致患者的负面情绪反应,更多地担心手术后的情况而影响身心健康,所以情况允许时应尽早拔除各种留置管。

(二)用药护理

1. 免疫抑制剂的精神症状与血药浓度及用药途径有关,所以应严格控制其血药浓度,同时尽量缩短免疫抑制剂的静脉使用时间,如果胃肠功能恢复,应改为口服免疫抑制剂,以防止发生精神症状。

2. 根据细菌培养与药敏试验结果有针对性地选用抗生素与抗病毒药物,避免滥用,掌握配伍禁忌与药物的不良反应。

3. 护理人员监督患者服药,防止漏服导致感染而增加激素应用的风险。激素撤药时要遵循撤药规律,以免立即撤药导致激素撤药症状的发生,出现不良情况立即报告。

4. 如果患者出现如烦躁、谵妄和被害妄想等兴奋性精神症状严重,建议请精神转科医师会诊用药,可以酌情使用氟哌利多或咪达唑仑、冬眠合剂等,同时停用或减量一些引起神经系统兴奋性的药物。

(三)心理干预

1. **信息支持** 采用术前健康宣教,可以改善患者的负性心理,增强社会适应能力。术前健康教育包括相关医学知识、手术安全性、药物、饮食等内容,可有效降低患者心理障碍和术后并发症的发生率。

2. **情感支持** ①医护人员和家人支持:良好的情绪有利于患者病情的控制,而如果长期存在负面情绪,很可能会加重病情,因而医护人员应以治疗性语言对患者的困惑给予解释和安慰,并鼓励患者表达感受、疏泄内心的愤懑和忧伤。②社会支持:积极协助调动患者的社会关系对其进行心理和物资上的支持与鼓励,甚至呼吁社会救助等。有研究表明,来自家庭及社会团体的支持较多以及患者对支持的利用程度较大,移植术后生存质量和心理状态较好。在大部分医院和移植患者周围都存在一群移植手术的热情支持者,除了能为移植受者和亲属提供帮助外,患者及亲属之间可通过交流信息找到解决问题的方法,提高患者解决问题的能力。③团体活动:支持者可以通过各种方法组织活动,如与手术相关的麻醉医师、外科医生、护理人员举行各种形式的理论讲座,在处理同样问题时互相支持。这些社会活动具有积极意义,可降低患者所遇到的孤独和恐惧感。协助患者及其亲属寻找支持信息和得到移植经验,对手术预后非常重要。

3. **自我管理** 根据患者的文化程度、理解能力和性格特点,教会患者心理调节方法,调动患者在疾病治疗中的积极性,改善被动治疗的状态,从而有利于治疗和康复。

4. **其他疗法** 通过一些放松训练,包括音乐疗法、运动疗法和阅读疗法等来改善焦虑、抑郁等症状。

第四节 烧伤的心理康复

烧伤,特别是大面积深度烧伤,往往会给患者带来灾难性的后果。随着烧伤救治水平的提高,重度烧伤的临床治愈率越来越高,我国烧伤治愈率也已在国际处于较高水平。治愈率大幅度提高的同时,烧伤后的幸存者,尤其是深度及严重烧伤患者,后期会遗留不同程度的瘢痕、躯体残损、功能障碍,从而产生心理问题及社会参与度下降等问题。如何帮助患者提高生活自理能力,并且以良好的心态走向社会,参加工作,成为关注的新焦点。医护人员在制订康复计划时,还要关注康复过程中烧伤患者的心理需求。

一、烧伤患者心理特点及影响因素

烧伤早期,患者由于心理应激出现悲伤反应。随着时间推移,部分患者从悲伤反应中逐渐恢复,面对现实,积极康复。但仍有部分患者由于自我形象完整性的破坏和躯体功能残障等因素,出现情绪、行为和认知等的异常心理反应。

(一)心理应激——悲伤反应

烧伤作为一种强烈的刺激,不仅引起生理方面的改变,而且可引起心理方面的改变,可以把烧伤引起情绪改变纳入悲伤反应的范畴。烧伤后的悲伤反应是烧伤所致的健康受损,机体某一部分的丧失、毁容、活动受限或功能障碍,工作能力的丧失,与家庭的分离等因素所产生的独特的心理应答过程。该过程一般可持续 3 ~ 6 个月,并可分为 3 个阶段。

1. **第一阶段** 烧伤后即刻,采用否认和回避等原始的防御行为,在心理上拒绝面对所遭受创伤和损失的现实,以减少获悉有关病情的信息,缓冲创伤对身心的打击,并通过否认和回避的方式赢得时间,使机体能够逐渐地接受和适应现实。此阶段患者着重关心自己能否生存,还能生存多久,怎样才能生存,谁能帮助自己继续生存等。并表现出一种极其依赖于环境的异常行为。

2. **第二阶段** 此阶段已渡过危险期,注意力从如何延长生命转移到将来的生活质量,即从生命的"量"转移到生命的"质"。这时,患者常会提出一些问题,诸如"我是否已经毁容?""我能否恢复到伤前的健康水平?""什么时候才能结束各种痛苦的治疗?""我的爱人和我的家庭能否接受我?""我能否像以前一样生活和工作?"……这一心理过程是从否认和回避现实转移到认识现实,最后接受现实。此阶段中,多以极大的兴趣去寻找有关病情的信息,以此作为克服焦虑的一条途径,并且视病情的严重程度,还可表现出伤感、担心、负罪感、孤独感、对周围事物失去兴趣等情绪。

3. **第三阶段** 此阶段中,对伤情和预后已经有比较多的了解,在情感上逐步接受了现实,采取积极的态度面对现实,并竭尽所能地发挥主观能动性,重返社会生活。

烧伤后悲伤反应的 3 个阶段是机体对烧伤打击的特征性心理应答,不属于病理范畴,只有当悲伤反应的过度发生、停顿或过渡的不完全时,才会导致精神心理障碍。

(二)主要心理问题

1. **自我形象紊乱** 主要表现:
(1)不敢看镜中的自我影像,不触摸或尽量减少接触烧伤处的身体部位与皮肤。
(2)沉默、逃避、避免与人交流,甚至是目光注视。

（3）情绪紊乱，愤怒、恐惧、焦虑、抑郁、自卑、甚至绝望等。

2. 社会适应性能力下降　主要表现：

（1）不接受伤后的事实。

（2）家庭关系欠佳。

（3）与单位雇主出现矛盾。

（4）担心预后。

（5）不愿意讨论将来计划。

（6）不愿意考虑工作安置。

二、烧伤心理康复方法

在烧伤患者住院康复期间，根据烧伤患者悲伤恢复阶段，应用"改变 - 阶段模型"分析，在患者社会心理改变的不同阶段给予相应的措施，协助其社会心理及行为的改变，促进其社会适应。

（一）改变的观察期

1. 心理状态　此阶段患者愤怒、沉默、焦虑、抑郁、哭泣，不与人交往，不接受或逃避医护人员的介入，自我形象严重紊乱。患者会观察试图与其建立联系的医护人员的态度或意图。

2. 心理康复方法

（1）需要耐心的等待。

（2）需要一直保持温和的专业态度和"人情味"。

（3）必要时心理治疗师需定期与之接触，帮助建立信任关系。

（4）具体方法从关心其日常康复治疗进展、生活起居等开始，通过不同途径了解患者伤前的兴趣爱好以及社会交往情况，找到与他们沟通的切入点。

（二）改变的预备期

1. 心理状态　此阶段可以概括为伤残接受的过程阶段。他们对自己的受伤感到压力，希望身体功能有进一步的改善，内心希望自己的情绪可以改善，但是他们还不清楚如何开始改变。

2. 心理康复方法

（1）医护人员要在生活中继续给予关心。

（2）注意提示他们体会自己细微的改变，以培养他们对自身改变的敏感度。

（3）心理治疗师积极地与临床医疗康复小组配合，使其了解或感受到自己生理功能的改变，从身体功能或自我照顾能力的进步中建立自信。

（三）行动准备期

1. 心理状态　此阶段他们已接受现实，看到身体功能的进步以及自我照顾能力的提高，开始留意与周围人的关系，关注与工伤有关的赔偿、待遇、雇主的态度等，意识到社交情绪对自己的困扰，并希望有所改变。

2. 心理康复方法

（1）心理治疗师需要与他们分析个人问题所在，并讨论行为改变的计划。

（2）这个计划是很具体的、可实现的，应从细小的行为开始。

(3)让他们可以通过很细微的活动参与,慢慢建立自我形象,恢复社交活动。

(四)行动期

1. 心理状态 此阶段,患者试图尝试事先拟订的计划。

2. 心理康复方法

(1)在开始一个行动时,医护人员一起陪同,或安排他最信任的照顾者一同完成。

(2)每当他们完成一个行动后,医护人员都要及时地给予鼓励,并帮助他进一步实施更多的行动。

(3)适时协助患者发展出实用的策略,并使用这些策略处理当前的问题或困难。

(五)维持 - 适应期

1. 心理状态 此阶段患者具体表现为行为、心理情绪的持续改变并保持。他会开始与责任医护人员讨论不同领域的内容,如身体功能、与家人的沟通、单位的关系、工伤赔偿的处理,甚至是工作的想法、回家的安排等。

2. 心理康复方法

(1)责任医护人员需要给予正面的回应与引导,协助他们巩固已经学习到的适应技巧,使他们尽量以正面的态度对待问题。

(2)协助他们制订回归家庭、社区或工作的计划。

(3)协助他们将学到的技巧整合到日常生活当中。

值得注意的是,以上各个阶段并非线性发展,而是一个摆动的过程,因此,责任医护人员需要理解并允许他们的情绪变化,等待他们重复或循环不同的过程。

烧伤往往会给患者带来严重的社会心理障碍,导致他们生活缺乏内容、与社会隔离、情绪困扰、自我价值下降。因此,责任医护人员在康复辅导的过程中,需要关注他们日常活动的内容和流程,从小处着手,给予适当的建议,增加生活的内容和兴趣,从有趣味性或感兴趣的活动中重拾自尊、自信,提升生活的参与程度,最终促进患者回归家庭与社会。

烧伤患者的康复是一个系统的工程,需要康复理念的细节化、全程化融入。而健康教育能帮助患者自愿采纳有利于健康行为和生活方式的教育活动与过程,是一种无形的治疗和低投入、低风险、高效益的保健措施。应对策略是决定烧伤患者心理康复的重要影响因素之一。国内学者通过质性研究方法将严重烧伤患者心理康复历程分为迷失阶段、适应阶段、成长阶段 3 个阶段,并根据每个阶段特点归纳出通过情绪充分宣泄、焦点转移、积极评价等方法帮助患者积极应对。此外,建议医护人员和心理治疗师协作,帮助烧伤康复期身体心理严重受损的患者进行自我形象再认知评估,并针对评估结果开展日常交流、积极社交反馈、自我挫折鼓励等社会技能训练与认知治疗,以期提高烧伤患者身心管理能力,帮助他们早日重返社会。

(何　竟)

第十二章
老年康复者的心理康复

第一节 临床表现和特征

一般将 60 岁以上的个体称为老年人,世界卫生组织近来又把 60 ~ 74 岁的老人称为少老人,75 ~ 90 岁的称为中老人,90 岁以上的称为长寿老人。目前,银色浪潮席卷全球,这是社会发展、科技进步的必然趋势。据 2010 年第六次全国人口普查结果,我国 60 岁以上的老年人口超过 1 亿,约占全世界老年人口的 22%,占亚洲老年人口的 50%,而且还在快速增长。一个国家平均寿命的增长,是这个国家政治稳定、经济繁荣、医疗水平提高的重要标志。但同时也不能否认老年人口比例的不断增加,给社会、家庭带来了许多问题。

人的老化是一个贯穿生命的过程,老化是心身变化过程的一个典型模式,在这个过程中,生理、心理、社会等各方面交互作用,相互不可分离。认识老年期的生理心理特点,从生理、心理及社会三方面去关注,是老年疾病康复的基础。

一、 老年期的生理特点

老年期的基本生理特点是各器官组织的衰老。老人的头发由黑变白或脱落,颜面部皱纹增多,皮肤松弛及色素沉着,上睑下垂,耳聋眼花,牙齿脱落,脊柱弯曲,步态缓慢,反应迟钝等,表现为整体水平的衰老。器官的衰老则表现为组织的萎缩,实质细胞数量减少,许多重要的酶的活力减弱,代谢缓慢,储备能力下降,以及某些微量元素的缺乏或过高等,导致其生理功能的改变。

二、 老年期的心理特点

关于老年的心理发展,传统的观点认为,老年期是心理衰退的加速期,且认为这种心理衰退是难以控制、不可逆转的。20 世纪 70 年代以来,欧美一些国家提出"毕生发展观",认为人的一生都处于发展之中。下面依据这种"毕生发展观"的观点,介绍老年人的心理发展特点。

1. **认知能力的变化** 老年人的感知觉功能随着年龄的增长而发生退行性变化,表现为视力下降,听力衰退,味觉减退;记忆力、判断力、注意力减弱,感觉变得迟钝;由于感知觉功能的衰退,加之周围人对他们的老年角色的定位,勤于照顾,使老年人主观体验老化,很容易产生丧失感、衰老感。研究发现,老年人的记忆并非全面衰退,他们的初级记忆保持较好,次级记忆减退明显。

2. **情绪改变** 老年人的情绪体验往往有增强和不稳定的特点,易兴奋,激动和与人争吵,常表现为:
(1)情绪体验强烈而持久。
(2)易产生消极情绪,如失落感、孤独、抑郁、悲伤等,有时老年人的孤独、抑郁、兴趣索然会误诊为痴呆。

(3)"丧失感"是老年人消极情绪体验的最重要原因。如：地位、经济、专业、健康、容貌、体力、配偶等的丧失。

(4)研究证实，老年人的积极情绪体验仍是主流，多数老年人具有良好的情绪体验。

3. **人格改变**　所谓人格是以性格为核心，包括先天素质和后天的家庭、教育、社会环境等综合因素影响逐步形成的气质、能力、兴趣、爱好、习惯的心理特征的总和。老年人的性格基本上是稳定不变的，即有较强的对传统习惯、作风的保持性。老年人的人格变化多为主观、敏感、多疑和保守、固执、顽强。在生活中，常表现为容易怀旧、做事周到、有条理、处事沉稳、谨慎。虽反应欠灵活、思维较缓慢，但经验丰富，对事物的判断准确。因此，老年人经常表现出沉默或多言。由于自我中心，常常影响人际关系，乃至夫妻感情。

4. **睡眠障碍**　大多数老年人睡眠时间减少，经常有失眠、多梦和早醒等主诉。同时，睡眠障碍(dyssomnia)还常常与其他躯体疾病相伴，如心脑血管病、呼吸系统疾病等。

5. **反应与动作迟缓**　伴随着感知综合判断能力的减退，老年人对刺激的反应常常表现迟钝、动作缓慢、应变能力较差，容易发生意外事故。

6. **性活动**　随着年龄的增长，性功能会减退，但是性的欲望不会消失。对于老年人来说，性活动是广义的，并非仅仅限于性器官的接触。

7. **生死观的变化**　生死观是指一个人对生与死的态度。可以讲，人的一生是生老病死的四部曲，老与病通常是连在一起的，绝大部分老年人害怕患病，恐惧死亡。有资料显示，老年人对不治之症的态度是：81.1% 的人认为应不惜一切代价治疗，12.6% 的老年人认为应作一般性治疗，只有 6.3% 的人认为应放弃治疗。另有研究显示，73.1% 的人认为应活到 70～80 岁。可见，老年人的求生欲望极强。一般来说，老年人会更多地考虑到死亡，他们常常采用生活方式的改变、讲笑话、用工作或其他方式来取代孤独时所产生的怕死和紧张感。

三、老年人患病的临床特点

1. **多病共存**　老年人患病可表现为一病多症，但更多是一症多病和多病共存。此外，多脏器均存在退变，因此常常出现多系统疾病同时存在，大多难以用单一疾病解释，即使一个系统疾病也常有多种病变，临床表现复杂。

2. **起病不典型**　常被夸大或被忽略，而较多的是后者。老年人常常对疼痛感觉不敏感，例如急性心肌梗死时往往没有胸前区痛，患溃疡病或胆囊炎也因临床表现不典型，一直出现大出血或穿孔后才被确诊。

3. **病程迁延**　不少疾病起病常较为缓慢，症状不显著，往往要经过一段时间才能表现出来。老年疾病普遍呈慢性病化，一般病程比较长，病程中出现的功能减退往往给老年人带来很大的心理压力。

4. **易发生并发症或多脏器衰竭**　例如老年人患病常较长期卧床休息，易发生静脉血管栓塞及坠积性肺炎；又如轻度腹泻、发热、电解质紊乱即可出现意识障碍；不少老年人还易于发生直立性低血压，表现为收缩压由卧位至站立位时下降 > 20mmHg。再则，由于老年人各脏器功能减退和储备能力下降，例如心力衰竭易于诱发肝、肾衰竭等。

5. **容易致残**　除疾病本身致残外，还可因精神因素、长期卧床等因素致残。如由于心理障碍对康复治疗缺乏信心和兴趣等，因此较常人更易造成较重残疾。

有人将精神错乱、易跌倒、大小便失禁、长期卧床或少活动称为老年疾病中最常见的四大表现。

6. 用药易产生不良反应　因血(贫血)、肝、肾功能不全,使药动学产生异常改变,极易出现毒副作用。因此老年人用药必须慎重,并应定期检查血常规及肝、肾功能等。

7. 心理行为反应

(1)对病情的估计多较悲观,对康复的信心不大,往往易产生或加重老朽感和末日感。

(2)老年人残疾后会加重孤独感和疏远感,如家属或子女不来探望时就会产生被抛弃感。

(3)多年形成的习惯常常易导致固定的生活方式和刻板的行为,一旦因残疾打乱原来的生活秩序,常可引起情绪波动、烦躁、焦虑和抑郁。

第二节　老年人的心理危机及影响因素

在人类老化的过程中,人的身体能力和心理能力会出现明显的下降,视力、听力和运动能力逐渐减退。开始变老的人会发现,自己在上楼梯或快速走路时呼吸会变得急促,男人的性能力开始出现变化或发生障碍,女人则会出现更年期不适,对外界的依赖越来越强,记忆力、辨别方向的能力和控制功能开始下降。如果年轻的时候尚能通过加大工作量和活动量来对付挫折或失败感的话,那么到了老年期这种平衡补偿能力则大大受到了限制。因此,老年人,特别是老年患者更易发生各种心理危机,而老年人的心理状态也更易受到各种因素的影响。

(一) 生活事件

老年人有着强烈的安度晚年的愿望和较强的长寿愿望,但同时由于生理衰老和心理脆弱,实际生活中意外刺激难以避免。常见的生活应激事件有:

1. 疾病　疾病本身会使老年人处于紧张焦虑状态,老年肿瘤患者表现消沉、抑郁、绝望,老年心肌梗死患者常有悲观、抑郁、恐怖的情绪。老年人大多对各种辅助检查产生恐惧、痛苦、不安的反应。疾病对老年人引起的心理挫折比心理障碍更严重,他们的老朽感和无价值感会因此油然而生。

2. 丧偶　老伴死亡,自己形影孤单、寂寞难熬,对未来丧失信心,而陷于孤独、抑郁、空虚之中。丧偶后,健在一方的健康状况会出现暂时或持续的恶化,特别是老年丧偶的男性,这部分人的死亡率远远高于配偶健在的男性。

3. 家庭的不和睦　除了经济原因以外,长、晚辈由于社会价值观点、伦理道德观点及生活方式等多方面的不一致,彼此之间又缺乏了解和理解,导致各种家庭矛盾,为老年人的晚年生活投下了阴影,危害老年人的心身健康。

(二) 家庭因素的影响

老年夫妻虽经历了人生的风风雨雨,经受了许多生与死的考验,但也存在着一些问题。有很多因素影响老年夫妻关系,其中,有生理上更年期的干扰和性生活的不和谐等;有心理上诸如兴趣、爱好及性格的变化等;也有生活中的各种分歧。

(三) 社会因素的影响

1. 告别过去　随着年龄的老化,人际交往逐渐减少,亲戚、朋友、生活伙伴的死亡甚至会导致各种关系的消亡。退休意味着人的社会角色发生了重大的变化,人们在这个时候不得不同以往生活经历中的许多工作和任务告别。

丧失工作能力和各种社会关系,告别和永别给老人的心理造成极大的心理压力。如果老人在这个时候不能够做到通过自己的内心来消化并最终接受这些事件,那么继之而来的就是隔绝、孤独、寂寞并最终丧失希望,种种因素为心身障碍和疾病的发生提供了合适的土壤。

2. "职业死亡" 职业生活的中止对人们也构成了危害健康乃至生命的因素。国外有学者曾提出"退休崩溃"和"退休死亡"的概念,在退休的第一年,一些轻微的疾病,如支气管炎甚至有可能导致死亡。如果退休人员把人生的希望投放在职业生活上,那么"职业死亡"后出现的就是"心理死亡",那些过去恪尽职守和义务的人尤其容易出现这种情况。如果对工作以外的事情始终缺乏兴趣,那么角色和智能的丧失就会导致人生意义的丧失。由于在一生的职业生涯中培养出了一个人的"工作自我",那么当职业生涯中止时,人的自我就会受到危害。

3. 社会角色的转换 老年人离退休以后,生活、学习一下子从紧张有序转向自由松散状态,子女离家、亲友来往减少、门庭冷落、信息不灵,均已使老年人出现与世隔绝的感觉,感到孤独无助。甚至由于地位变了,原有的权力没有了,心理上产生失落感,感到"人走茶凉"。有的放不下架子,不愿与一般群众交往,自我封闭,导致情绪障碍。

离退休的心理反应与人格有关,在情绪特征上易怒和激愤的人常不适应退休,他们或者认为社会已将他们抛弃,或者认为自己无能。另外,离退休的心理反应与本人的看法、态度有关,如果把离退休看成退出社会舞台,走向坟墓,那么必然会有消极的心理行为反应。

4. 回避现实 随着年龄的增长,有必要对过去的一生进行一番回顾,但是要做到这一点并不容易。年龄和岁月毕竟是无情的,老人们已经成为了他们该成为的样子,回首过去,掂量未来,要处理那么多的生死离别,要面对那么多的变化,都对一个人自我的稳定提出了很高的要求,及时对一个经过人生磨难已经变得成熟的老人来说也不是一件容易做到的事情。如果回避这种挑战,就会出现情绪变化,生活变得无可奈何。这种处理方式是人生中常见的防御机制,它表明,老年人为了保护和稳定自己的人格个性不受自己已经驾驭不了的压力的侵扰,开始转而采用人们非常熟悉的保守方式。

5. 经济与社会保障 一些研究表明,缺乏独立的经济来源或可靠的经济保障,是老年人心理困扰的重要原因。一般来说,由于缺乏独立经济收入和丧失原有社会地位,常使老年人产生自卑感和抑郁情绪,部分老年人甚至会产生"一死了之"的念头。

第三节 老年患者临床康复的心理评价问题

在评价的过程中有两点是我们必须注意的,一是认知的评价和出院计划;二是抑郁的评价和治疗计划。

一、认知的评价

由于以阿尔茨海默病为代表的老年痴呆会随着年龄的增长而增加。其患病率从60岁开始,每5年翻1倍。据估计30%～45%的85岁以上老人有痴呆。大多数人认为,康复患者的痴呆问题是不易被发现的,部分原因可能是这些患者多数时间待在自己的家里,我们只能得到他们的部分消息。鉴于此,康复专业的心理医生必须熟知老年患者的认知评价。

认知评价的目的有两方面,一是发现智力缺损和制订必要的干预措施。二是评估日常生活能力。实践中我们通过将我们观察到的患者与对其进行的家庭调查所发现的认知与抑郁情绪的数据结合起来进行筛选。记忆问题包括:重复问题、忘记赴约、对日常的家务生活离不开提醒;气质及情绪类型包括:悲伤、淡漠、易怒、多疑等;功能问题包括:驾车、日常生活的掌控、基本的自理上遇到困难。这份由 11 个问题组成的问卷,每题用 4 分来描述轻重程度,可以较好地用于筛选在院患者及电话访问调查。

用于发现患者及其家庭的另一种方法是元认知,尽管这种方法比较耗时费力。Anderson 和 Tranel (1989)建议用比率来让患者描述其问题在不同方面的严重性。例如语言、注意力、记忆力、视力等的等级从没有问题到有严重的问题,经检验得出患者的精确数值。意识障碍不仅与认知缺损有关,还与肢体功能相关联,它与日常生活活动能力下降及自控能力有相当大的关系。

基于认知的表现也非常重要,并需要适应环境。所以,在 2000 年有人设计了这样一份问卷。该问卷着眼于患者及其照顾者对其认知缺损的意识程度。他要求患者在没有监管的情况下作出基本的和(或)更好的自理措施。这项要求是基于 40% 的老年患者是独自生活的因素。

2003 年,又有两位科学家提出了更加有效的测量工具。包括简易精神状态检查(MMSE)、痴呆评定量表、神经行为认知检查量表、绘钟实验、神经心理状态评定量表(RBANS)、剑桥老年人精神障碍检查量表。将这些量表结果综合得出结论。其中 MMSE 在临床实践中应用最为广泛,由 30 道有指向性的问题组成:包括记忆、语言及实践操作。同时作者也指出,评价过程中应考虑个体差异。事实上,对认知的测量需要考虑包括年龄,受教育程度等多方面的因素。因此对于那些,年龄较大(超过 85 岁)或是教育程度很低,或是两者皆有的患者应该区别对待。

新的可供选择的筛选模式为应用计算机或是网上评价。这些评价工具对计算机的使用能力没有要求,通常只需要键盘即可完成。笔者所在的研究小组曾参与到认知筛查测验信度与效度的调研中。该测试为一网络测试,通过声音由 3 组问题组成,测验耗时 8 ~ 10 分钟,测试开始时先让被试者熟悉键盘上的数字及方向键。然后,选出提示(比如在测试中需要记住 10 个物体在橱柜中的位置),同时在测试中还包括延迟提醒的部分。该测试可表现出同等条件下不同患者的学习能力。首先要求被测者按屏幕所给出的数字按键(1 或 2),然后要求其反向按键(屏幕上出 1 则按 2,出 2 则按 1),分别测量两种情况下的反应速度及准确率。在一项对 102 名老年患者进行的研究中发现,该测试结果与临床诊断相比具有 80% 的敏感性及 88% 的特异性。该测试的实用指数比 MMSE 高出 15%,而且年龄及教育程度也被整合进测试中。

二、 抑郁的评价

据调查,在老年人中抑郁的比例达到 30% ~ 44%,且在医疗机构中的老人的抑郁发生率是在家生活老人的 2 倍。研究发现有 30% ~ 40% 的在院老年患者有明显的抑郁,而非住院的老年患者的抑郁率为 15%。抑郁的发生与个体差异关系不大,与功能障碍存在明显关联。

抑郁已成为公认的慢性病伴随症状,很多疗法均可被康复界应用。

抑郁的病因与神经递质有关,包括去甲肾上腺素、多巴胺和或 5-HT。过去的几十年来,SSRIs 类药物一直被用作治疗抑郁症,但其名声要远高于其实际疗效。FDA 的回顾性研究发现 SSRIs 的有效率比三环类抗抑郁药(总体有效率 35% ~ 40%)的总体有效率低,原因可能与 SSRIs 的副作用有关。抗抑郁药治疗抑郁的作用明显,但单纯只用抗抑郁药治疗是不明智的。

抑郁的另一个病因为活动受限理论。简言之，只有当疾病影响了日常生活活动能力才会导致抑郁。研究发现，当提高了患者的日常生活活动能力后，患者的抑郁情绪也同时得到缓解。在为患者制订运动计划之前，心理治疗师应与医生、物理治疗师、作业治疗师一起讨论，并合力制订计划。

第三个病因学是建立在神经元退行性变的基础上，为一种血管性抑郁假说。该观点认为白质内微血管受损的患者罹患抑郁的可能性更大。2004 年有科学家做了如下实验：实验分 3 组：脑卒中组、无脑卒中但有血管问题组、既无脑卒中又无血管问题组。3 组的抑郁无显著性差异。实验开始后发现，无脑卒中却有血管问题组的后期抑郁发生率上升到 30% ~ 47%。随后，作者为了支持其"血管负担"理论，又进行了 4 年的跟踪调查。发现那些没有脑卒中但发生抑郁的老年人在随后的日子里出现脑卒中的概率很高。约有 58% 的患者出现了脑卒中，而仅有 4% 的没有抑郁的老年人出现脑卒中。作者作出假设：老年人抑郁的发生与脑卒中存在一定的关系。康复心理治疗师应介入那些有血管负担的患者，提高其对医嘱的依从性。

第四种病因为被大家熟知的心理学对抑郁的解释，即认知行为方法。该理论是一种深入浅出的理论，简言之，对于康复心理治疗师来说，在康复的过程中增加患者对快乐的事情的注意力以转移其对不幸的事情的注意力，已达到改善情绪的目的。

第五种病因，抑郁是对失去及悲伤的反应。例如守寡。在疗养院里的老人身上，丧偶者 3 年后的抑郁发生率是那些不守寡个体的 3 倍。抑郁与一般的悲痛在应激初期的反应有重叠。在丧偶悲痛期后的头 1 个月 30% 的寡妇出现抑郁。所以在治疗抑郁的过程中，消除悲痛情绪十分重要。

综上所述，晚年抑郁的诱发因素很多，同时治疗手段也多种多样。显而易见的是，抑郁的发生同时影响了其他疾病的发病率与死亡率，并明显影响了患者的生存质量。所以，在康复过程中注意到对抑郁的治疗，对老年患者尤为重要。

第四节　老年疾病患者的心理康复

老年人有必要进行彻底的身体检查，对不适作出明确的解释，这是毫无疑问的，和心身医学的观点并不存在任何抵触。但是，在症状和功能障碍方面，应该更为重视后者的意义，因为是功能障碍造成了不能应对日常生活的状态，而且功能障碍和原本的心理压力存在着直接的联系，这也就更加明确了全面康复对老年疾病的重要意义。

目前，老年疾病患者心理康复的基础原则已经形成。对患者来讲，医务人员本人就是一剂重要的药物，他们应当和患者一道构筑自己的工作关系，这个构筑本身对患者就已经是一个很大的帮助。在康复过程中具体应提出这样的问题：这个老年人处于一种什么样的危机中？他的日常生活是怎样的？他的生活关系和支撑在什么地方？患者怎样才能认识自己的价值？当一个人出现残疾时，应该通过激发往日的长处、兴趣和能力来加强患者的自我。在老年人方面，许多潜能和家庭社会的支持还没有发挥。因此，在看待老年疾病的心理康复中，治疗关系与心理、药物治疗和家庭社会的支持同样重要。

一、治疗关系

1. **医务人员的影响力**　越来越多的患者希望得到医务人员的帮助，医务人员不仅要承担诊治、训练和护理的任务,在很多情况下,人们还期望医务人员能够给毫无希望的患者带来希望。从这一方面来说,医务人员应当从残疾的表现中仔细"听"出并诊断出患者的生活出现了哪些困难,如果能有一个综合全面的了解,就等于找到了通向老年疾病患者内心的道路。但是,一位医务人员要做到这点并非易事,许多老年人在自己的大半生活中形成了自己的尊严和独立的人格,他们有的时候很难拉下面子为自己身体能力的退化和种种其他问题求助于医务人员,特别是将伴随他们走向死亡的医务人员。

在这种时候仅仅靠解释和建议是不够的,因为这些老年人会认为医务人员是在哄小孩,是对自己的轻蔑。他们希望医务人员和患者的关系带有工作关系的特点,相互合作,这就是治疗联盟。只有具备了这个前提,他们才会在和医务人员的交往中感到交流的共鸣。医务人员的温暖、体贴能力、幽默能力可以对患者产生积极的影响。

2. 医务人员的鼓励 鼓励老年疾病患者恢复勇气是医务人员的主要职责。事实上,很多老年人不需要"安安静静地休息",从这个角度来看,镇静药、止痛药等可能恰恰起到了相反的作用,药物的镇静作用阻碍了人们去寻找还存在的能量。在多数情况下,人之所以感到劳累和疲倦,是因为他们主观感觉到了生存的无意义和无目标,没有什么比整天什么都不做更累人的了。人作为一个生命体,其生命曲线有上升的时候,也有下降的时候,而作为一个社会的精神独立体,可以通过不断学习新的知识、积累新的经验、应对新的挑战来使自己的生命曲线始终处于上升的势头。而鼓励正是给予他们这种精神上的支持。

二、 心理治疗

(一) 认知治疗

认知治疗是指通过改变人的认知过程和观念来纠正患者适应不良的行为或情绪的方法。

1. 改变自己的不合理思考和自我挫败行为 由于情绪来自思考,所以改变情绪或行为要从改变思考着手。老年人有着深刻而丰富的人生体验,形成了许多对人生、社会的看法,且有稳定、固执的特点。而社会、环境甚至文化的变化日新月异,对老年人长期以来形成的观念产生了冲击而使老年人经常处于矛盾之中,因此,老年人要学会更新观念。

2. 保持年轻的心态 随着年龄的增长,机体功能逐渐衰退,这是不可抗拒的规律。然而人的精神不能松垮,要尽量使自己保持开朗乐观的情绪、饱满的精神状态和规律有序的生活;要善于修饰美化自己,不畏老、不服老、始终充满青春活力,保持心理年龄年轻。

3. 学会调控情绪 老年人并非生活在真空中,他们会有生病的困扰、经济的压力,也会遭遇到各种生活事件,由此产生各种负面情绪。因此,学会调控情绪显得十分重要。要正确对待得失,做到"得之淡然,失之泰然""宠辱不惊";还要正确理解差异,做到"知足常乐"。

4. 学点幽默 幽默是有知识、有修养的表现,是一种高雅的风度。老年人要想生活愉快,不妨学点幽默,它可帮助自己解脱困境、排除烦恼,打开紧锁的眉头,找到生活的乐趣。

5. 适时释放不良情绪 如在亲友面前诉说、甚至痛哭一场,如此可释放紧张,解除压力,减轻痛苦,使自己的心情好转。

(二) 行为治疗

1. 身体变化(残疾)的适应 适应是个体对自己的行为进行自我调节和自我控制,以保证与所处环境一致的过程。美国心理学家埃里克逊认为,人的一生就是一个适应的过程,是学习新的社会角色、掌握新的行为模式,以适应新的生活的过程。随着年龄的增长,生理、心理的衰老是不可避免的。老年人应自觉接受这一不可抗拒的客观规律,合理安排起居,适当进行体育锻炼,正确对待疾病,学会自我保健,建立积极的死亡观,主动排解自己的不良情绪和孤独感,面对现实、热爱生活,以乐观的态度活好每一天。

2. **纠正不良行为是防治心身疾病的根本**　世界卫生组织曾指出:"个人的生活方式,包括饮食、烟草、酒精和药物的消费及运动,是决定个人健康的重要因素。"许多老年疾病,包括心脑血管病、恶性肿瘤、糖尿病等常见病、多发病都与社会因素,特别是不良的生活方式和行为有关。不良的生活方式和行为主要是指那些不懂营养、不讲卫生、性格不健全、不会合理消费的生活方式和行为。如吸烟、酗酒、高糖、高盐、暴饮暴食、偏食、爱吃零食、嗜好烟熏炭烤的食物等不良饮食行为;不爱运动;性格过于内向、急躁、忧郁、焦虑等;夜生活过度,生活不规律;滥用药物等。因此老年人应注意纠正不良的行为方式,培养良好的生活习惯。

3. **系统脱敏疗法**　系统脱敏又称交互抑制,系统脱敏技术认为,放松状态与焦虑是两个对抗的过程,二者相互抑制,即交互抑制。对有焦虑和恐怖行为的患者可训练其学会放松,利用放松技术,深呼吸转移注意力,闭目静坐等,久而久之患者便会对引起焦虑的刺激不再敏感。

系统脱敏的三个基本步骤:

(1)进行放松训练:学会放松,一般需要 6 ~ 10 次练习,达到能很快进入放松状态的水平。

(2)针对问题建立焦虑恐怖(刺激)事件升级:如对于恐高症,可以从低层到高层建立不同的强度等级,通常分出 10 个等级。

(3)脱敏疗法:一般分想象脱敏和现实脱敏两阶段:①想象脱敏:先想象低强度的刺激,产生焦虑,然后放松直至不再焦虑。之后进入下一强度等级的刺激想象,又产生焦虑,再用放松对抗焦虑。如此反复进行,每次治疗的速度不超过 4 个等级。一般经过数次想象脱敏后,对刺激事件不再敏感焦虑,即可转入现实脱敏或模拟现实脱敏。②现实脱敏:现实脱敏即想象的刺激情境改为现实情境,其余作法与想象脱敏相同,多数患者通过 10 次左右治疗即可获得良好效果。

4. **暴露疗法**

(1)满灌疗法:是让患者面临能产生强烈焦虑的环境或想象之中,并保持相当时间,不允许逃避,直到心情平静和感到自制为止,从而消除焦虑和预防条件性回避行为发生。每次治疗 1 ~ 2 小时,一般共约 5 次,很少超过 20 次。

(2)逐级暴露:由轻到重,逐级进入引起焦虑反应的实际生活情境。

(3)参与示范:参与示范是让患者通过模仿,即观察他人的行为和行为后果来学习。

5. **厌恶疗法**　根据操作条件反射理论,如果在一种行为之后得到奖赏,那么这种行为在同样的环境下就会持续和反复出现。如果行为之后得到的是惩罚或者是根本就没有反应,那么这种行为就会在同样的环境条件下减弱或不再出现。

(三) 音乐疗法

音乐疗法对众多的老年疾病治疗有效,如听放松性音乐能降低高血压患者的血压、皮肤电阻、心率,改善头痛、头晕、头胀、胸闷、心悸、失眠、焦虑等临床症状。同时,将音乐疗法广泛运用于精神病的治疗及康复医学中,可改善患者的身心状态,最终起到感情发泄,松弛交感神经紧张状态的作用,达到非语言交流的效果。

1. **改善疾病的症状**　临床对照研究发现,音乐疗法能增强老年患者交感神经的兴奋性和提高副交感神经的张力,进而调节神经内分泌和免疫系统功能。

2. **缓解应激反应**　音乐能促进人和自然界、宇宙的和谐,使人放松。而这时人体自然蕴藏的免疫力就被激发出来。

3. **缓解冠心病心绞痛的症状**　良好的音乐刺激可经听觉直接作用于大脑边缘系统、网状系统、下丘脑和大脑皮质,产生调节患者精神状态的引导作用,缓解患者的抑郁和焦虑。加之音乐对人的情绪有调整和平衡等作用,能减慢心率、扩张血管而加强心肌的血液循环,由此而达到降低心脏负荷,清除心肌缺氧所产生的代谢产物,从而缓解心绞痛。

4. **增进临终关怀**　即将走向生命终点的患者,情绪是复杂的,常有焦虑、抑郁和恐惧。而医务人员的职责之一就是帮助患者平静、安详地离去,对临终患者的心理关怀很重要。患者静听安详的音乐后,收缩压明显下降,焦虑和抑郁明显改善。在临床辅助治疗中具有推广价值。

(四) 心理护理

1. **尊重老年患者的人格**　老年患者住院后的突出要求是被尊重、受尊敬,医务人员须理解老年患者的心理特点,尊重老年患者的地位和人格。在交往中,护士态度要和蔼亲切,称呼须讲究、尊敬、礼貌;做事要主动征求他们的意见,对非原则的问题不与老人争辩和计较,尽量满足他们的各种需要;要专心倾听老年患者的诉说,尤其是老人多次重复往事时,不可随意打断患者的谈话或表现出厌烦的情绪。老年患者一般都有不同程度的健忘、耳聋和眼花,医务人员要给予谅解。回答老年患者的询问要耐心,说话速度要慢,声音稍大一些。

2. **提供舒适、安全的环境**　老年患者住院后,应为他们设置一个安静、整洁、舒适的环境,使他们较快地适应医院生活,消除因住院引起的烦恼。老年患者多行动不便,特别是对生活不能自理、丧偶或无子女的老人,医务人员应倍加关心和照顾。

3. **调节好患者的生活**　医务人员应善于调节患者的生活,在饮食上给予指导,力求美味可口,富有营养,易于消化,使老年患者在进餐中获得快慰。在精神上应善于排解老人的忧虑,尤其对丧偶或无子女者,要多与他们交谈,关心他们的冷暖及生活上的需要,并设法帮助解决。为活跃精神生活,可允许患者做一些安全、有趣味和力所能及的活动,如下棋、散步、听音乐、看电视等,转移对疾病的注意力。老年患者一般都盼望亲人来访,医务人员要鼓励家属看望,减少老人的孤独感和被遗弃感。

4. **指导老年人克服不良心理**　鼓励老人回忆美好的往事,使老人获得心理上的愉悦感和满足感,有助于老人情绪稳定。对于那些情绪低落、悲观失望的老人,医务人员要从他们的回忆中肯定过去的成就,给予赞扬,改善他们的不良心境。对于猜疑心理较重的老人,要多做耐心细致的说明,对所提的问题给予解释和引导;提供有关科普医疗书籍供其阅读,使其彻底消除疑虑。

三、药物治疗

1. **基础疾病的治疗**　在老年疾病的康复中,不能忽视对基础疾病的药物治疗,缓解症状、防止并发症也是老年疾病康复的主要任务之一。如应用降压药降血压、胰岛素控制血糖、扩血管药防治心脑梗死等。

2. **精神药物的治疗**　对于合并有情绪障碍或其他精神症状的老年疾病患者,应当建议请精神专科医师会诊,适当使用抗抑郁药物及抗精神病药物治疗,稳定患者的情绪、控制精神症状,改善在康复过程中的依从性,提高生活质量。

四、　家庭支持

家庭人际关系是一种特殊的社会关系,具有自然(性爱、血缘爱)和社会(经济、法律、伦理、道德、心理等)两种属性。家庭是老年人活动的主要场所,是生活的安乐窝。因此,和睦的家庭气氛、良好的家庭关系是老年人拥有良好情绪的保证。

1. **老年夫妻关系问题**　要注意老年夫妻关系的调适,其调适原则为:①相互尊重和理解;②相互照顾和关心;③相互协商和公开;④遇到矛盾学会"冷处理"。

2. **老年人的再婚问题**　老年人的再婚也存在着许多误区和压力。有来自老年自身心理、观念上的,也有来自社会舆论上的,还有来自子女的阻力等。为减少老年再婚产生的心理问题,应注意:①老年人要解除传统观念的束缚;子女们应尊重老年人再婚的权力,并予以理解和支持;②老年夫妇彼此应承认、接纳性格上的差异,逐步适应和慢慢学会欣赏这种差异,这是再婚后生活稳定的基础;③要注意生活习惯的相互适应,再婚老年人在一起生活时不应总用过去的经验来看待现在的生活,也应注意尽量少想对方描述的过去生活上的细节,应把再婚真正地看成新生活的开始。

3. **老年人的代际关系问题**　代际关系主要是指家庭中两代人或隔代人之间的关系,主要包括有血缘关系的父子、母女、祖孙关系和无血缘关系的婆媳、翁婿关系等。作为一个社会现象,两代人之间的矛盾问题已经影响到了老年人的心理健康。矛盾总是双方面的,因此,两代人之间必须相互理解、相互尊重,平等相处、加强沟通,这是融洽两代人关系的原则。

五、　社会支持

1. **帮助适应社会角色**　老年人大多数都离开了工作岗位,丧失了一定的社会角色,生活空间也明显缩小。同时,在家庭内部也需要重新调整和建立新的角色,以适应新的离、退休生活。因此,离退休前的心理准备,离退休后的兴趣、爱好培养及社会活动的参与非常重要。

2. **加强人际交流**　要有知心朋友,老年人要避免孤独、保持心身不老,必须广交朋友,尤其要有几个知心朋友。通过交友,促膝谈心、交流思想、排忧解难,得到真正的友谊和真诚的关心,从而保持愉悦的心境,享受莫大的快乐。

3. **健全社会支持和保障**　疗养和提供社区性的支持系统可以激发老年人活跃社会关系的积极性,从而对老年人起到积极的作用。健全的社会保障系统可以为老年人特别是老年残疾者提供经济和医疗康复机构的保证,这是帮助他们实现全面康复的基本条件。

第五节　老年痴呆患者的心理康复

老年期痴呆主要指由脑退行性病变和脑血管病变所致的脑病,是由于脑功能障碍而产生的获得性和持续性智能障碍综合征,其中以阿尔茨海默病(Alzheimer disease)和血管性痴呆(vascular dementia)为最常见。国内外资料显示,老年痴呆患病率随年龄增长呈指数增长,随着全球人口的老龄化,痴呆的患病率还将继续上升。由于本病的患病率和致残率高、病程长以及治疗开支大,给患者的家庭和社会都带来了巨大的负担和影响。

痴呆所致的障碍包括知觉、注意和集中、判断以及学习和记忆、言语、问题解决能力、社会能力等。因此,综合康复强调身体、心理、社会多方面的康复,不仅要考虑痴呆的记忆障碍,更要重视伴随的精神症状和 ADL 的低下以及社会适应障碍,痴呆患者往往合并有多种身体疾患和功能障碍,所以,护理人员的心理问题也是值得关注的。为此,痴呆患者的康复,需要一个身体的、心理的、家庭关系的、社区支持和社会保障多方面的综合措施。

一、 发病原因

老年期痴呆的病因迄今尚未清楚,一般认为与以下因素有关。

1. **退行性病变** 如 Alzheimer 病、Pick 病、Huntington 舞蹈症、Parkinson 症、多发性硬化等。

2. **脑血管病变** 脑血流障碍可致脑组织缺血、缺氧。常见的主要原因有颈 - 颅血管的改变,特别是动脉粥样硬化。目前认为,血管性痴呆的主要原因是皮质下动脉硬化性脑病,以缺血性多见。

3. **遗传因素** 约 10% 的患者有明确的家族史,在发病机制方面考虑与神经递质障碍有关。

4. **其他** 脑外伤、颅内占位性病变、感染、中毒、长期维生素的缺乏以及代谢性疾病等。

二、 临床表现

老年期痴呆患者通常有记忆障碍、认知障碍、智能减退、人格改变、情感障碍及幻觉、妄想等临床症状,病程发展缓慢,伴有躯体疾病或社会环境改变时,其症状加重,大部分患者临床疗效差,病程不可逆。

1. **记忆障碍** 多为隐匿起病,早期易被本人及家属忽略。表现为逐渐发生的记忆障碍,如不能记住当天发生的事、记不起刚刚做过的事或说过的话,忘记物品放置在何处,词汇减少,并逐渐出现远记忆力也受损,无内省力,影响日常生活。

2. **认知障碍** 社交能力、运用新知识的能力下降,并随着时间的推移而加重,逐渐出现言语功能障碍,不能讲完整的句子,口语量减少,阅读理解能力受损,交谈能力减退,最后完全失语。计算能力障碍表现为算错账、算错钱,到后来不能进行简单的计算。严重时出现空定向力障碍,不会穿衣、不认家门或迷路,不会使用常用的生活物品,如筷子、勺子等,但仍可保留运动的肌力和协调。

3. **思维障碍** 多表现为思维迟缓,内容贫乏,持续、重复言语、命名性言语障碍和概念、语法错误,判断力受损,易产生被害观念。晚期则出现思维破裂,自言自语或大声说话,甚至失语。

4. **精神障碍** 多见于行为和情感障碍,往往是患者就诊的原因。包括抑郁、情感淡漠或失控、焦躁不安、兴奋和欣快等,患者注意力涣散,主动性减少。部分患者出现片段妄想幻觉和攻击倾向,有的怀疑配偶有外遇、子女要加害自己等,可忽略进食或贪食。多数患者有失眠或夜间谵妄。

5. **其他** 整体意志,坐立不安,易激动,不修边幅,个人卫生不佳;行走时步态死板,步伐小,速度慢;严重者生活自理能力减弱,社会适应困难,甚至大小便失禁,生活完全不能自理。

三、 康复中的医患心理问题及处理

1. **治疗场面** 在康复过程中,医务人员往往受治疗场面的影响而产生负面情绪,负面情绪表现为:"患者和我没关系""我不喜欢患者""不想看到患者面孔"等,并感到疲劳和无力,这些情绪反过来又伤害了患者的感情和自尊心。患者对治疗师的各种努力都不能理解,不仅不能够协作进行康复治疗,反而埋怨或辱骂医务人员,不听医务人员讲话,有意弄脏衣物,甚至出现暴力行为。因此,治疗场面的氛围很重要,过分的压制可能加重患者的回避及抵触。对于情绪激动或有暴力倾向的患者可以适当给予镇静药。

2. **治疗关系**　为了训练和护理的顺利施行,医务人员和患者之间必须有人与人之间的感情交流。然而,痴呆患者由于记忆力和注意力低下,无法理解训练和护理措施,也无法理解医务人员为他们付出的努力。因此,这种治疗关系中的交流手段应该采用非语言的(表情、身体的动作等)和共感的(微笑、点头、善意的目光等),给予适当的刺激,促使患者残存的记忆和对以往工作、家事的回忆,激发其活力和康复的动力。

3. **理解患者**　伴随痴呆可能出现心理和行为的异常,如兴奋、亢进、妄想等。在这种情况下,训斥和不适当地使用药物可能使患者产生混乱和恶性循环。因此,治疗师应了解异常心理和行为的产生背景,冷静应对,和家属一起接受这些异常心理和行为,才能帮助患者改善。

4. **处理问题**　痴呆患者由于注意力的低下和长时间训练的痛苦,环境的变化和训练内容的变更都会引起高度的不安和混乱。为避免认知能力和短期记忆能力低下的影响,治疗师应大声、明确地说明训练方法,并可做适当的书面提示;另一方面,痴呆患者不清楚自己的健康状况,甚至无法感受到自己的病痛,治疗师要密切观察患者的身体变化,早期发现和预防残疾。

5. **对照顾人员的援助**　在家庭中照顾痴呆患者的人员大多数有较重的心理负担,他们不得不整天面对一个思维和能力各方面都很低下,甚至伴有妄想的患者,这使得这些照顾人员变得心身疲劳、不安和焦虑,不时地训斥患者,强行禁止他们的行为,甚至对患者作出虐待和暴力行为。因此,医务人员还要给予这些照顾人员适当的援助,理解和体谅他们的各种情绪,及时交流各种信息,提供精神上的支持。

(1)帮助家属和照顾人员了解与痴呆患者病症有关的知识,根据痴呆的临床特征给予针对性的护理。如有感知障碍的患者常常不认识家门,找不到床位,因此要在家门口、病室内设置醒目移动的标志,如他们自己熟悉的、经常使用的物品等;还可在厕所、餐厅及台阶处设置标志或生活活动计划牌,这样有助于现实定向,改善行为,培养患者独立生活的能力。

(2)对于妄想的患者,家属和照顾人员应作正面的抚慰保证,不与患者争辩,通过转移注意使妄想淡化。

(3)为防止患者夜间游逛、外出发生意外或干扰他人,要注意看护,确保门窗安全。

第六节　空巢老人的心理康复

近年来,许多人都外出打工,家里只剩下老人和孩子,因此空巢老人的数量越来越多,由此引发的问题也越来越引起社会的关注。随着越来越多的第一代独生子女结婚生子,出现了越来越多的"421家庭",所谓"421家庭",即指一个家庭中,夫妻俩上有4个老人,下有1个孩子。越来越多的80后小夫妻"被421",成为上有老、下有小的"三明治族"。对于小的,自然要全身心栽培,因而老的就常被忽视,甚至被"晾"在一边。夫妻或在其他城市打拼成家,不出外的也多喜欢小两口自己居住。究其原因,一方面担心与父母同住不方便或者不自由,另一方面也因为大城市生活成本较高,接老人同住,会感到经济压力很大,尤其是近几年,房价一路走高,更让小夫妻难以买大房子。根据全国老龄工作委员会办公室公布的《我国城市居家养老服务研究》报告,目前我国城市老年人空巢家庭(包括独居)的比例已达

49.7%,与 2010 年相比,提高了 7.7 个百分点。大中城市的老年人空巢家庭(包括独居)比例更高,达到 56.1%,其中独居老年人占 12.1%,与配偶同住的占 44%。而长时间孤独的生活状态,使得很多空巢老人都出现了这样或那样的心理问题,日常生活也受到很大影响。

一、空巢老人容易患上老年抑郁症

作为第一代独生子女,很多 80 后从小就享受着父母无尽的宠爱,甚至成人、工作后还享受着父母的照料。不少父母都心甘情愿地将自己的养老积蓄"奉献"出来,为孩子买房、买车,然而,对孩子如此的关爱,换来的却是"独守空房",老人的心理落差自然很大,尤其是在生病或出意外时,由于得不到子女的照顾,会因此产生被遗弃的心理,或感到孤苦伶仃而自悲、自怜等。家里静悄悄的,没有一点生气,空巢老人有心里话没处诉说,有时间没事可打发。这样的老人很容易出现抑郁症状,感到孤独、精神寂寞,觉得生活没意思,经常回想往事、悲观厌世。有的老人甚至会产生自杀行为。空巢老人最容易出现的心理问题就是老年抑郁症。

老年抑郁症的临床表现 老年抑郁症的主要表现是:情绪低落、烦躁、焦虑不安、精神不振、对什么事情都不感兴趣、总觉得睡眠不够、反应迟缓、敏感多疑、老觉得身体不舒服等。由于老年抑郁症表现往往不典型,容易被忽视,从而错失了治疗时机。老年抑郁症的早期表现:

1. **性情突变、常常自责** 如果一个平常性格开朗的老人,突然变得回避人群、懒言少语,并且常常独自哭泣,甚至说自己犯了大罪,对不起众人。如果他所说的"大罪"其实只是一些鸡毛蒜皮的小事或者陈年旧事,那么家人就要对此引起注意,及时带老人到专科医院就诊。

2. **老觉得身体不舒服** 老觉得身体有不适感,如胃肠道系统不适:腹胀腹泻,厌食恶心;心血管系统不适:心慌、憋气、胸闷、压迫、难受感等;运动系统不适:腰背痛、头颈痛、全身肌肉痛等;自主神经系统不适:全身忽冷忽热、出汗等。而经过各种检查,往往查不出有什么大问题。

3. **烦躁、焦虑不安、紧张担心** 莫名其妙地烦躁、焦虑不安、紧张担心,例如担心自己的钱不够花、子女不能照顾自己、自己做不了家务、家人会出意外等。这些在旁人看来完全没有必要担心的事,患者却因此整日坐卧不安、茶饭不思,甚至出现自伤或自杀倾向。

4. **觉得自己脑力减退、精力下降** 患者会觉得记忆力减退、智能下降,感觉脑子变慢了,什么都记不住。与老年痴呆症不同的是,抑郁症患者能够认识到自己存在记忆力、智能方面的问题,而且随着抑郁症症状的缓解,他们的记忆力、智能能够逐渐恢复。除了感觉脑力减退外,患者常常还会觉得精力不足、疲乏无力,严重者终日卧床不起,事事都要人服侍。他们不仅将自身的情况想象得严重化,还会出现旁人无法理解的荒谬想法,例如认为自己的肠子腐烂了,已经病入膏肓了,或者自己变成了穷光蛋等。

二、空巢老人的心理康复

1. 帮助家属和照顾人员了解与空巢老人病症有关的知识,指导老年人本身应端正心态,接受现实。不论遇到什么困难,一定要对生活持积极态度,自己关心自己,宽慰自己,设法保持心理平衡。人老了,空闲时间多了,老人可借此多学一些东西,培养多种兴趣和爱好。还可多参加公益事业和活动,让自己变得忙碌而充实。人一忙,孤独寂寞就没了。同时老人自己要有意识多与人交往,不要把自己禁锢在房间里,应多走访亲戚朋友、邻居,防病于未然。

2. 指导空巢老人的子女,要多关心老人,多与老人交流。不少子女认为,孝顺老人就是多给钱,让他吃得好、穿得好。事实上,老人最重视的还是家庭和亲情。作为子女和晚辈,更应重视对老人的精神赡养,让老人感受到天伦之乐,消除寂寞烦恼。因此无论工作多忙,子女都应常回家看看,陪陪老人。有事多与老人沟通,让老人有被需要和重视感。即便是没空常回家,也要记得经常打电话回家问候。有时,一声问候可以减少老人许多的寂寞与伤感。

第七节　临终关怀的老年患者的心理康复

一、临终关怀的含义

临终关怀也叫临终照顾。"临终关怀"一词最早起源于中世纪,当时是用来作为朝圣者或旅行者中途休息、补充体力的驿站,后来被引申为指一整套有组织化的医疗方案,以帮助那些暂停于人生路途最后一站的人。临终关怀在医学上的概念是,对无望救治的老人的临终照顾。它不完全以延长老人生存时间长短为目的,而是以提高老人临终的生存质量为宗旨,对临终老人采取的是生活照顾、心理疏导、姑息治疗。重点是控制临终老人疼痛,减少和缓解临终老人痛苦,消除老人和家属对死亡的恐惧和焦虑,维持临终老人的尊严。也包括对家属在居丧期间的心理、生理关怀、咨询教育和其他项目。

二、临终关怀的内容

(一) 死亡教育

死亡教育是实施临终关怀的一项重要内容。老年人同年轻人一样珍视生命,留恋生活,总希望能继续活下去。要教育老人及其家属充分认识生命科学中的生、老、病、死规律,理解死亡,使家属能较为平静而理智地接受亲人即将死去的现实。

(二) 尊重、关怀临终老人

对于临终老人,医护人员要给予极大的尊重和高度的同情。尊重临终老人就是对老人整个生命价值的肯定。无论老人对自己的病情是否已经了解,医护人员在任何情况下都不可流露出厌烦或消极、失望情绪,直至最后都要使老人一直抱有希望。只要老人的生命延续一天,就要满腔热情地为其提供全方位的服务。

(三) 对临终老人进行全面康复

1. 临终老人的躯体康复

(1)改善循环与呼吸功能:密切观察生命体征变化,病情允许者采取半坐卧位或抬高头与肩,根据缺氧程度给予吸氧。神志不清者采取侧卧、头偏向一侧,以利于呼吸道分泌物引流,必要时吸痰,以保持呼吸道通畅。

(2)控制疼痛:应观察疼痛的性质、部位、持续时间及程度,帮助老人选择最有效的止痛方法如按摩、听音乐、取舒适的体位及敷热水袋等,必要时使用止痛药物。

(3)改善营养状况:为提高老人生活质量,应了解老人饮食习惯,在符合治疗原则的前提下,适量喂食喂水,必要时鼻饲或采用完全胃肠外营养,保证老人营养的供给。

(4)做好口腔及皮肤护理:尽可能保持老人的个人卫生,每天做口腔护理、洗脸、梳头,衣服被褥清洁平整,以保持老人较好的情绪和生活质量。帮助采取舒适的体位,按时翻身,经常按摩受压部位,大小便失禁者保持会阴部皮肤清洁、干燥,预防压疮的发生。

(5)减轻感知觉的影响:为老人提供单独病室,环境安静,光照适宜,以增加安全感。如双眼半睁,应用手轻轻将其眼睑闭合,定时涂眼药膏,并用蘸有生理盐水的湿纱布覆盖。当老人视力丧失时,应用语言和触觉与其保持联系。听力往往最后消失,所以讲话应清晰、语气柔和,不要在床旁讨论老人病情或失声痛哭,避免不良刺激。

2. 临终老人的心理康复

(1)否认期:医护人员与老人之间坦诚沟通,不要轻易揭露老人的防卫机制。应根据老人对其病情的认知程度进行沟通,与其他医务人员及家属保持口径一致,耐心倾听老人的诉说,维持老人适当的希望,并经常陪伴老人,使其安心并感受到护士的关怀。

(2)愤怒期:医护人员应切记老人的愤怒是发自内心的恐惧与绝望,不宜回避,要尽量让老人表达其愤怒,以宣泄内心的不快,充分理解患者的痛苦,加以安抚和疏导,并注重保护其自尊心。

(3)协议期:此期的心理反应对老人是有利的,因为他能配合治疗并试图延长生命。医护人员应主动关心老人,鼓励其说出内心的感受,尽可能满足他们提出的各种要求,创造条件,实现老人的愿望。

(4)抑郁期:医护人员应多给予同情和照顾,让其家人陪伴,允许老人表达其失落、悲哀的情绪,此时也不必考虑价值观,对老人微小的愿望亦加以重视,帮助实现,并加强安全保护。

(5)接受期:医护人员应提供安静、舒适的环境,不要强求有护患的互动行为,尊重其选择,并继续陪伴老人,不断地给予适当的支持。

(张　伟)

第十三章
特殊儿童的心理康复

第一节　临床表现和特征

　　儿童期个体的生理和心理正处于快速发育阶段,其大脑结构和功能的发展正在不断完善之中,大脑缺乏对自主神经和情绪活动的有效调节,极易受到自身及其生活环境的影响而导致身心疾病,尤其是本身已患有严重疾病并出现各种障碍而需要长期康复的儿童,身体的伤痛、经验的成败以及机体的功能障碍,使他们长期处于惶恐、焦虑和无助的负面情绪中,不可避免地会出现各种心理问题;过多的应激和挫折又会造成胆怯、退缩、偏执、冲动等不良行为倾向,造成人格发展的偏差。这些心理问题和人格偏差反过来又直接影响其身体的发育、智力的发展和适应能力的学习。因此,及早对这类儿童进行心理治疗,逆转其不良的行为习惯,帮助他们正确面对自身的疾病和缺陷,不仅关系到康复治疗的成败,还对患儿能否健康成长并融入社会起着至关重要的作用。

一、正常儿童的心理表现与特征

　　正常儿童心理发展与身体的生长发育一样,是循序渐进的,有一定的阶段性和规律性。正常儿童的心理特点表现如下:

　　1. 智力迅速发展　　儿童的好奇心强,求知欲旺盛,对周围的一切事物特别是新鲜事物感兴趣。从初生到 4 岁是儿童视觉发展的关键期,他们的形象视觉发展最迅速;学龄期则是儿童学习科学文化知识的奠基时期。

　　2. 情感纯真直率　　幼儿期儿童渴望别人对自己的爱和关心,是情感发展和进行情感教育的重要时期。学龄前儿童情绪直接指导、调控着儿童的行为,决定着儿童的所作所为。学龄期儿童情感的稳定性、深刻性增强,开始懂得控制自己的情绪,知道维护集体荣誉、珍惜友谊、遵守道德等。

　　3. 人际关系单纯融洽　　父母、老师和同伴是儿童生活中最主要的接触者。父母是孩子的启蒙老师,向儿童传授多方面的社会知识、道德准则,为孩子提供了大量的练习社交行为和技能的场所,并给予相应的指导或强化。老师则为儿童能够与同伴友好相处、互相关心帮助创造交往的环境,提供语言交往的机会,丰富交往的内容,并帮助儿童树立交往的信心。在同伴交往中,一方面儿童发展了社交行为如微笑、请求等,从而尝试、练习已学会的社交技能,不断熟练、巩固,使之积极、恰当;另一方面,通过观察同伴的社交行为而学习、尝试新的手段、方法,从而丰富自己的交往能力。

　　4. 个性逐渐形成　　儿童好模仿、可塑性强,儿童期正是性格形成发展的时期。老师、父母及其他经常生活在一起的家庭成员的言行、性格及教育方式对儿童性格的形成有着重要的影响,不良习惯也容易在此阶段养成。

二、 特殊儿童的心理特征及影响因素

（一）特殊儿童的一般心理特征

特殊儿童指生理或心理发展有缺陷的残疾儿童。临床上的特殊儿童涉及的疾病多种多样，多具有不同程度的功能障碍，许多伴有不同程度的残疾，疾病本身及其导致的残疾，作为一种不良的应激源，伴随着他们的生长发育过程，不仅使其正常的心理发展发生变化，还可能引发各种类型的心理问题。特殊儿童的一般心理特征表现为自卑、孤僻、多疑、依赖、易激惹。

1. **自卑** 生理上的缺陷及功能上的受限，使得特殊儿童在日常生活、学习、社会活动及康复治疗中都会遇到困难。与正常儿童相比，他们始终觉得自己与众不同，低人一等，自己瞧不起自己，缺乏生活的信心与勇气。社会的偏见、不公平的待遇及世人异样的眼光，极易使他们产生自卑情绪，严重者更是自暴自弃，不思进取。

2. **孤僻** 由于生理缺陷及行动受限，特殊儿童活动的范围非常局限，且在许多场合常常受到歧视，他们不得不经常待在家里，游离于普通儿童之外，无法通过交流使自己的情绪得到及时的宣泄，久而久之便产生了孤独感，甚至行为孤僻，喜欢独处，只爱与同类残疾儿童交往。

3. **多疑** 常常表现为对人际活动产生偏见和误解，仅依据感性认识和事物表象作出推断。当周围事物出现时，无论与自己有无联系都会表现疑虑、反感等情绪，并通过面部表情、言语充分流露出来。

4. **依赖** 特殊儿童在成长的过程中不可避免地要接受身边亲人或看护者的照顾，有些特殊儿童在家庭受到过多的照顾，养成依赖的习性，其中盲童依赖性最强，即使是一些力所能及的事，也不愿做，一味地等、靠、依附于他人，自主自立能力很差。

5. **易激惹** 特殊儿童长期受疾病的困扰，生活中又常常遭受失败的经验，情绪不稳定，性情暴躁，在受到不公正的对待或曲解其原意时，极易激动，举止冲动，待人态度生硬，乱发脾气，不听劝告。

（二）影响特殊儿童心理适应的因素

1. **自身因素**

（1）年龄因素：儿童心理发展所处阶段的不同与疾病的易感性有关。幼儿的心理问题往往由受惊引起，而年长儿童则常常因疾病及残疾本身或与家庭、学校环境发生矛盾所致。

（2）生理因素：残疾和慢性躯体疾病使患儿产生不适、疼痛、功能障碍，影响患儿的日常生活和社会交往，有些使患儿焦虑、恐惧，有些使患儿感到羞辱、孤立、窘迫、自卑，从而产生抑郁、攻击行为、社会退缩等不良的情绪和行为。

（3）人格因素：研究发现，神经质得分高的特殊儿童情绪可能不稳定，表现为多愁善感、易激惹、好胜心强，多处于紧张状态，一旦愿望未能实现则容易产生愤怒、敌对、抑郁、羞愧等负面情绪。

（4）康复治疗：特殊儿童往往需要长期住院康复治疗，离开了家人照顾，患儿的活动减少，反应性低下，可造成人际关系障碍和社会适应不良。入院早期的不适应使患儿感到焦虑、恐惧，随着住院时间的延长，与家庭、社会隔离的时间就长，患儿开始担心自己的前途及与家人关系的疏远，不免产生抑郁。

2. **家庭因素** 家长心理准备不足，对特殊儿童的教育不知所措，要么百般宠爱，要么放任不管，有些则过分严厉，缺乏塑造培养意识。家庭经济状况不好，主要家庭成员不全、父母离异、父母关系不和等，使患儿缺少关心和良好的成长环境，不能接受全面的治疗。这些因素都会影响患儿的心理健康。

3. **社会因素** 虽然目前社会对残障人士的状况越来越重视，但是针对残障人士的服务及设施还远

远不能满足需要,很多特殊儿童不能得到应有的教育,他们对自己今后的生活和前途有强烈的不安感。加之人与人之间的交往日益广泛,各种社会传媒的作用越来越大,生活紧张事件增多,矛盾、冲突、竞争加剧。这些现象都会加重特殊儿童的内心矛盾和心理负担,影响其身心健康。

4. **学校因素** 儿童是学习知识的最佳时期,每个适龄儿童都要上学,特殊儿童也不例外。无论在特殊学校还是普通学校,学习负担过重,教育方法不当,师生情感对立,同学关系紧张等,均不利于特殊儿童心理的健康发展。

第二节　特殊儿童的心理问题及康复需要

一、临床常见特殊儿童的心理问题

儿童残疾种类涉及视力残疾、听力语言残疾、智力残疾、精神残疾及多重残疾,导致这些残疾的疾病种类很多,既包括先天性的疾病及发育障碍,又包括各种慢性疾病及外伤所致的功能障碍。本书将着重介绍智力障碍儿童、运动障碍儿童、脑瘫儿童、听觉障碍儿童、视觉障碍儿童、孤独症儿童和多动症儿童的心理问题。

(一) 智力障碍儿童的心理问题

智力障碍(dysgnosia)一般指的是由于大脑受到器质性的损害或是由于脑发育不全,从而造成认识活动的持续障碍以及整个心理活动的障碍。因智力障碍而接受康复治疗的儿童,按照疾病来分,主要有精神发育迟滞、唐氏综合征(先天愚型)、先天性颅脑畸形、先天性脑积水、小头畸形、多重残疾、脑瘫患儿以及颅内感染和颅脑外伤后遗智力障碍患者。这些儿童可伴有头颅、四肢或内脏的疾病或畸形,其临床共同的表现主要为智力发展水平低下,同时伴有适应行为缺陷。智力障碍儿童由于大脑功能发育障碍,心理发展不成熟,常常会面临着许多心理问题。

1. **不良适应行为** 美国智力障碍协会适应性行为量表的第二部分主要罗列的智力障碍儿童不良适应行为包括攻击性、非社会性、反社会性、反抗、背信、退缩、刻板、应对失态、口语反常、怪异习癖、自伤、活动过度、性异常、心理困扰、滥用药物。其中最主要的不良适应行为类型有以下 4 种:

(1)自伤行为:主要指个体的举动足以伤害自己的躯体。

(2)刻板行为:是指反复的,没有变化的,发生频率相当高的,而且不具有任何适应功能的反应。

(3)攻击行为:指个体面临压力、挫折和痛苦的事件,或处于不愉快事件所类化的情景时,借助语言或肢体动作来攻击他人或破坏物品。

(4)过度活动:即伴有注意障碍的多动行为。

2. **人格偏差** 智力障碍儿童人格发展与正常儿童遵循同样的规律,但由于身心障碍的影响,在发展过程中又常有所偏差。这种偏差往往是个人不利因素与缺乏支持的环境交互作用的结果,其失败的经验是形成其人格偏差的关键。智力障碍者与普通人的人格特征比较而言,只是程度的差异,没有种类的区别。其人格障碍的特点有:

(1)缺乏随机应变的能力,为人处世比较固执。

（2）在解决问题时倾向于依赖他人指导，或仿效他人，容易受暗示。

（3）性格内向，往往过于缄默、消极、退缩、不合群、孤独、害羞、胆怯、忧郁、意志薄弱、欠果断，自卑心理较重。

（4）不能与他人友好相处，冲动、扰乱别人、注意力不集中、破坏性行为、违纪等行为亦较正常儿童的发生率高。

（5）任性行为，智力障碍儿童因智力落后，从小家长就给予过分的保护与照料，一切顺从他，迁就他，缺少自律以及社会行为的训练，因而使他们形成依赖、任性的性格倾向。

3. 情绪及情感问题　由于大脑发育不完善，智力障碍儿童情感表达幼稚，表现在内心体验不深刻、掩饰性、隐忍性、自我克制性、情感的调节能力都比较低，情感的表达更直接、更简单和表面化，往往内心有什么就马上表现出来。由于各方面能力低下，特别是语言交流沟通障碍，以及在生活与学习上长期失败经验的挫折，他们易于缺乏信心，缺乏主动性和积极性。当发生不如意的事情时，常常责备自己，好胜的动机要比常人为低。同健全儿童相比，智力障碍儿童易波动、冲动，表现出更多的焦虑、孤独感、退缩、恐惧及爱发脾气等情绪问题。

4. 人际与社会适应不良　智力障碍儿童在人际与社会特征方面常存在着特殊的问题，例如：不能有效地与人交流；常受到同伴的排斥；时时想逃避人群；任何事都受人摆布；没有团队精神，不关心周围事物，不能维持稳定的人际关系；喜欢与较年幼的儿童玩；常模仿别人或尾随别人玩耍；不能很好地与他人合作，共同完成一项任务；不合时宜的表现等。

（二）运动障碍儿童的心理问题

运动障碍（dyskinesia）是指各种原因引起的运动功能受限。任何影响肢体肌力、肌张力、关节活动、运动协调性以及运动姿势或运动耐力的疾病都可能影响患者的运动功能。导致运动障碍的原因很多，主要为神经系统、骨骼肌肉系统和心肺系统的疾病。运动障碍儿童行动受到限制，多需要长期康复训练，有的还需要使用辅助器具或佩戴支具，日常生活、学习求知及社会活动等受到一定的限制。因运动障碍而需要长期康复的儿童主要以神经系统疾病为主，如脑瘫、脑瘤、脑炎、脑外伤、脑积水、脊髓灰质炎、外周神经损伤等，其次为肌肉骨骼系统疾病如关节炎、脊柱畸形、截肢等。除因中枢神经系统损伤而引起的运动障碍儿童（如脑瘫儿童，本书将另行介绍）会并发智力和感官缺陷外，运动障碍儿童一般心理特征与普通儿童并无明显的区别，但因为行动上的不便和外观的异常，常常会引起他人的好奇、注视和不适当的同情，这些自身和外在的因素会使运动障碍儿童处于紧张状态，常专注于伪装、防卫，有较强烈的不安全感，也不容易接纳自己，在个性特征方面存在着不同于正常儿童的突出特点。运动障碍儿童的心理问题主要表现在：

1. 自卑　有些运动障碍儿童由于长期处于依赖状态下，依靠他人料理日常生活，难免会自感无能而自惭形秽。加上他人因好奇而注视、取笑、不适当的同情，会时时触及其伤痛，打击其自信心。此外，在团体活动中，这些运动障碍儿童由于生理缺陷使行为受到限制，不能参加游戏和运动，或在竞争活动中处于劣势，也会引发其自卑、自怜和自我价值感的失落。对外界刺激敏感，遭受挫折时易产生自卑感。

2. 自我中心　运动障碍儿童由于身体条件限制，常常无法充分、自由地操作物体及与人交流，从而忽视别人，难以摆脱我向思维的基础，缺乏社会交往。

3. 孤独感　由于无法行动自如、活动范围受限，所接触的生活领域及经验也随之受限，因而产生物理空间的孤立感。而少数运动障碍者由于对自身的残障产生高度的自卑，避免与人接触，影响了自身与他人的情感交流，因而产生心理空间上的孤独感。他人的排斥和歧视，也是此类儿童孤独感的来源。

4. 焦虑　担心前途是每个运动障碍儿童必然面临的瓶颈。尤其是残疾程度较重者，由于长期依赖他人的帮助,内心会时时因缺乏安全感而焦虑,深恐被人嫌恶和遗弃。这种焦虑随年纪增大而加深。

5. 自我调控能力较差 有些儿童倾向于以外向的方式处理问题,情绪反应强烈而不稳定,而有一些儿童则有很强的压抑感,倾向于自我克制。这些都是运动障碍儿童在应付心理压力的过程中形成不良适应的模式。

(三)脑瘫儿童的心理问题

脑瘫是脑性瘫痪(cerebral palsy)的简称,是指出生前到出生后 1 个月,由各种原因引起的非进行性脑损伤综合征,主要表现为中枢性运动障碍及姿势异常。脑瘫儿童是儿童康复者中最主要的群体,尽管其临床主要表现为运动障碍,由于大脑的损伤,常合并多种机体功能障碍,如智力障碍、癫痫、感知觉障碍、交流障碍、行为异常及其他异常,其心理问题也较一般运动障碍儿童复杂,故本书将单独列出,重点介绍。

1. 情绪障碍 临床最为常见。由于运动不便,活动范围受限,脑瘫患儿和其他运动障碍儿童一样,出现孤独、自卑、恐惧、焦虑、依赖等问题,情绪不稳定,如爱打人,发脾气,打自己的头,拔头发,抓东西往嘴里啃咬,喊叫,破坏东西等。年长儿可见恐慌症,以四肢和躯体运动障碍、痉挛型患儿多见,表现为发抖、下颌颤动、心悸、出汗、呼吸短促、害怕、失去控制力、害怕拥挤人群及声音,喜欢孤独,自己玩。

2. 认知障碍 认知异常是影响患儿生活质量的重要原因之一,脑瘫患儿在记忆、学习、集中精力方面多存在困难,这主要取决于其脑损伤的程度,而且与遗传及环境因素也有一定的关系。

3. 行为异常 表现为性格改变,如固执、反抗、多动、强迫行为、攻击行为甚至自我伤害。强迫行为常在患儿 2 岁时表现出来,主要表现为反复固有动作,如重复背单词,反复检查,重复整理和排列等机械重复动作,同时还兼有害怕情绪。

4. 社交障碍 脑瘫患儿由于社交活动较少,多有退缩、孤独,不敢也不善于主动与人交往。

(四)听觉障碍儿童的心理问题

听觉障碍(auditory perceptual disorders)(简称"听障"),又称听力残疾,是指由于遗传、药物、感染、疾病、环境噪声污染、意外事故等各种原因导致双耳听觉功能完全或部分丧失,听不到或听不清声音,从而造成言语交流困难。听障儿童感知、理解和运用语言的能力较差,与外界交流不畅,容易出现情绪、行为及社会交往问题。

1. 情绪问题 听障儿童因为听觉通道不畅,所以常通过视觉、本体觉来感知和表达情绪。如用手势表达自己的想法,用视觉来识别别人的情绪等。由于接受信息渠道的单一和封闭,导致听障儿童出现较多的情绪问题,如焦虑、易怒、多疑等。

2. 社会交往问题

(1)孤僻:由于听力及语言能力的缺失,他们集中精力用视觉来摄取信息、认知事物,因此常常表现出异常安静或处于缄默状态;加上无法自如表达自己,内心苦闷无法宣泄,无法让人理解自己,常表现出拒人千里的态度。长期压抑和自我保护,导致他们缺失亲密伙伴,特别难以与正常儿童建立友情。

(2)自我为中心:听障儿童生理缺陷,使得家长及老师对他们格外偏爱和宽容,极易导致其产生自我中心的自私心理。

3. 个性发展问题

(1)自卑:生理上的缺陷,自尊心得不到应有的尊重,体验不到集体的温暖,被社会上的有些人轻视,使听障儿童极易产生自卑心理。

(2)逆反:听障儿童由于生理日渐成熟与心理不成熟的不平衡性,逆反心理十分突出。当客观环境与其要求不相符,或超出了听障儿童的承受能力时,就会引起听障儿童的逆反心理,表现出听不进教导,我行我素,破坏公物等行为。

(五) 视觉障碍儿童常见的心理问题

视觉障碍(dysopia)(简称视障),分为盲和低视力,是指个体不能通过视觉通道感知信息,只能感知部分或不太清晰的视觉信息,导致其视觉经验的缺失和不完整,难以形成或不能形成完整的视觉表象。视觉障碍不仅对儿童身体与运动认知和情绪发展带来诸多负面影响,同时还影响儿童个性心理发展。根据李季平的研究,我国大陆地区视障儿童最常见的心理问题或心理障碍,可以归纳为情绪不稳定,学习不专心、暴力行为与倾向、畏缩害羞、逆反心理及反抗行为等几类。

1. **情绪不稳定** 视障儿童情绪不稳定,容易激动和烦躁,情绪变化较快,经常感到紧张,对别人不信任,多疑。

2. **学习不专心** 视障儿童在学习上常表现为不专心。视障儿童由于视觉缺陷,容易受到外部环境的干扰,例如多余的听觉刺激,可能会影响他们的专心学习。视障儿童一般独立行走能力弱,往往导致不好动,缺乏学习热情等问题。不良的家庭环境,比如父母不和、离异极易造成视障儿童的心灵创伤,从而影响学习;父母的溺爱,额外保护,严厉或苛刻要求也会影响视障儿童的心理。有的视障儿童由于自身缺陷,学习目标达成度低,常不能体验学习的成就感,导致学习目标不明确,无法专注学习。

3. **暴力行为问题** 视障儿童往往在家庭和社会环境中长期处于一种过度保护的状态,心理上有以自我为中心的倾向,或者有特惠的需要。常因为想要的某些东西或从事某种喜欢的活动等行为得不到满足,以为自己不被重视,出现打人、踢人、掐人、推人或者拉别人头发等不良行为。随着身体发育、力量增强,家长和老师有时很难妥善解决这类行为导致的结果,有意识地隔离该类儿童,进而使得该儿童能参加的社会活动范围和内容受到限制。因此,对于视障儿童出现行为粗暴时,不能只是横加指责或者隔离,重要的是要把这种行为视为一种重要的信息提示,引导儿童合理、有效地沟通处理问题。

4. **畏缩、害羞问题** 部分视障儿童因无法与人很好地相处,在学校表现出畏缩离群。这种畏缩、害羞带给视障儿童的影响常常被家长和教师忽视,事实上这会影响其今后的社会生活适应。

5. **逆反心理及反抗行为** 有逆反心理的视障儿童一般不听从教师和家长善意的劝告,会故意作出一些相反的行为,有时突然暴跳如雷,说些不负责任的话,故意让人讨厌、生气。这种情形提示教师、家长与视障儿童两者之间相互关系出现了问题。

(六) 孤独症儿童的心理问题

儿童广泛性发育障碍(pervasive developmental disorders in children)是一组以孤独样综合征为共同表现的儿童发育行为障碍疾病,它们共同的特点是人际交往与沟通模式异常,言语和非言语交流障碍,兴趣和活动内容局限、刻板、重复。起病于3岁前,通常在5岁以内已经比较明显,以后可有缓慢的改善。此类疾病包括孤独症、阿斯伯格综合征、未分类的广泛性发育障碍、雷特综合征和儿童瓦解性精神障碍。其中孤独症(autism)(又称自闭症)是儿童广泛性发育障碍的代表性疾病,以社会交往障碍、语言发育障碍、兴趣范围狭窄和重复刻板行为为主要特征。孤独症儿童的心理行为问题主要有情绪情感问题、不良行为问题和社会适应问题。

1. **情绪情感问题** 孤独症儿童存在的心理缺陷导致了他们无法正确表达情绪情感,稍有不慎就会产生各种各样的情绪情感问题,如焦虑、自我中心、恐惧、孤独、忧郁等。

(1)焦虑:孤独症儿童由于无法应对日常生活中的困难,多半都有着不同程度的焦虑情绪,并以回避或不断重复某种偏执行为和坚持固有习惯来降低焦虑,从而增强安全感,这也是他们自我防御的一个途径。如果强行改变他们的生活常规,一般会引起他们极度的焦虑不安。

(2)自我中心:当孤独症儿童感受压力时,可能出现哭闹、摔东西等行为;他们不会用言语或恰当的肢体语言来表达"需要"或"不要",而用一些常人无法理解的特殊行为来表达,如抓伤妈妈表示"我要喝水";当情绪亢奋时,孤独症儿童会到处乱跑打扰他人的正常生活,完全不会顾及别人的看法。

(3)恐惧:孤独症儿童常会有异常的恐惧,周围环境的变化、光亮或巨响等感官刺激或陌生人的出现,都会使他们产生恐惧。

(4)孤独:孤独症儿童的特征就是生活在自己的小世界里,家人的投入不够和同伴的不理睬会加剧他们的孤独感。

(5)忧郁:随着年龄的增长,孤独症儿童对自己面对的问题开始有所了解,但又找不到排解的办法,无法集中注意力,对任何事物都提不起兴趣,逐渐变得自卑、无助、消沉甚至忧郁。

2. 不良行为问题

(1)自伤行为:有些孤独症儿童有自伤行为,反复地自虐身体,如咬、抓或戳自己、撞头等。这些行为通常持续到成人期,并且需要来自家庭和看护者的持续照料。

(2)攻击性行为:这种行为的指向是攻击他人,在任何场合都可能造成麻烦。

(3)自我刺激行为:是一种重复性、刻板性的行为,这些行为通常无目的,只是提供感官刺激,如旋转物体、拍打脸颊、摆手、凝视等。

(4)同一性行为:也叫刻板行为,表现为坚持生活中的某些习惯或行为,极度讨厌改变。如特殊固定的衣、食、住、行习惯。游戏玩法单调、缺乏变化,如果稍有变化就抗拒哭闹。

(5)多动行为:包括不停地旋转身体、在房间里来回走动、爬上爬下、反复地按压电话键等,类似多动症儿童的行为表现。

3. 社会适应问题 孤独症儿童没有独立交往的能力,对环境变化的适应能力差,不会根据环境要求改变自己的行为方式,这种障碍随着年龄增长显得更为突出。伴有严重智力低下者,言语功能的空白和自伤等行为的持续,会直接威胁他们的社会生存。一部分儿童进入青春期以后症状会有所改善,社会交往和适应社会的能力会有一定程度的提高,但仍表现出与人交往困难,喜欢独来独往。即使有些孤独症儿童稍具社交意识,有与他人交往的需要,但他们亲近他人的方式却往往容易被误解为对他人的敌意。

(七)多动症儿童的心理问题

儿童多动症(hyperactivity disease)(简称多动症),又称注意缺陷多动障碍(attention deficit hyperactivity disorder, ADHD)。这类患儿智力正常或接近正常,但学习、行为及情绪方面有缺陷,主要表现为与年龄不相适应的注意力不集中和注意持续时间短、活动过多和冲动行为,并常伴有认识障碍和学习困难。多动症儿童的心理问题主要表现在以下几方面。

1. 注意障碍 多动症儿童注意集中困难,不能专心听课或做作业;容易被外来刺激干扰,分散注意力,不善于注意的分配和转移,严重影响对新事物的认知、识记和理解。

2. 情绪不稳定 同样一种刺激,对一般学生来说不会引起激惹,而对多动症儿童来说,就可能产生激惹,引起冲动、发脾气或悲伤忧虑等。

3. 自卑恐惧心理 因多动症儿童不受同学、老师的欢迎,学习成绩差,常受家长的责备或惩罚,甚至打骂,就容易产生自卑和恐惧心理,害怕家长的惩罚,有时甚至不敢回家。

4. 反感厌恶情绪 因学习成绩下降,家长经常责怪,加上老师、同学不时的指责,多动症孩子会产生反感和厌恶情绪。产生一种逃避现实的思想,有时采取说谎、欺骗的方法来应付家长,甚至有逃学、出走等错误行为。

5. 意志不坚强 多动症儿童有时也能认识到自己的问题,也想下决心改正,在外界的压力下也能完成作业。但由于缺乏坚强的意志和恒心,不能改正自己的缺点,或时过境迁,毛病重犯。

6. 对学习不感兴趣 多动症儿童由于注意集中困难,多动、冲动及认知困难等原因,学习成绩不稳定,逐渐出现学习困难。随着学习内容的不断加深,逐渐对学习失去兴趣,甚至有厌学情绪。特别是对要思考的功课如算术容易缺乏兴趣。

二、 特殊儿童心理康复需要

如前所述,儿童既是智力迅速发展和个性逐渐形成的时期,又是多种心理、行为障碍的好发阶段,儿童期各种生理的、病理的因素以及社会环境、教养方式等方面的不良影响都可干扰和阻碍儿童心理的正常发育。特殊儿童有着较健康儿童更敏感、更脆弱的心理世界,其生活经历也更坎坷、挫折,甚至不能像健康儿童那样正常地生活学习,因此更容易出现各种不同的心理问题。而这些心理问题反过来又直接影响其身体的发育、智力的发展和适应能力的学习。

2006 年第二次全国残疾人抽样调查数据显示:0 ~ 14 岁的残疾人口为 387 万人,占全国残疾人口的 4.66%。6 ~ 14 岁学龄残疾儿童为 246 万人,占全部残疾人口的 2.96%,其中只有 63.19% 正在普通教育或特殊教育学校接受义务教育。特殊儿童的心理康复一方面可以帮助他们正确地认识自己的疾病及其所致的残疾,更好地配合康复治疗,使其机体的功能达到最好的状态,更主要的是可促进特殊儿童更好地适应环境,塑造良好的人格特征,帮助他们及时调整自身,得到最大限度的发展。特殊儿童的心理健康不仅关系到特殊儿童的自身发展,还关系到特殊儿童家庭的和睦相处,更关系到整个社会的稳定和谐。

第三节 特殊儿童的心理康复方法

一、 特殊儿童心理问题的诊断与评估

儿童的问题究竟在哪里? 原因何在? 应该怎么治疗? 用什么方法治疗? 要回答这些问题,首先必须对儿童进行心理评估。心理评估可以使用多种收集信息的技术,包括晤谈、观察评估、心理测量以及其他技术。

(一) 晤谈

晤谈是指通过有目的、有计划地与来访者交谈来收集资料。可以通过录音、录像或访谈后回忆等方式进行资料记录。与儿童父母晤谈可以从生活的各个侧面了解孩子,如儿童问题行为的特殊性质,持续时间,发生时的情景,别人对儿童行为的反应及对问题的处理。以及儿童的发育史,确定父母对纪律和抚养的态度,对孩子期望,孩子的成长环境,家庭气氛,父母的态度、行为与孩子问题之间的关系等;与儿童本人晤谈可以了解问题本身,还能了解儿童的言语能力、思维习惯、性格特点等心理特征;与教师或同

伴晤谈可以了解儿童在学校的表现、人际关系等。

(二)观察评估

对于年幼儿童、身心障碍而表达能力有限的儿童,观察是了解问题主要的手段。例如观察儿童的动作、言语、交往能力;儿童是否有头撞硬物、敲打脑袋、咬指甲等自残行为;打人、推人、语言侮辱等对他人造成伤害的行为;摇头晃脑、鹦鹉学舌等刻板行为;注意缺陷、记忆缺陷行为。

(三)心理测量

心理测量包括心理测验和评定量表两类,它们能够定性、定量地评估儿童心理异常,简便易行,便于操作。心理测验常用于智力、记忆、人格和神经方面的测评,评定量表常常用来评定人的情绪和行为。常用的相关量表有智力量表(如斯坦福 - 比奈智力量表、韦氏儿童智力量表、瑞文推理测验、绘人测验、丹佛发展筛选测验等),除此之外还有一些适用于特殊儿童心理健康的有关量表,例如 3 ～ 6 岁幼儿心理健康测量问卷、中小学儿童心理健康评定量表、阿肯巴克儿童行为量表、Rutter 儿童行为问卷、儿童多动症调查问卷、儿童孤独症评定量表等。要注意所选的测验应该适用于特殊儿童,如听障儿童、多动症儿童、自闭症儿童、智力障碍儿童等,要少用文字测验,多用一些图片、积木、拼版之类的非语言测验。对于肢体功能障碍儿童,尽量用应答方式的简单测验,借此可以得到儿童行为更为客观的依据。

通过上述的晤谈、观察、心理测量等方法收集了特殊儿童基本状况和相关资料,并进行分析、综合,确定问题的实质。准确评估是儿童心理异常干预获得成功的必要前提。

二、 特殊儿童心理康复

特殊儿童的心理康复措施主要包括心理问题的早期干预、心理问题的治疗及心理康复支持体系的建立。

(一)特殊儿童心理问题的早期干预

儿童的残疾很多是由于先天性疾病及发育障碍所致,其最大的特点是与生俱来。即使是后天获得,也可能由于儿童的认知功能还不健全,不能正确地理解自身的疾病及残疾。病痛的折磨、身体外观的异常、活动的受限加之家庭、社会等不良因素的影响,往往给他们的心理造成很大的压力。而儿童期又是人格形成的关键时期,因此在对儿童患者进行康复的过程中要注意观察患儿有无心理问题的危险因素,有无情绪和行为的异常变化,及早发现并进行干预。这种早期干预对特殊儿童的心理健康意义重大,而且应贯穿于患儿的整个长期康复过程。

早期干预手段主要为心理咨询、心理辅导及健康教育,包括向特殊儿童家长及较大的特殊儿童介绍疾病的相关知识及残疾可能带来的不良影响,帮助特殊儿童家庭及特殊儿童树立正确的"残障观",积极寻求可能的矫治方法包括医学治疗措施,尽可能把残疾控制在最低水平上;树立正确的"教育观",对特殊儿童的教育既不过严也不过宽或放纵;尽早让特殊儿童参与社会生活,患儿越早接触社会、适应社会,就越可能形成健康的心理、健全的人格;及时发现并纠正患儿自卑、焦虑、孤僻、易激惹等不良情绪及行为,避免发生更为严重的心理问题等。

(二)特殊儿童心理问题的治疗

当特殊儿童出现情绪情感障碍、不良行为习惯及社会适应不良等心理问题时,应根据其不同的心理问题选择合适的心理治疗技术和方法,治疗患儿的各种心理困扰,包括情绪、认知与行为等问题,以解决患者所面对的心理障碍,减少焦虑、抑郁、恐慌等精神症状,改善患儿不适应社会的行为,建立良好的人际关系,促进人格的正常成长,较好地面对人生、面对生活和更好地适应社会。

特殊儿童的心理治疗方法包括一般性治疗技术和特殊治疗技术,前者与成人心理治疗相似,适应于年龄较大、智力较好的儿童,后者以游戏、绘画、音乐等非言语手段进行治疗,适用于幼儿及年龄较小的儿童。

1. 一般治疗方法

(1)心理咨询及心理辅导:对于年龄较大、智力认知能力较好的特殊儿童,如非中枢神经系统损伤的肢体功能障碍者、高功能孤独症、没有合并症的脑瘫患儿等,心理咨询及心理辅导可以帮助他们正确认识自身障碍,克服自卑感,树立信心,调整不良情绪,积极配合治疗,促进身心的健康发展。

(2)认知及行为治疗

1)认知治疗:认知治疗是一类以改变不良认知方式为基本手段的心理治疗方法。认知治疗的目的就在于矫正不正确的认知,使患者情感和行为得到相应改变,这正是特殊儿童康复者及家属亟需帮助的问题。认知疗法被广泛应用于治疗各类心理障碍,如脑瘫儿童,智力残疾儿童的抑郁症、人格障碍、焦虑障碍等。

2)行为治疗:是指利用学习心理学和行为科学的理论使人的行为发生改变,解决人的不适应问题的方法。其不同的治疗技术可解决儿童的不同行为问题,如系统脱敏法、冲击疗法和暴露疗法可治疗儿童恐惧、焦虑及强迫行为;正强化法适用于儿童的多种行为问题如多动、自闭等,可以帮助儿童塑造新的良好行为;负强化法、消退法和惩罚法适用于儿童多种行为障碍和情绪障碍,其中负强化法的结果是愉快的,而惩罚法的结果是不愉快的、痛苦的,因此除了比较严重的行为障碍,如攻击性行为、脾气暴躁、伤人和自伤行为,应谨慎运用。

3)认知行为治疗:是一组治疗方法的总称。该组方法强调,认知活动在心理或行为问题的发生和转归中起着非常重要的作用,并且在治疗过程中既采用各种认知矫正技术,又采用行为治疗技术,故称之为认知行为治疗,也是行为治疗与认知治疗的理论及技术整合。该技术认为个体对事件的理解是解释特殊情境及其感情与行为的关键。研究证明认知行为治疗对提高智力残疾及脑瘫儿童的社会适应性具有积极的意义。

(3)家庭治疗:如前所述,正常儿童的人际关系单纯,家长及家庭其他成员是儿童生活中最主要的接触者。而家庭的结构、家庭成员之间的关系、家庭气氛、家庭成员对疾病的认识、家庭对特殊儿童的教养方式及父母的个体因素等都会影响患病儿童的心理适应,尤其对那些本身就患有身心疾病的特殊儿童来说,家庭对儿童的发展具有更为重要的影响。该疗法把家长、孩子及其他家庭成员当作一个自然单位,旨在重建家庭结构系统,消除家庭中不良互动机制,引入良好的应对方式,改善家庭各个子系统的动力关系,提升家庭功能。尽管人的行为与心理问题虽不完全来自家庭,但是家庭互动与家庭结构的改善,将有助于改善儿童的心理困扰,促进身心发展。家庭治疗尤其适用于因家庭因素导致的儿童心理和行为问题,如强迫行为、攻击行为、社会退缩,可用于注意缺陷与多动症及孤独症等儿童的治疗。

(4)集体治疗:大多特殊儿童因其自身缺陷而存在或轻或重的社会适应问题,障碍或残疾造成许多适应困难和心理压力。集体治疗可以帮助儿童在群体互动关系的动态形成和改组过程中探究和分享生活经验,学习处理心理压力和人格成长的问题,培养信任感和归属感。本节所述心理康复手段都可采取集体治疗的方式。该方式相对于个体治疗具有成本低、效率高等优点,不仅为特殊儿童康复者提供了缓解压力的有效应对策略,对智力障碍、脑外伤及心理障碍儿童还可提供有效的社会技能训练,学会应对变化多端的现实挑战。

2. 特殊治疗方法

(1)游戏治疗:游戏治疗是儿童心理治疗中最常用的技术,不仅适用于有心理、行为障碍的儿童,而且也可用于预防性干预正常儿童。游戏治疗是利用游戏的手段对儿童的心理和行为障碍进行矫正与治疗,是一种利用非言语媒介手段进行心理健康教育的心理学治疗技术。其基本理论认为,游戏是儿童天然而重要的活动,是他们认识世界和自己的重要途径。由于孩子们不能准确地用语言表达自己,游戏因此成为他们表达内心感受,疏导内心困惑、悲愤、抑郁等心理问题的手段。正如成人的心理治疗主要通过语言为媒介那样,儿童心理治疗是通过游戏来实现的。游戏中玩具是孩子们的词汇,游戏是孩子们的语言。孩子们在游戏中学习语言,学会运动,产生联想和幻想,他们的心理问题也随之在游戏中被发现并得到解决。按指导思想和治疗方案不同,游戏治疗的模式有 3 种:①集中性游戏,也称结构式游戏治疗,具有指导性,是针对不同心理问题主动地、有目的地设计游戏方案;②非指导性游戏治疗,也称儿童为中心游戏治疗,是以儿童来访者为中心,无须事先设计游戏方案,而是儿童自己安排治疗过程的游戏活动,游戏治疗师对来访者给予无条件尊重、积极关注和反馈;③协作性游戏,该治疗模式是通过相互建构形成儿童和治疗师共同合作的关系。

(2)沙盘游戏:沙盘游戏又称箱庭疗法,主要是使用沙、沙盘及有关人或物的缩微模型来进行心理治疗的一种方法,是一种非语言的心理治疗方法。具体做法:让来访者从摆放各种沙具(玩具)的架子上自由挑选沙具,摆放在盛有细沙的特制容器(沙盘)里,创造出一幅场景,表达自己的内心世界。患儿制作沙盘时,治疗师陪伴在一旁,保持静默,仅在患儿提出需要帮助时给予帮助。记录员按顺序记录沙盘制作过程及患儿的表情动作等。每次沙盘制作完成后,治疗师与患儿围绕沙盘作品进行交流,了解患儿通过作品所表达的潜意识的世界,并鼓励患儿对自己的作品进行体验和探索。已有的研究已证实沙盘游戏治疗技术在儿童脑瘫、儿童孤独症、儿童行为问题、边缘型人格障碍、残疾儿童等领域有积极作用。

(3)艺术治疗:艺术疗法,是将艺术作为一种方法和手段,以此来治疗一些患者的躯体和心理疾病。狭义上讲,艺术治疗是在专业人员指导下,在与患者的艺术互动中进行某些病痛的诊断、治疗或康复的方法和过程。艺术治疗师应具备良好的艺术修养,一定的医学知识,同时也应具有心理学、精神病学和社会学等方面的知识。美国艺术治疗协会研究报告指出,艺术治疗有两大主要取向。其一,艺术创作即是治疗,在创作的过程中需要集中注意力,从而避免了一些胡思乱想所导致的情绪波动,有助于自我认识和自我成长;其二,若把艺术应用在心理治疗方面,那么所产生的作品和作品内容的一些联想,有助于维持内心世界与外部世界的平衡。艺术治疗有音乐、绘画、雕塑、陶艺、戏剧等多种形式,适用于发展迟缓(如认知发展迟缓)、儿童语言障碍、智力缺陷、情绪障碍、孤独症、多动症及有生理创伤经历的儿童(如患有严重疾病、遭受天灾或巨大心理压力等)。由于每个儿童所遭受的问题不同,因此艺术治疗没有固定的治疗方式。治疗师必须根据每个儿童的问题、情绪、兴趣等诸多方面,用包容、开放的态度,鼓励其自发性地接触不同的艺术材料和活动,并从其创作过程中投射内心世界,最终达到治疗的效果。

(4)感觉统合训练:感觉统合是人类对于自己身体与周围环境接触之后,产生的一些感觉通过"感觉系统"(视觉、听觉、触觉、嗅觉、味觉、前庭平衡觉、运动觉)传输到脑部进行分析,产生领悟、学习,或是命令运动系统作出反应。如果其中任何一种感觉或几种感觉失调,可能使大脑对感觉器官传来的信息不能顺利地进行正确、有效的分析和处理,从而导致大脑对运动、心理或行为的控制异常。感觉统合训练的目的在于运用游戏式的运动控制感觉的输入,特别是从前庭系统、肌肉关节及皮肤等刺激的感觉输入,使儿童能统合这些感觉,并同时作出适应性反应,从而改善儿童动作不协调、多动、情绪不稳定等问题,同时还可改善儿童的注意力、记忆力及推理能力等认知能力。儿童期大脑的发展迅速、可塑性较强,这个时期如果能通过感觉统合训练增强神经系统之间的联系,就可能促进脑功能的改变,从而促进神经心理的发展。该技术适合于大脑尚未发育成熟的婴幼儿,多用于孤独症、脑瘫儿童和儿童多动症等。

　　儿童的个体差异很大,在选择各种心理治疗技术时应注意根据他们的具体情况选择相应的技术方法。在对特殊儿童进行心理康复时,应首先对患儿的心理问题进行评估,根据儿童的年龄阶段、疾病特点、能力水平及不同的心理问题选择不同的康复方法。此外,心理治疗必须和临床治疗与康复训练相结合。由于患儿的心理问题可由疾病本身及其所致的功能障碍引起,因此首先要对疾病进行医治,其次就是功能康复训练。疾病的有效医治和功能状态的改善都可改善患儿的心理压力,减少心理问题的产生。

(三)特殊儿童心理康复的支持体系

　　1. 家长支持——亲子关系　　儿童的成长离不开家庭,家长是儿童生活中的主要接触者,特殊儿童的康复过程中存在着一种特殊的关系,即亲子关系。亲子关系是人们最早体验到的、无法自己选择的人际关系,也是一种长期的、带有强烈感情色彩的持久关系。亲子关系直接影响着儿童的生理健康、态度行为、价值观念及未来成就。良好的亲子关系将是特殊儿童心理健康的主要保证。

　　父母作为养育者,有义务和责任培养儿童成长。面对一个患有严重疾病或者残疾的孩子,家长也需要一个心理接受和适应的过程,这个过程包括从休克、否认、悲伤和愤怒、适应到认知重建五个阶段。此外,作为一个特殊儿童的家长,看到自己的孩子在心智、学习、社会活动等方面都不如其他正常儿童,常常会产生羡慕、嫉妒,甚至悔恨、敌对等不平衡心理。因此在康复过程中要掌握好儿童家长的心理反应及情绪变化,实时地给予他们心理援助,使他们正确地对待患病的孩子或残疾的事实,调整好心态,积极配合儿童的心理康复治疗。特殊儿童家庭正确的亲子关系应该是接受儿童的病残,给予关注和爱心,稳定患儿的情绪,而不是过分溺爱,也不是过分干涉或放纵。

　　2. 社会支持　　社会因素是特殊儿童心理问题的影响因素之一。要想使特殊儿童心理健康发展,社会的支持必不可少。社会对特殊儿童的支持措施包括:消除歧视;建立并完善残疾人保护法;建造有利于残疾儿童的无障碍设施;为特殊儿童提供接受教育的机会;提供职业技能的培训;提供就业机会;提供经济保障;提供医疗康复手段等。

　　3. 教育支持　　儿童的心理特点之一就是智力迅速发展,这个阶段的孩子必须接受教育,特殊儿童也不例外。教育不仅能使他们的智力得到发展,认知能力得到提高,还可以使他们有机会和其他儿童相处,学习如何与同学、老师沟通,学习如何面对矛盾、解决矛盾,从而减轻心理压力,提高社会适应能力。

　　加强特殊儿童获得教育的途径有两条,一是加强特殊教育,二是结合特殊儿童的实际情况,尽可能把特殊儿童安置于正常的教学条件下接受教育,这有助于克服专业培训学校封闭式教育的缺陷,让患儿更好地接触社会,有利于患儿的全面成长。在特殊儿童的教育中,除了文化、道德等知识的教育外,还要特别注意健康教育和适当的心理咨询与心理辅导,帮助他们克服自卑、孤独、情绪不稳等不良的情绪,建立良好的师生关系,和同学融洽相处,这也是特殊儿童心理健康的有力保证。

(李冰肖)

第十四章
妇女的心理康复

目前国内外针对妇女人群开展的康复主要有躯体残缺的妇女患者的康复、妇科疾病患者尤其是妇科肿瘤患者的康复。近几年,妇女的产后康复也逐渐得到康复医学的重视,成为康复医学的一个新领域。本章主要阐述躯体残缺妇女患者和妇科肿瘤患者的心理康复。

第一节　临床表现和特征

根据 2006 年第二次全国残疾人抽样调查发布的主要数据推算,全国各类残疾人中女性患者为 4019 万人,占 48.45%。虽然残疾妇女患者在人群中占有较大比例,但有关她们情况的资料却很少,她们在生活、健康中面临的困难还没有引起足够的重视。有数据显示,我国躯体残缺妇女患者接受医疗康复、教育和社会保障等的比例显著低于男性。

此外,由于女性特有的生理特点,常会遭受各种妇科疾病的威胁,如乳腺疾病、外阴疾病、阴道疾病、子宫疾病、输卵管疾病、卵巢疾病等。有学者研究报道妇科疾病的患病率为 36.25%,其中宫颈癌、乳腺癌的发病率呈上升趋势。妇科疾病手术后的残缺心理问题,也是现代康复医学正在关注的课题。

一、妇女的生理、心理和社会学特点

(一)生理特点

卵子中的 X 性染色体和精子中的 X 性染色体一结合便决定了女性的性别与特征,女性外生殖器即会阴;内生殖器主要有子宫、卵巢。随着青春期的来临,激素水平的变化,女性的第二性征逐渐发育,表现为体重增加,乳房隆起、臀部增厚、皮肤光滑细腻,体态丰满柔和,声带变短而窄,音调变高,声音尖而细,特别是月经周期的出现。此后,男女体格差异拉大,女性在体力、力量方面逐渐弱于男性。

女性一生中有几个特殊的生理期:月经期、妊娠期和围生期、围绝经期。

月经是育龄妇女生理上的循环周期,每隔一个月左右,受性激素的影响,妇女子宫内膜发生一次自主增厚,血管增生、腺体生长分泌以及子宫内膜崩溃脱落并伴随出血的周期性变化。这种周期性阴道排血或子宫出血现象,称月经。月经由生殖激素系统调节,是生物繁殖的需要。一个女人的初次月经称为初潮,初潮时的平均年龄为 12 岁,初潮的出现标志着女性已经步入了青春期。遗传、饮食与身体健康状况等多方面因素可以使初潮提前或者延后。月经出现后,卵巢开始周期性地排卵和分泌雌性激素,生殖器的各部分和乳房甚至整个身体都呈不同程度的周期性变化。女性在月经初潮之后便可受孕。女性的月经有四大作用:一是怀孕信号,即育龄期已婚女性,以往月经规则,此次月经超过 10 天以上未来,即可

首先考虑是否怀孕；还可根据月经推算预产期，对孕期保健和孕期心理都非常有益。二是疾病信号，如果女孩已过 18 岁仍无月经来潮，称为原发性闭经；女性既往曾有过正常月经，现停经 3 个月以上，称为继发性闭经（不包括因妊娠、哺乳、绝经所致），就要检查是否有其他生殖系统的疾病；此外，月经的时间、量、伴随症状等的变化也是发现和诊断许多疾病的重要线索。三是造血功能，月经引起机体经常性地失血与造血，使女性的循环系统和造血系统得到了一种男性所没有的"锻炼"，它使女性比男性更能经得起意外失血的打击，能够较快制造出新的血液以补足所失血液。四是降低铁伤害，有一种遗传性疾病（血色素沉着病），患者铁元素代谢失调，身体内会积聚过多的铁，铁过量会缓慢地导致皮肤、心脏、肝、关节、胰岛等处的病变。治疗铁过量的方法之一是定期排放一定量的血液。血色素沉着病引起的器质性损害在女性身上出现的机会大大小于男性，甚至几乎不发生，月经的作用即周期性失血正好消耗掉了过量的铁。但是，一些女性会因为各种原因，在月经期前后和期间出现身体不适、痛经、月经过多或月经失调等现象，必要时需要进行相应的诊治和康复。

妊娠期是指受孕后至分娩前的生理时期，属生理学名词，亦称怀孕期。自成熟卵受精后至胎儿娩出，一般为 266 天左右。为便于计算，妊娠通常是从末次月经第一天算起，足月妊娠约为 280 天（40 周）。妊娠期全过程共分为 3 个时期：妊娠 13 周末以前称早期妊娠；第 14 ~ 27 周末称中期妊娠；第 28 周及其后称晚期妊娠。在妊娠期间，母体的新陈代谢、消化系统、呼吸系统、血管系统、神经系统、内分泌系统、生殖系统、骨关节韧带及乳房均发生相应的改变。一些孕妇会出现较明显的早孕反应，还会出现行动不便、孕期高血压、孕期糖尿病等。围生期，是指怀孕 28 周到产后 1 周这一分娩前后的重要时期，此时期保健的目的是降低婴儿及母亲的发病率和死亡率。

不孕，其医学定义为一年未采取任何避孕措施，性生活正常而没有成功妊娠。主要分为原发不孕及继发不孕。原发不孕为从未受孕；继发不孕为曾经怀孕以后又不孕。不孕影响到至少 10% ~ 15% 的育龄夫妇，引起不孕的发病原因分为男性不育和女性不孕，女性不孕主要以排卵障碍，输卵管因素，子宫内膜容受性异常为主。

月经的停止，标志着女性已经迈入了绝经期。围绝经期，过去称更年期，是指妇女绝经前后的一段时期（从 45 岁左右开始至停经后 12 个月内的时期），包括从接近绝经出现与绝经有关的内分泌、生物学和临床特征，分为绝经过渡期和绝经早期。围绝经期是正常的生理变化，大多数妇女没有任何不适，也有些人有某些不适，主要表现为：①月经改变：大多数妇女月经变化从 40 岁左右开始，绝经年龄平均为 49.5 岁，月经量的增多或者减少，少数妇女出现功能性子宫出血，甚至造成严重贫血。②泌尿生殖道改变：即生殖器官开始萎缩，黏膜变薄，易发生老年性阴道炎及性交疼痛，憋不住尿等。③神经精神症状：主要为面部潮红、阵阵发热、出汗等血管舒张症状。情绪不稳定、激动易怒、抑郁多烦、记忆力减退、工作能力下降等。④皮肤皱纹逐渐增多：有的出现瘙痒、毛发开始变白脱落。腹部和臀部脂肪增多，容易发胖。⑤心血管系统变化：即血压易波动，常出现高血压、心前区闷痛不适、心悸、气短等，动脉硬化发生率增加，冠心病发病率也上升。⑥骨质疏松：从 40 岁左右起，女性骨质开始脱钙，每年钙丧失 1%，如不补钙，可导致骨质疏松。其后果是脊柱的压缩，身材变矮，脊柱后凸和行走困难，严重时产生脊柱压缩性骨折，容易发生骨折，常见于上肢桡骨远端及下肢股骨。女性骨折的发生率为男性的 6 ~ 10 倍。

女性生殖系统的功能受丘脑下部 - 脑垂体 - 卵巢轴直接控制。心理社会因素常以情绪反应为中介，作用于自主神经系统和丘脑垂体内分泌轴，影响女性生殖器官功能状态。乳房发育、月经来临和消退、妊娠和分娩等这些女性特有的生理现象，都会成为妇女的心理刺激，可引起相应的心身反应或转化成妇产科的心身障碍。

(二) 心理特点

女性的心理活动有许多方面与男性不同。知觉方面,女性较男性敏锐,她们阅读、领会快,但对细节的知觉却不如男性准确。记忆思维方面,女性机械记忆、形象思维强于男性,但在逻辑思维方面如推论或归纳,女性不如男性。女性具有较大的耐性和良好的直觉,且机智、灵敏,能较快从困境中解脱出来。女孩学说话通常比男孩早,故多数女性健谈,愿意向他人倾诉内心烦恼,借以消除压力。在情绪情感方面,女性情感丰富而细腻,既容易感知外界的各项刺激,又容易出现情绪波动,因而更容易产生心理冲突。女性对任何刺激反应都较敏感,无论是愉快的或是厌烦的,且多通过表情和姿态表达出来,如脸红、哭、笑、发怒、喊叫等。爱美是妇女的天性,其虚荣心和自尊心都较强,对自己的体貌体型在意和敏感,尤其是年青女性,不愿别人说她的短处,对伤害过自己的人往往耿耿于怀,但做了伤害别人的事后心里后悔,却不愿公开道歉。此外,多数女性很容易接受暗示,各种形式的催眠术对于她们容易成功,女性也常容易被迷信活动所迷惑。

不同年龄阶段和不同生理时期的女性,其心理活动的特点也有区别,青春期的女性会因乳房发育和月经来潮等问题而焦虑,一些女性会因为月经不调、痛经而产生焦虑和抑郁;婚后的女性会对性生活感到纠结,并对妊娠、生产感到害怕;孕妇一般情绪比较脆弱,易激惹、焦虑不安,对异性兴趣明显下降,对自己及胎儿关注多,担心胎儿发育不正常,担心生育后对家庭及工作的影响,还担心生女孩遭到冷遇等。分娩期妇女可出现紧张、恐惧和焦虑等不安心理,害怕胎儿异常、害怕难产等;产后妇女因生理变化、激素的改变,易受暗示及依赖性较强,可发生产后抑郁等心理障碍,产后两周内特别敏感。围绝经期(更年期)妇女,因内分泌的变化,会出现潮热、出汗、心悸、生殖器官开始萎缩、皮肤皱纹增多、华发丛生等表现,从而影响她们的心理,出现焦虑、多疑、恐惧、悲观,担心变老、缺乏信心等。老年期妇女有两种不同心理,一种是不服老,不注意保养;另一种是过分担心自己的健康,总怀疑自己得了不治之症。

(三) 社会学特点

自《中华人民共和国妇女权益保障法》颁布以后,我国女性地位确实得到了改善和提高,但是伴随着目前社会的发展和竞争的愈发激烈,来自升学、就业、家庭、婚姻、计划生育等方面的问题,冲击着女性,影响着女性的心理平衡。我国目前仍有不少农村女孩还只能接受小学和初中的教育,相当多的企事业部门不愿意接受女性就业,女性就业后也会因怀孕生育在工作中受到歧视。全国妇联调查显示,40%的妇女在孕期没有受到特殊保护,而私营企业女职工中享受"哺乳期特殊保护"的几乎为零。目前,我国职业女性的生活压力主要来自人际关系、企业文化(如升职性别差异)、职业本身、性骚扰等方面。

弱势妇女群体,通常是指处于贫困、失业、病残、年老、体弱状态的妇女群体。其主要特征表现为:经济收入少,生活质量低,承受力脆弱,竞争力较差。由于双重弱势,残疾妇女的处境更为艰难,我国2009年的数据显示,残疾人就业者中,女性占35.8%,男性64.2%。1987年的数据显示残疾女性的文化程度一般比男性低,靠个人劳动收入的比例占21.21%,也比男性低,而靠家庭和亲戚供养的占77.03%,比男性比例高;另据对18岁以上婚龄残疾人调查统计显示,女性未婚率为5.20%,较男性低(25.60%);离婚率为0.58%,也低于男性(1.94%);但丧偶率为37.85%,高于男性(16.18%),认为是女性残疾人平均寿命比男性要长的缘故。

残疾妇女和残疾女孩因自卫能力受限,常常处于家庭内外暴力、性侵害、伤害或虐待、忽视或疏忽、粗暴对待或剥削的危险中。她们在获得足够的住房、保健、教育、征聘、晋升率、同工同酬、获得培训、再培训、信贷和其他生产资源方面也常遇到不平等的经历,很少能参与经济决策。营养不良和残疾的后果困扰着她们,她们通常处于社会、文化和经济的不利地位。

二、 妇女患者的心理问题

躯体残缺的妇女患者,因疾病本身带来的心理生理功能障碍的临床表现与男性患者基本相似;后天继发的躯体残缺妇女患者,在疾病发生时产生的急性和慢性应激反应也与男性相似。但是,由于女性特有的心理生理特点,躯体残缺妇女患者心理反应的强度和种类有其特殊性,她们是许多心理问题的脆弱易感人群。其常见的心理问题有:

(一)孤独感强烈

女性,其安全需要比较强烈,喜欢群居、渴望与人交往,希望别人能承认自己的价值,支持自己,接纳自己,喜欢自己,希望在社会交往中有自我表现的机会,能吸引别人的注意。但因为躯体残缺妇女患者在行动上的障碍,以及适合这些妇女患者活动的场所太少,使得她们不得不经常待在家里。因此,孤独是她们普遍存在的情感体验。随着年龄的增长,孤独感的体验会日益增强,长期积郁,使其人际适应力下降,人际交往的挫折感增强,从而引发焦虑、抑郁障碍。

(二)强烈的自卑感

这些妇女患者,由于躯体上的缺陷,造成了她们在学习、生活方面遭遇更多的困难和挫折,她们从亲属或者外界社会得不到足够的帮助和肯定,有的受到厌弃与歧视,或者不合时宜的怜悯,使得原本敏感的她们容易滋生自卑的情感体验,表现为自我怀疑,缺乏自信,认为自己被人瞧不起和低人一等,因而变得更加敏感多疑,会反向地表现出强烈的自尊,对一些中性的语言刺激易产生较多的消极联想和强烈的反应。

(三)负面情绪多,且反应强烈而不稳定

由于各种挫折和无助的经历,一些妇女患者会有莫名的恐惧或烦恼,依赖性增加,常为一些无关小事斤斤计较,生气发火哭闹,情绪反应强烈且不稳定。躯体残缺本身容易使她们过多地注意自己,对别人的态度和评论比较敏感,自我保护意识强,如瘫痪患者忌讳称其为"瘫子"。别人的言行稍有不注意,便感觉有损于她们的自尊心,难以忍受,会立即产生愤怒情绪,或采取自卫的手段。一些神经质个性的妇女患者常会出现焦虑、忧郁、愤怒、恐惧等情绪表现。

(四)性格特点

由于躯体残缺,某些能力的丧失和社会角色、经济收入等的改变,以及社会上某些不公正的态度,使这些妇女患者在现实生活中频频受挫,加上社会上的一些不良现象带给她们的伤害,使她们在自身形象、自我概念、自我了解等方面明显地受到影响,进而性格变得孤僻、胆怯、敏感、多疑、固执,甚至会敌视、抱怨,抱怨自己的不幸和命运对自己的不公,抱怨自己不能像正常人一样生活、工作。在自尊和自卑的矛盾发展中,相当一部分妇女患者显示出自我封闭、孤僻、内省、不主动与人交往等内倾特征,表现出敏感、倔强和自我克制的性格特点。一些妇女患者可形成不良的行为方式和生活习惯,如吸烟、酗酒、吸毒、生活不规律、行骗、偷窃等。

(五)性功能障碍和性心理问题

妇女患者因为伤病可导致性功能障碍,如72%的多发性硬化妇女有性功能障碍,且膀胱直肠功能

也受影响;糖尿病妇女可出现性欲降低,兴奋性和阴道润滑减少,性高潮障碍。此外,大多数躯体残缺妇女患者没有接受过正式、系统的性教育,性知识缺乏,性观念陈旧,加上她们本身的生理缺陷,使她们在性问题方面存在许多困难,她们常常难以获得正常的性满足,容易形成一些错误的性观念和性行为方式,一些人会出现性感缺失或性冷淡,甚至出现性心理障碍。国外资料显示:躯体残缺妇女患者的性生活频度和满意度是较低的,一些躯体残缺妇女患者会出现同性恋(homosexuality)、易性癖和性受虐癖。易性癖(transsexualism)是指心理上对自身性别的认定与解剖生理上的性别特征恰好相反,持续存在改变本身生理性别特征以达到转换性别的强烈愿望,其性爱倾向为纯粹同性恋。性受虐癖(sexual masochismdsm)则是反复多次以被羞辱、被捆绑、被殴打或其他受苦方式来激起性幻想、性迫切愿望或行为。

这些临床表现,由于躯体残缺的程度不同、发生的时间不同以及妇女患者生活的环境不同而表现出差异。

三、妇女慢性健康问题

与康复医学关系比较密切的妇女慢性健康问题主要是妇科疾病接受手术后的一系列问题,尤其是妇科肿瘤疾病手术后的妇女患者,其面临的心理社会问题较多、较复杂。

(一)乳腺癌

乳腺癌是严重威胁女性健康的恶性肿瘤。近年来,我国乳腺癌的发病率呈逐年上升趋势,年增长率达2%,在城市,乳腺癌已成为女性最常见的恶性肿瘤,且发病年龄呈年轻化。目前对乳腺癌的治疗主要是手术治疗,并辅以化疗、放疗和内分泌、基因靶向等综合治疗。无论何种治疗方法,均无法消除疾病本身对患者造成的心理压力,特别是综合治疗后,她们不仅要承受来自癌症本身的打击,而且还将面对乳房缺失所致躯体形象受损带来的巨大心理冲击。一些患者甚至因疾病导致配偶、亲子关系的变化,或可能出现与性生活和外形缺损有关的压抑、焦虑、创伤综合征。这些在年轻患者身上表现得更为明显。此外,治疗的经济负担也会加重患者心理障碍;治疗的不良反应,如化疗引起的脱发使她们感到羞愧和极大的痛苦;另外,还需担心疾病的复发、转移等。国内资料显示,乳腺癌患者,在手术2年后有45%左右的焦虑及60%左右的抑郁存在;在康复期,妇女患者存在着不同程度的对肿瘤复发、转移的恐惧,会出现因乳房缺失引起的自尊心受损、自卑、受歧视感和自我价值感降低等表现。国外调查还显示,1/3的患者感觉自身吸引力差,甚至有丧失性欲。

(二)妇科肿瘤

对于子宫肌瘤、宫颈癌等妇科肿瘤,手术仍是主要的治疗方法,效果也很好,但术后出现的心理问题也较多。由于病情的需要,患者需接受全子宫切除或子宫加单、双侧卵巢切除手术,这对许多女性,尤其是年轻女性患者,无疑是一个较大的心理刺激,患者会因此产生较大的思想顾虑和恐惧,手术治疗可能就成了患者心理状态失衡的重要诱因,直接影响着她们术后的身心康复。据统计,有90%以上的患者认为作为女性标志的子宫、附件、卵巢切除后,就失去了女性特征,感觉自己不再是一个完整的女人;也有患者生怕自己从此男性化、性功能丧失,无法过正常的夫妻生活,因此出现敏感、焦虑不安、悲伤、易怒、情绪低落等反应。一些妇女患者甚至出现术后神经衰弱综合征,或出现癔症性瘫痪、强迫症等表现。有的表现为意识障碍,产生阉割心理,自我统一感、完整感丧失,认为自己有生理缺陷,出现性功能障碍、自尊心降低,性格改变、心情压抑、谨小慎微、对外界存有戒心;有的甚至可诱发反应性精神障碍;也有患者出现隐瞒手术情况,过度依赖、请求补偿,迁怒于他人等心理防卫的表现。

第二节　问题及心理康复需要

无论是职业妇女还是家庭妇女,社会上对她们的期待和要求主要还是会操持家务,能够传宗接代,因此,在开展妇女的心理康复时需要注意相关问题。

一、躯体残缺妇女患者心理康复需要注意的几个问题

躯体残缺及妇女两个身份的合并,使她们在社会权利范畴上备受忽视,她们所面对的社会排斥会比一般的女性或残疾人士更为多样及复杂。躯体残缺妇女患者在心理康复中需要关注其生活质量、身体活动、性生活等方面问题。

(一)生活质量问题

心理康复的重要目的之一是提高患者的生活质量。单纯躯体残缺不一定降低妇女患者的生活质量,如果拥有充分的资源,社会氛围、公共政策和环境都能给予积极支持,她们就可以拥有与其他妇女同等的生活质量。但是,由于种种原因,躯体残缺妇女患者的生活质量常被自己和他人所忽视。有资料显示躯体残缺妇女患者面临着缺乏工作、工作环境差、工资收入低的困难,她们多数生活在贫困线及以下,受教育水平较低,她们不知道如何寻求和利用现有的社会资源,不知道如何去面对自己的生活难题、如何去提高自己的生活质量。这些都需要在心理康复中得到指导和帮助。

此外,身体和心理的功能状况与生活质量密切相关,如疼痛、骨质疏松、慢性膀胱感染、疲劳、抑郁和体重失调等问题若得不到及时解决,是影响躯体残缺妇女患者生活满意度的重要因素。因此,心理康复医生如何引导患者正确应对疼痛等疾病的困扰也很重要。

损害躯体残缺妇女患者生活质量的一个非健康相关问题的例子是虐待。精神虐待包含威胁、恐吓、诬蔑、拒绝、忽略、言语攻击;身体虐待包含任何形式暴力对她们身体的侵犯,如踢打、撞击、监禁、食物和水的剥夺;性虐待包含强暴、威胁、骗奸。心理康复中,如何了解躯体残缺妇女患者此类问题的现状以及如何给予此类问题的应对指导,是开展躯体残缺妇女患者心理康复的重要而又艰巨的课题。

与妇女患者生活质量密切相关的另一个因素是婚姻家庭和社会交往联系情况。据调查,此类妇女患者的自尊受社会环境因素的影响远大于躯体残缺本身。对于此类妇女患者来说,婚姻提供给她们社会、情感和身体方面的重要支持,调查发现有婚姻的妇女患者,其生活满意度和生活质量均更好。因此,在心理康复中,为妇女患者设计保健方案时,均需要包括对生活质量有正面影响的因素,这些方案包括鼓励运动、控制体重、处理应激、积极交往、好的营养、消除损害健康的危险因素等。

(二)身体活动

对于妇女患者,身体活动(包括体育、娱乐、健身操、舞蹈或户外活动)的作用和意义就是休闲、治疗和保持身心健康等。研究证实适度的身体活动与身体功能、总体健康呈正相关,运动对抑郁、健康、主观能动性、认知功能都有正向效应。在特殊运动和教育训练情况下,有氧运动不会增加疾病的活动性,合

适的运动反而有利于减轻疲劳,增加有氧适应性,也不会恶化关节炎的症状。但是,疲劳、缺少能量和疼痛是妇女患者活动的主要障碍。不同躯体残缺的妇女,身体活动时面临的困难相差很大,因此关注妇女患者的活动情况、鼓励她们积极活动,并帮助她们掌握在日常生活中休息与活动的最佳平衡,是心理康复需要注意的问题。

(三)性生活

尽管有些躯体残缺确实影响妇女的性功能,但是相当一部分妇女患者与正常妇女一样,性欲是生活中重要部分,良好的性生活是维护她们身心健康不可忽视的因素。现实中,妇女患者的性欲常被忽视,她们在寻求生殖保健服务时,也常被当作没有性要求的个体对待。一些妇女患者还因为躯体残缺对自尊、自我形象、自我效率的影响进而影响性功能;一些新发生躯体残缺的妇女因抑郁而导致性功能障碍。因此,对于性功能障碍的患者,理想的治疗方案应该同时考虑生理和心理功能的治疗和康复。对于精神残疾妇女,如何联合家庭和社会的力量保护其性安全,是一项非常重要的课题。

(四)康复愿望的激发和维持

妇女患者多数经济困难,受教育水平较低,主动寻求专业心理康复的意识淡薄;有些还需要承担较烦琐的家务劳动,社会和家庭地位较低,可自由支配的时间受限,从而接受康复治疗的困难较多也较大,因此,如何激发和维持她们的康复愿望是开展一切康复治疗的前提。一方面,需要我们充分开展妇女患者心理康复重要性的宣传教育;另一方面也需要开发和动员其他社会资源来共同参与和承担这项工作,否则,妇女患者的心理康复难以实施和保证。

(五)妇女患者的心理康复需要专业保障

心理康复是一个长期的调节过程,心理康复技师既需要掌握女性的心理特点、心理干预知识和技能,还需要具有较好的与妇女患者沟通交流的能力。如针对聋哑妇女开展的心理康复,需要懂得手语交流,对盲人开展的心理康复需要懂得盲文,等。这就对心理康复师提出了很高的要求,而目前该领域的从业者能达到这种水平的人才非常少,急需加大这方面的投入,吸纳相关人才的加入。首先需要引进一批具有心理学专业基本知识以及心理治疗方法的心理医生作为妇女患者心理康复的保障,只有专业的治疗才能逐步解决妇女患者的各种心理困扰、心理创伤,从而解决她们所面对的心理障碍,减少焦虑、抑郁、恐慌等精神症状,逐渐摆脱消极心理的影响,改善她们的非适应社会的行为,积极地面对人生。

此外,国内非常缺乏针对不同妇女患者开展心理健康教育的专业性资料,开展心理康复场所也受限制,国内也尚未建立对开展妇女患者心理康复从业者的激励机制,使得许多妇女患者求救无门,亟需国家填补此类空白。

二、 妇科肿瘤患者心理康复需要注意的几个问题

(一)心理康复的时机

肿瘤本身就是一种应激源,由此可产生各种心理症状,这些心理症状既影响患者的生活质量和身体康复,又有可能加速肿瘤的发展。妇科肿瘤患者在患病、治疗及康复的全过程中经常处于心理应激和情绪的波动状态,因此,在对她们进行心理干预的时间上,诸多学者提出了越早干预越好,这样可以防止患者长期处于悲伤的情绪之中。

（二）康复治疗者的问题

妇科肿瘤患者的心理康复如何实施、由谁来主持实施的问题，国内尚无定论。目前国内的医疗临床，主要由临床护士在对此类患者的整体护理中开展一些片段的心理康复，极少有康复科医生参与此项活动。妇科医生护士、家庭成员是此类患者主要的心理支持提供者，但这些心理支持的参与者由于工作繁重和对心理康复重要性的认识不足，以及心理学专业知识的匮乏等原因，为妇科肿瘤患者提供心理康复的效果非常有限，使该项工作的开展处于一个较低水平的状态。这不符合现代康复医学的理念，期待尽快改善。

第三节　妇女的心理康复方法

一、躯体残缺妇女患者心理康复的方法

纵观国内外躯体残缺妇女患者的发展，不少妇女患者自尊、自信、自强、自立，顽强拼搏，克服常人难以想象的困难，不仅努力实现自己的人生价值，而且在各条战线上为社会作出贡献。1991年以来，国家和地方政府两次表彰的一大批自强模范中，有许多贡献卓著的躯体残缺妇女患者。如，妇女患者的楷模张海迪，"草原英雄小姐妹"玉荣，勇夺奥运会金牌的盲人姑娘平亚丽、赵济红，聋人工艺美术高级设计师洪泽，云南大学副教授赵逸云等。她们都是身残志不残、心理素质水平很高的妇女。从她们的成长历程来看，心理健康教育、心理训练在其中起着很重要的作用。

目前，针对躯体残缺妇女患者开展心理康复的有效形式主要有下面几种。

（一）心理健康教育

对于躯体残缺妇女患者来说，各种形式的心理健康教育都是必要和有益的，但是心理健康教育的内容和形式要因人而异，具有针对性。例如：对于聋哑妇女，准备的素材应该是视觉读物，可以是文字的或者图画，而且针对不同受教育水平的聋哑妇女，需要有不同程度内容和不同主题的读物。

心理健康教育的内容一般可以包括：生理、心理健康知识；心理健康与否的识别和判断；应激事件的应付策略，如情感性应对策略、行为性应对策略、认知性应对策略等；此外还可包含自信心的建立，人际关系的建立等相关心理卫生知识，从而提高妇女患者的心理素质和心理健康水平。

心理健康教育的形式可以是：定期和不定期制作各种宣传板报，印发各种读物，以康复中心为基地开展专题小讲座、故事会、戏剧表演等。分别针对妇女患者的生理、心理特点以及所面临的社会、婚姻家庭、就业等方面的问题作为主题开展。

研究证实，各种形式的心理健康教育不仅可提高躯体残缺妇女患者对心理卫生知识的知晓率，还可改善她们对心理康复的认识，改善其心理健康状况、提高其心理素质，预防心理生理疾病。需要注意的是，任何形式的心理健康教育都需要深入、持久、科学地开展，才能收到应有的效果。

（二）及时的心理危机干预

对于遭遇心理应激事件的妇女患者，及时的心理辅导、心理支持、心理危机干预，可以减少她们发生极端行为的概率，如及时的自杀干预等。

（三）团体心理干预

国内外资料均证实，团体心理辅导能有效解决妇女患者的心理问题，促进其心理健康，对喜欢交往、渴望分享的女性来说，效果更为显著。因为团体心理辅导活动创建了被接纳、支持、鼓励、充分表达内心感受的团体氛围，通过观察、学习、体验、分享和互相交流，可以使内心压抑的消极情绪得以发泄，并通过在其他成员那里发现与自己类似的经历和体验，不再以为只有自己的问题才是最严重的，从而改变自己的非理性认知。通过团体互动，模仿学习、尝试积极的态度和应对方式，以发展良好的适应行为，从而增强自信心，有效地解决心理问题，提高其心理健康水平。团体辅导的主题可以是关心自我、理解自我，如"那不是我的错"等，也可是人际沟通与技巧，自信心恢复，如"我的朋友"等。

具体操作：将身体情况、家庭状况相近的妇女患者组成小组，让她们相互之间畅谈自己耳闻目睹的事物和内心感受，以及对疾病的看法、生活训练的经验等，可邀请一些对疾病有全面认识、心理状态良好的躯体残缺妇女患者作为小组的核心发言者，这对新成员可起到榜样作用。通过交流，可加深成员对疾病的理解，并找到一种心理平衡感。在进行该疗法时，要预先设定好讨论的内容，并在心理医师指导下进行。

（四）个体（包括家庭）辅导

由专业心理咨询师和心理治疗师实施，内容包括建立良好的家庭关系、情绪调节，培养兴趣爱好等，为躯体残缺妇女患者提供更完善、更系统的心理干预。具体的方法有：

1. **支持性心理治疗**　运用倾听、解释、保证、指导和建议、疏泄、鼓励、促进自助等支持性心理治疗方法，帮助妇女患者恢复建立人际交往的勇气和技巧，使其在生活和学习上得到康复。

2. **家庭干预**　躯体残缺对于妇女患者及其家人来说，是一场人生灾难，它不仅给妇女患者的身体造成重大损毁，同样也对他们家人的心灵带来创伤，因此，开展妇女患者家属的心理疏导是必要的。而且家庭作为妇女患者的主要支持来源，对妇女患者心理及身体的康复起着不同寻常的作用，他们对妇女患者的内心活动、活动特点、生活习惯最了解，妇女患者也愿意依赖自己亲人的照顾，因此家庭支持是其他人无法替代的。研究显示，家庭的支持与心理健康呈正相关关系。对于一些特殊的个体和家庭，有必要实施系统的家庭治疗。

3. **其他的个别心理治疗方法**　包括认知疗法、行为疗法、松弛疗法、音乐疗法、催眠暗示疗法，等。如利用行为疗法中的鼓励与支持手段，定期对患者进行心理强化，巩固患者已形成的正确观念；为防止反复，要定期对患者进行随访、强化、鼓励和表扬他们的进步，以进一步巩固疗效。此外，因多数妇女患者敏感、易受暗示，故催眠暗示疗法效果显著。

（五）充分运用工疗站的工作疗法

工疗站的工作疗法，即安排妇女患者直接从事规定的各种体力和脑力的活动，通过劳动和娱乐，有目的地帮助患者在身体、心理和社会生活等方面产生良好的适应能力。工作疗法的种类包括书法、剪纸、制作玩具、各种小手工、锄草、养花、打扫卫生等。根据不同类型的躯体残缺妇女患者采用有针对性的工作疗法，比如肢体残缺妇女患者的工作疗法包括日常生活训练、职业技能训练、文娱训练等，智力和精神疾病患者适合的工作疗法有书法训练、剪纸和制作各种小手工、文娱训练等,尤其是通过组织妇女患者开展舞蹈、戏剧表演或欣赏、钓鱼、棋艺音乐表演或欣赏等在内的文娱训练和表演活动,可以有效地改善她们的身心功能,提高她们的心理健康水平,促进健康恢复。

总之,运用心理学的方法和技术,可帮助躯体残缺妇女患者自信心的建立和恢复,提高其建立人际交往的勇气和交往水平,减少家庭冲突、社会冲突的发生,增加生活幸福感,提高社会适应能力,提高健康的心理素质,减少心理问题的发生,为和谐社会的建立创造条件。

二、 妇科肿瘤患者的心理康复

肿瘤心理学研究显示,良好的情绪支持、行为干预等心理康复能使癌症患者生存期延长一倍,其中放松训练、社会支持、自我疏导等方法能增加细胞免疫功能,从而延长患者的生存期。我国妇科肿瘤患者的心理康复工作起步较晚,落后于发达国家,目前尚缺乏专业的肿瘤心理康复机构及从业人员。此外,由于传统观念的影响,大多数乳腺癌、子宫肌瘤、宫颈癌等患者对罹患妇科肿瘤视为自己的隐私,对求助心理医生有羞耻感,不习惯将此类情感向陌生人倾诉。因此,为此类患者提供心理康复帮助的工作尚处于一个较低的水平。

(一)国外心理康复的模式

欧美国家心理康复水平较高,心理咨询和心理治疗得到普遍认可及接受,社会支持系统较为完善和成熟。以乳腺癌患者为例,欧美国家乳腺癌患者心理康复有心理医生以及各种社会支持机构及团体参与。美国拥有国家乳腺癌联盟主导的美国乳腺癌倡导系统,让乳腺癌患者共享疾病和治疗方面的专业知识,参与政府立法和法规的决定,提供家庭医学帮助和心理支持;还有各级地方性乳腺癌患者支持关爱机构;另还拥有众多由民间发起的支持组织、志愿者团体、病友互助团体,大量的心理医生及社会工作者也介入这些团体的工作。澳大利亚提出了乳腺癌患者分层心理照护模式,根据乳腺癌患者心理困扰的不同程度将心理护理细分成普通关怀、支持性关怀、延续关怀、专科关怀、紧急关怀5个层次,每个层次均有其不同程度的心理干预内容,家庭成员、社会工作者、社会康复机构、医护人员、精神科医生分别参与各层次不同级别的心理支持及干预。

(二)心理康复举措

随着国家政策对妇女儿童关爱力度的加大,我们可以学习国外的先进经验,创设适合我国国情的心理康复模式。如,上海市率先成立了妇女病康复专业委员会,下设9个学组,专门针对妇科疾病患者开展康复工作,但尚属起步阶段。

目前在我国,针对妇科疾病患者,推荐的心理康复举措主要有:

1. **心理健康教育** 其既需要广泛普及,又需要有针对性,如子宫肌瘤全切术后,首先要教育患者正视手术切除的必要性,其次教育患者追求人类生命的真正价值,并明确告知:做了子宫全切除术,你仍然是一位女性,一样会有女性魅力,手术不会导致男性化。通过教育让患者掌握正确的治疗和康复知识,帮助患者改变不合理的认知成分,调整错误歪曲的思维、想象及信念,从而控制情绪、减轻治疗副反应、增强疗效、改善预后和提高生活质量。值得注意的是,教育应当包括对患者配偶的教育。

2. **心理咨询与心理治疗** 其目的包括:有效应对策略的使用,良好人际关系的建立,负面情绪的适当宣泄,情绪稳定的保持等。

其形式可分为个别心理治疗和团体心理治疗。个体心理治疗对那些有明显心理创伤而又有隐私的患者尤为合适。团体心理治疗被认为是妇女心理康复的重要手段。

在我国目前心理治疗机构还不完善、心理工作人员匮乏的情况下,团体心理治疗是一种高效易行的办法。一方面,我国儒家文化的群体意识及国人的从众心理为团体心理干预实施奠定了良好的基础,另一方面,女性喜欢群体活动、喜爱表演、需要倾诉和聆听的心理特点,使团体心理干预易于推广实施。肿瘤团体心理干预提倡多感官途径、多种技术方法综合应用,常用的方法有:认知疗法,包括教育、认知重建、言语重构、角色转换、向下比较;行为治疗,包括松弛训练、系统脱敏、正强化、示范法等;另还有支持治疗、理性情绪疗法、心理剧、角色扮演等。

在团体干预中,医生提供充分的信息支持,如疾病治疗知识介绍、术后康复、饮食指导等,而且通过角色表演、辩论、竞赛、舞台演出等多种方式为患者提供心理支持,使患者畅快地分享体验,交流经验,正确认识疾病康复和心理适应过程,从而减轻对肿瘤的恐惧感、孤独感。在团体治疗中,患者面对的是同样的群体,容易宣泄不良情绪,容易得到患者间的相互理解、鼓励和支持,同时激发去关心和帮助他人的动机与行为,从而体验到对他人的作用,认知到自己的价值。这些体验会使患者转移注意力,减少心身症状。

在我国的文化背景、意识形态、社会及医疗环境下,通过医生领导的肿瘤团体心理干预是一种有效的心理康复途径。

(唐峥华)

推荐阅读

1. 周郁秋,张渝成.康复心理学 [M].2 版.北京:人民卫生出版社,2014.

2. 杜亚松.注意力缺陷多动障碍多模式干预 [M].北京:人民卫生出版社,2014.

3. 张伟,周明.老年临终关怀中的尊严死与安详死 [J].医学与哲学,2014,35(1):34-36.

4. 王福平,古利明.尊严死教育在 ICU 临终患者疗护中的应用 [J].中国医学伦理学,2014,27(1):118-120.

5. 余建英,黄亚林,卓瑜,等.器官移植患者围手术期心理状况研究进展 [J].成都医学院学报,2015,(05):616-618.

6. 吕艳玲,张颖,贺丽亚,等.晚期肿瘤患者家属实施尊严死教育的意义 [J].临床合理用药杂志,2015,(31):11-12.

7. 宋雪桦.癌症患者临终关怀中进行死亡教育的作用 [J].医学信息,,2015,28(12):171-172.

8. 沈铿,马丁.妇产科学 [M].3 版.北京:人民卫生出版社,2015.

9. 程嘉.悟菲手册:精神康复患者 – 家属专家导读 [M].北京:人民军医出版社,2015.

10. 姚树桥,杨彦春.医学心理学 [M].6 版.北京:人民卫生出版社,2015.

11. 高萍.从"残疾的隐喻"看残疾人就业的困境与对策 [J].残疾人研究,2016,(4):18-22.

12. 张巧宏.探索残疾人就业问题与对策促进经济发展 [J].时代金融,2016,(27):230-232.

13. 朱红华.康复心理学 [M].上海:复旦大学出版社,2009

14. 关信平.论残疾问题的实质及残疾人去障碍公共行动 [J].残疾人研究,2017,(01):43-49.

15. 姚贵忠.重性精神疾病个案管理 [M].北京:北京大学医学出版社,2017.

16. Alejandra Caqueo-Urízar,Mar Rus-Calafell,Alfonso Urzúa,et al.The role of family therapy in the management of schizophrenia challenges and solutions[J].Neuropsychiatric Disease and Treatment, 2015,11:145-147.

17. Diksy Jose, Ramachandra, K Lalitha,et al.Consumer perspectives on the concept of recovery in schizophrenia[J]. Asian Journal of Psychiatry, 2015, 14(1): 13-18.

18. Helen Mander, David Kingdon.The evolution of cognitive–behavioral therapy for psychosis[J].Psychology Research & Behavior Management, 2015, 8: 63-69.

19. Stynke Castelein, Richard Bruggenman, Larry Davidson, et al. Creating a Supportive Environment: Peer Support Groups for Psychotic Disorders[J].Schizophrenia Bulletin, 2015,41(6):1211.

20. Whitlock EL, Rodebaugh TL, Hassett AL, et al. Psychological sequelae of surgery in a prospective cohort of patients from three intraoperative awareness prevention trials[J]. Anesthesia & Analgesia, 2015, 120(1):87-95.

21. Johnston B,Larkin P,Connolly M,et al.Dignity-conserving care in palliative care settings:An integrative review[J].J Clin Nurs, 2015, 24(13):1743-1744.

22. Towfighi A, Ovbiagele B, Husseini NE, et al. Poststroke Depression: A Scientific Statement for Healthcare Professionals From the American Heart Association/American Stroke Association. Stroke,2017, 48(2):e30.

23. Robinson RG, Jorge RE. Post-Stroke Depression: A Review[J]. Am J Psychiatry, 2016, 173 (3): 221-231.

24. Maria Kekic, Elena Boysen, Iain C, et al. Campbell A systematic review of the clinical efficacy of transcranial direct current stimulation (tDCS) in psychiatric disorders[J].Journal of Psychiatric Research,2016,74:70-86.

25. Daniel Meron, Nicholas Hedger, Matthew Garner, et al. Transcranial direct current stimulation (tDCS) in the treatment of depression: Systematic review and meta-analysis of efficacy and tolerability[J]. Neuroscience & Biobehavioral Reviews,2015,57:46-62.

26. AJ Woods, A Antal, M Bikson, et al. A technical guide to tDCS, and related non-invasive brain stimulation tools[J]. Clinical Neurophysiology,2016,127(2):1031-1048.

27. Rodney J Anderson, Kate E Hoy, Zafiris J Daskalakis, et al.Repetitive transcranial magnetic stimulation for treatment resistant depression: Re-establishing connections[J].Clinical Neurophysiology, 2016,127(11):3394-3405.

28. Dawes P, Cruickshanks KJ, Fischer ME, et al. Hearing-aid use and long-term health outcomes: Hearing handicap, mental health, social engagement, cognitive function, physical health, and mortality[J]. Int J Audiol, 2015,54(11): 838-844.

29. Pekala K, Chandra RK, Turner JH. Efficacy of olfactory training in patients with olfactory loss: a systematic review and meta-analysis[J]. Int Forum Allergy Rhinol, 2016, 6(3):299-307.

30. Tirma Morera, Daniel Pratt, Sandra Bucci.Staff view about psychosocial aspects of recovery in psychosis A systematic review[J].Psychology & Psychotherapy:Theory, Research & Practice, 2017, 90(1):1-24.

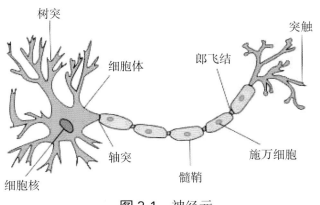

图 2-1　神经元

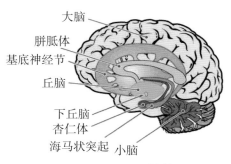

图 2-2　大脑的结构

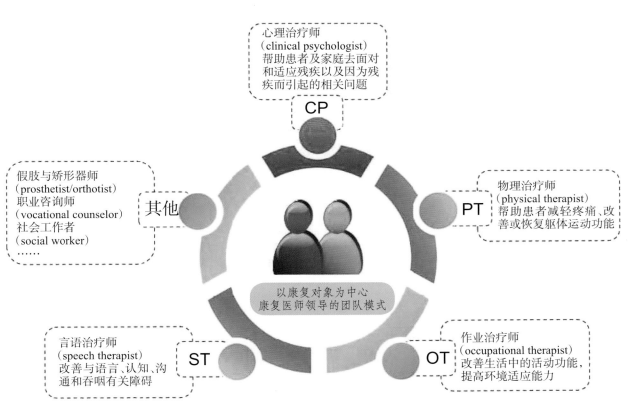

图 5-1　团队模式下的康复治疗

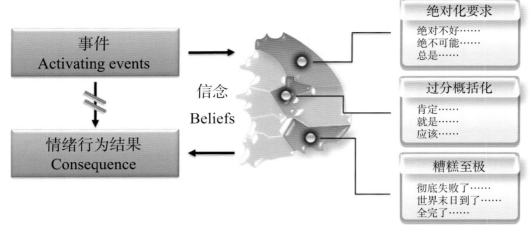

图 5-2　ABC 理论模型

A 是指诱发性事件；B 是指个体在遇到诱发事件之后相应而生的信念，
即对该事件的看法、解释和评价；C 是指特定情景下，个体的情绪及行为结果

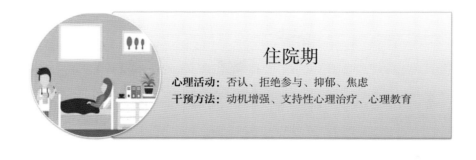

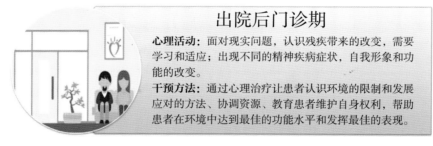

图 5-3　患者在不同阶段的心理活动情况与干预方法